Johann Friedrich Osiander

## Naturheilmittel
bewährte, nichtpharmazeutische natürliche
Heilmittel und Hausmittel

SEVERUS

**Osiander, Johann Friedrich:** Naturheilmittel – bewährte, nichtpharmazeutische natürliche Heilmittel und Hausmittel

**Hamburg, SEVERUS Verlag 2013**
Nachdruck der Ausgabe von 1926

ISBN: 978-3-86347-341-9
Druck: SEVERUS Verlag, Hamburg, 2013


Der SEVERUS Verlag ist ein Imprint der Diplomica Verlag GmbH.

**Bibliografische Information der Deutschen Nationalbibliothek:**
Die Deutsche Nationalbibliothek verzeichnet diese Publikation in der Deutschen Nationalbibliografie; detaillierte bibliografische Daten sind im Internet über http://dnb.d-nb.de abrufbar.

seVerus

# INHALT

# VORREDE

„Unter dem Namen Volksarzneimittel sind eigentlich
solche Heilmittel zu verstehen, welche das Volk überhaupt,
und vorzüglich der Landmann, oder einzelne unter den-
selben zur Heilung von Krankheiten anwenden, ohne zu
solcher Anwendung durch die Ärzte geführt worden zu
sein. Die Kenntnis dieser Mittel hat in den seltensten Fällen ihren Ursprung aus der klaren Sinnenanschauung und
den aus solcher Anschauung hergeleiteten Verstandesbegriffen; sie entsprang und entspringt noch täglich aus der,
von der Sinnenanschauung und den Verstandesbegriffen
unabhängigen, Erkenntnisquelle, welche der Mensch mit
den Tieren gemein hat, aber in einem weit höheren und
besonders weit ausgebildeteren Grade besitzt, dem In-
stinkte. Dieser überaus reichen Erkenntnisquelle verdankt
die Heilkunst ihren Ursprung, und noch täglich einen großen Teil ihrer Bereicherungen. Die von den ältesten Völkern gemachten Entdeckungen von Heilmitteln durch den
Instinkt hat der Vater der Heilmittellehre, DIOSCORIDES,
gesammelt und der Nachwelt übergeben, und HIPPOKRATES,
dem Vater der Heilkunst, verdanken wir eine ähnliche
Sammlung von Entdeckungen zur Krankheitslehre und
Therapie. In den neueren und neuesten Zeiten hat man
zwar die Medizin vielmehr durch Benutzung und Anwendung der erweiterten Naturwissenschaften zu vervoll-
kommnen gesucht, und in vielen Stücken vervollkommnet,
aber dessen ungeachtet dürfen die Entdeckungen des In-
stinktes, wo es um wahre Erweiterung der Kunst und
Wissenschaft zu tun ist, nicht vernachlässigt werden. Jedes
Volk besitzt in Hinsicht auf Heilmittel einen Reichtum
solcher Kenntnisse."

Wenn ich bei der Darstellung der Veranlassung und des Zwecks dieser Schrift die Worte eines gewiß sehr achtbaren, aber mir unbekannten Verfassers (in der medizinisch-chirurgischen Zeitung) als Einleitung vorausschicke, so geschieht es aus keinem anderen Grunde, als weil ich nichts Zweckmäßigeres und Einleuchtenderes mit wenigen Worten über einen Gegenstand zu sagen wüßte, für welchen ich den Leser hier einzunehmen, und mit dem ich ihn zu befreunden suchen möchte. Meine Schrift ist zunächst für Ärzte bestimmt; ich hoffe aber, daß gebildete Leser auch aus anderen Ständen sie nicht ohne einiges Interesse durchblättern und hie und da nützliche Worte aufgezeichnet finden werden. Es ist keine populäre Medizin für Arme, wie der Ton des Ganzen dem Unbefangenen beim ersten Blick deutlich zeigen wird, und keine Anleitung zum Quacksalbern, wozu diätetische und nicht pharmazeutische Heilmittel am wenigsten geeignet sein möchten. Ich wollte einfache, unbedeutend scheinende, von den therapeutischen Lehrbüchern häufig unbeachtet gelassene Heilmittel und Kurarten sammeln und der Beachtung anempfehlen, da mir die Erfahrung vielfältig gezeigt hat, daß solche scheinbar unbedeutende Mittel zuweilen halfen, wo die bedeutenden vergebens gebraucht waren, ja wo Rasori und Broussais ihre Kunst erschöpft hatten.

Meine Aufmerksamkeit wurde wohl zuerst auf diesen Gegenstand gelenkt durch mehrjährige Beschäftigung mit der Arzneimittellehre, die ich verschiedene Male öffentlich vorzutragen Gelegenheit hatte, und wobei die bekannte Wahrheit, daß die ursprüngliche Anwendung vieler wirksamer Heilmittel auf Volkserfahrung sich gründe, in mir die Idee veranlaßte, bei vorkommenden Gelegenheiten mich nach Volksmitteln zu erkundigen und über diesen Gegenstand Kollektaneen anzulegen. Je weiter ich diese

Materie verfolgte, desto lebhafter wurde ich von dem
praktischen Werte mancher solcher Volkserfahrungen überzeugt, und meine Paradoxie, wie ich die Vorliebe für diese
Sache selbst nannte, ging bald so weit, daß sehr oft ein
einfaches Hausmittel, welches ich in einem neuen medizini-
schen Journale aufgezeichnet fand, mir mehr Freude er-
regte und meine Teilnahme lebhafter fesselte, als eine
neue Vorschrift zur kunstmäßigen Verordnung der *Blausäure*, der *Jodine*, des *Chinins*, des *Morphiums*, und ähnlicher berühmter Mittel.

Möchten diese Blätter, denen ich der guten Sache wegen
eine von Vorurteilen und Parteilichkeit freie Beurteilung
und günstige Aufnahme wünsche, für das genommen werden, was sie sind: das unvollkommene Resultat fortgesetz-
ter Beobachtung und Lektüre; und möchte der Leser die
Absicht nicht verkennen, in welcher diese Zusammenstel-
lung veranstaltet ist; einmal: die so höchst wirksamen,
wenn schon kunstlosen und scheinbar gleichgültigen Mittel,
welche die Natur überall gewährt, zur häufigeren Benutzung anzuempfehlen; und dann, historisch, so weit meine
eigene Erkundigung, und die große Zahl älterer und neuerer therapeutischer und anderer Schriften, besonders Reise-
beschreibungen, welche ich bei dieser Arbeit benutzt habe,
mir Stoff dazu gab, die Heilarten aufzuzählen, welche der
Volksgebrauch, wenn auch nicht immer rechtfertigt, doch
immer beachtenswert macht. Daß es mir dabei nicht einen
Augenblick in den Sinn kommen konnte, gegen den Gebrauch der pharmazeutischen Mittel überhaupt eifern, und
dagegen die nicht pharmazeutischen allgemein und ausschließlich anpreisen zu wollen, dafür bürgt wohl der gesunde Menschenverstand auch ohne weitere Versicherung.
Ich wollte jedoch allerdings hier meine Mißbilligung der
pharmazeutischen Mittel in der bloß rezeptschreibenden

Praxis an den Tag legen, und damit meine Volksarzneien
und nicht-pharmazeutischen Heilmittel in ein günstiges
Licht stellen.

Einigen von den hier aufgeführten Mitteln wird es
leicht anzusehen sein, daß sie als bloße Curiosa eine Stelle
gefunden haben. Ich glaube aber mit diesen nicht zu ver-
schwenderisch gewesen zu sein; denn hätte ich alles aufnehmen wollen, was darüber zu meiner Kenntnis gekommen ist, so würde die Zahl der Mittel auf das Doppelte
angewachsen sein. In der Mehrzahl sind die gegebenen
Ratschläge sehr ernstlich gemeint, und ich lebe des Glau-
bens, daß diejenigen, welche es nicht verschmähen wollen,
sie zu beachten, Nutzen daraus ziehen können.

Die nachfolgenden Worte, größtenteils klassischer Au-
toren, scheinen mir so viele Entschuldigungsgründe für diesen Versuch zu enthalten, daß ich auf die schützende Wirkung dieses Cento glaube rechnen zu dürfen.

Ne pigeat ex plebejis sciscitari si quid ad curationem
utile sit.　　　　　　　　　　　　　　　　*Hippokrates*

Praeterea, et victu opitulandum est, et singulis remediis, quae aut ab aliis aut *ab ipsomet aegro fieri possunt*,
utique in hoc casu nihil spernendum est, nihilque temere
faciendum maxime quaelibet *exigua* adhibendo, quae peni-
tus prosint, nihil vero laedant.　　　　　　　*Aretaeus*

Atque etiam experientia per plures annos certa et
attenta suffulti confidenter adfirmamus, vernacula, para-
biliora et domestica omnibus nota, viribus, usu atque utili-
tate, varia composita et magno labore conquisita arcana

chemica longissime antecellere, inque sanando longe certiorem et tutiorem efficaciam illis promittere.

*Fr. Hoffmann*

Non possum in universum satis inculcare, simplicissimam medendi methodum compositæ et generosiori plerumque esse præferendam, feliciusque illos ægros e morbo evadere, qui naturæ opus non turbaverint medicamentorum farragine aut multiplici operationum adhibitione.

*Burserius*

Ars non adeo ratiocinio quam experientia, cujuscunque demum originis ea sit, promovenda.    *I. P. Frank*

Non enim obliviscendum, potiora remedia non ratiocinio, sed casui deberi.    *Jos. Frank*

At si quis forte arguerit haec remedia, ut simplicissima et plane inartificialia, ego potiori jure ejus nequitiam arguam et improbos mores; si dum ringatur alios hujusmodi simplicibus medicamentis juvari, se, uxorem, vel liberos suos, si quando aegrotaverint, vel vilissimis ad sanitatem reduci exoptet.    *Sydenham*

Discant itaque juvenes medici minime spernere, sed ea annotare accurate, quae apud vulgum audiant medicamenta decantari.    *C. Linné*

Göttingen, März 1826

J. F. OSIANDER

# I.

## Entzündung / Fieber

Das entzündungswidrige Verfahren ist der Volksarznei-
kunde nicht fremd; auch bei den rohesten Völkern pflegen
in entzündlichen, sowie überhaupt in den meisten hitzigen
Krankheiten, Diät, kühlende Getränke, Blutentziehungen
und ableitende Hautreize in Anwendung gebracht zu werden; wenn aber bei andern die Heilung durch Ruhe, Hunger, Schweiße und Zaubereien bewirkt wird, so scheint es,
daß auch diese einen von den vielen rechten Wegen einschlagen, die zum Ziele führen.

1) Die nordamerikanischen Indianer trinken in Fiebern
nichts als viel kaltes Wasser, und Benj. Rush [1]) sagt: sie
folgten darin der Natur, die in Fiebern nichts als Wasser
verlange. Auf ähnliche günstige Weise äußert sich Friedr.
Hoffmann [2]) über das Wassertrinken in Krankheiten; und
Hildenbrand [3]) erinnert: der Organismus verbrauche in
Fiebern eine enorme Menge von Säften, daher die Not-
wendigkeit viel wässriges Getränk zu trinken. Daß das
kalte Wasser in hitzigen Fiebern die Krisen durch Schweiß,
Urin und Stuhlgang befördere, ist auch Hufelands Meinung [4]).

2) Das älteste und berühmteste Krankengetränk ist die
hippokratische *Gerstentisane,* welche Speise und Trank in

---

1) Med. Inq. and. obs. Ed. II. Philad. 1789. p. 27. „this being the only liquor
a patient calls for in a fever."

2) Op. T. V. pag. 363. „Simplex aquae purae potus cum debito regimine tantae
est in tollendis et praeservandis morbis efficaciae, ut cetera medicamenta
multum superet."

3) Ratio medendi I. pag. 221. „Fluidorum in febribus enorme dispendium."

4) Journ. der prakt. Arzn. 1820. I. S. 23.

akuten Krankheiten zugleich war [5]). Abkochung von ge-
schrotener, oder eigentlich enthülster Gerste (πτισανη) war
das Hauptmittel des HIPPOKRATES in allen hitzigen Krankheiten. SPRENGEL [6]) sagt darüber: „Man schrotete die
Gerste, d. h. man stieß in der Mühle die Ecken ab und
nahm ihre Schale weg. Wollte man eine Abkochung davon
machen, so nahm man zehn bis zwölfmal so viel Wasser
und ließ es so lange kochen, bis die Körner gequollen und
geplatzt waren. Meistenteils setzte man nichts als etwas
Essig oder Sauerhonig und Öl hinzu. Entweder wurde der
Trank durchgeseiht, oder die Graupen wurden als Nahrungsmittel getrunken." Offenbar ist die Tisane der Alten
mehr unsern Suppen, die sie nicht kannten, ähnlich, als
denjenigen Krankengetränken, die man in neueren Zeiten
Tisanen nennt.

3) Anstatt der Gerste wird bei uns *Hafergrütze* benutzt,
deren Abkochung, als Krankengetränk, so viel ich weiß,
F. HOFFMANN [7]) zuerst in allen akuten Krankheiten rühmte.
So allgemein der Gebrauch des Hafergrützenschleims im
nördlichen Deutschland ist, scheint es mir doch, daß dies
höchst fade, den meisten Kranken, zumal Männern, höchst
widerliche, weiße, mehlige und schleimige Wasser, nicht
recht als Krankengetränk paßt. Auch verwirft es VOGEL
geradezu, als die Trockenheit des Mundes vermehrend,
widerlich und selbst dem Magen nicht gut bekommend [8]).

4) Den *Gerstenschleim*, der im südlichen Deutschland
und in England sehr häufig in Fiebern getrunken wird, soll

---

5) *Hippocr.* Lib. de victus rat. in acutis. S. auch: *Andriolli* Domesticor. auxi-
lior. tractatus quinque p. 17. De Ferculo Hippocratico hordeato.
6) Apologie des Hippokr. II S. 285.
7) Op. V. p. 366.
8) *R. A. Vogel* acad. prael. I. pag. 30. „Neutiquam hic decoctum avenaceum
convenit, quod siccitatem in ore auget, quod aegri maxime omnium fasti-
diunt, et quod nec bene fert ipsorum ventriculus."

man am besten auf folgende Weise bereiten: Man weicht
eine Portion Gerstengraupen in Wasser, und wäscht und
reibt sie mit den Händen ab, um sie von dem Mehl zu befreien. Hierauf tut man sie in ein irdenes Gefäß, schüttet
Wasser darauf, und läßt sie einige Stunden kochen, worauf
man den dünnen Schleim abgießt, wenn es nötig ist durch
Zusatz von lauem Wasser noch mehr verdünnt, und durch
Zitronensaft und Zucker schmackhaft macht [9]).

5) Zweckmäßiger, weniger mehlig und angenehmer zum
Trinken scheint mir dagegen die bloße Abkochung reinge-
waschener, roher *Gerste,* die so lang gekocht werden muß,
bis die Körner aufplatzen, und der man etwas Süßholz zusetzen kann. Dies ist die Gerstentisane der Franzosen, die
in französischen Hospitälern häufig getrunken wird, und
welche NAPOLEON wahrscheinlich meinte, da er seinem Arzt
O'MEARA sein Hausmittel rühmte: Nichts zu essen, keinen
Wein, sondern viel Gerstenwasser zu trinken, und sechs bis
acht Stunden zu reiten, um Transpiration zu befördern [10]).

6) Den meisten Kranken, zumal Fieberkranken, ist ein
Trunk frisches Wasser das größte Labsal; und es fragt sich.
ob wir berechtigt sind, ihnen dies zu entziehen, um dagegen ihnen fade Schleime oder warmes, abgekochtes Wasser aufzunötigen. Eine der besten Maximen des FAUST'schen
Gesundheitskatechismus ist, meiner Meinung nach, folgende: „Muß man das Wasser zum Trinken (für Kranke)
warm machen oder vorher abkochen? Antwort: Nein, man
darf es nicht warm machen, und auch vorher nicht abkochen; denn abgekochtes Wasser löscht nicht den Durst, beruhigt nicht, und taugt als gewöhnliches Getränk nicht für
Kranke."

---

9) *Reiher,* allgem. patholog. Diät. 1790. S. 27.
10) *B. E. O'Meara,* Napol. en exile. Lond. 1822. Vol. I. p. 60.

2  Osiander

7) Für Halbsterbende frisches Wasser! Wenn es ein
Mittel gibt, den in den letzten Zügen liegenden Kranken
noch zu erquicken, so ist es zuverlässig nicht lauer *Tee,
Wein, Naphtha, Moschus,* oder eine Emulsion von *Asa
fötida,* welche Dinge so oft von Praktikern, die die Beförderung der Euthanasie nicht zu ihren Pflichten rechnen,
da noch verschrieben und eingeschüttet werden, sondern
frisches Wasser. — Für öftere kleine Schlücke nicht allzu-
kaltes Brunnenwasser, sagt THILENIUS, haben mir die Halb-
verschmachteten (bei Blutflüssen) mehr gedankt, als für
den köstlichsten Wein. Es labt und belebt augenblicklich;
der kleine schnelle Puls wird langsam, wellenförmig.

8) Statt des gewöhnlichen Brunnenwassers die angenehmen kohlensauren Mineralwässer von Selters, Fachingen,
Gailnau, Wildungen etc. Es gibt für durstende Fieber-
kranke, zumal für Männer, in der ganzen Natur nichts
Labenderes, als ein Glas eines solchen frischen Mineral-
wassers.

9) Kaltes Brunnenwasser mit einem kleinen Zusatz
von warmer Kuhmilch ist ein sehr gutes Krankengetränk;
doch muß dabei der Geschmack des Kranken berücksichtigt
werden, indem vielen Menschen der Zusatz von Milch
nicht behagt. Kinder und Frauen pflegen es gern zu trinken, und in katarrhalischen Fiebern, in den Masern, im
Scharlach und überall, wo es auf ein mildes diaphoretisches
Getränk hauptsächlich ankommt, eignet sich dieses ganz
besonders. Milch und Wasser in Menge und warm getrunken, scheint sehr bestimmt schweißtreibend zu wirken.

10) Einige Schnitten über Kohlen geröstetes Weizenbrot, in frischem Wasser eingeweicht, teilt dem Wasser
einen ganz angenehmen Geschmack mit, und paßt als
Krankengetränk. Brotwasser, wie es häufig aus einer

Menge verbrannter Rinden von saurem Brot mit heißem Wasser aufgegossen bereitet wird, ist aber unpassend.

11) *Kristallwasser* nennt HUFELAND eine schwache Auf-lösung von Weinsteinrahm, die er in fast allen fieber-haften Krankheiten anfangs zu trinken empfiehlt. 16 g *Cremor tartari* wird mit 6 Pfund Wasser in einem neuen Topf so lang gekocht, bis das Pulver ganz zergangen ist; dann nachdem es vom Feuer genommen, eine Zitrone hineingeschnitten, und etwa 50 g Zucker hinzugetan, und auf Flaschen gefüllt.

12) Wasser und Wein ist für manche entkräftete Fieber-kranke ein passendes Getränk. In Frankreich, wo nur roter Wein mit Wasser getrunken wird, ist das sog. gerötete Wasser (eau rougie, tisane vineuse) auch Krankengetränk. Bei uns hält man es für Säure erzeugend, und läßt es seltener trinken.

13) *Zuckerwasser* mit einem kleinen Zusatz von *Pome-ranzenblüten*wasser ist jetzt das beliebteste Krankengetränk der Franzosen [11]). Auch Krankengetränke sind der Mode unterworfen! Früher war Brotwasser, Molken, Hühner-und Kalbfleischbrühe an der Tagesordnung; jetzt ist es das genannte.

14) *Mandelmilch*, am leichtesten aus Mandelsyrup mit kaltem Wasser vermischt zu bereiten, paßt besonders bei Harnbeschwerden und Diarrhoe.

15) Frischer *Johannisbeersaft* mit Zucker, oder:

16) Mit Zucker eingekochter Saft von *sauren Kirschen*, geben, mit Wasser vermischt, äußerst angenehme, küh-lende Krankengetränke.

---

11) Diction. des sc. med. T. 55. p. 206. „On en fait une consommation prodi-gieuse, jusque dans les cafés, ou il est assez commode d'aller se traiter."

17) *Himbeeressig* unter Wasser nennt VOGEL das angenehmste von allen Krankengetränken [12]).

18) In Norwegen werden dazu die Beeren des *Rubus chamaemorus* verwandt [13]).

19) In Ägypten der *Berberitzensaft*, den man für vorzüglich durstlöschend und erquickend ansieht, und der in der ägyptischen Medizin eine große Rolle spielt [14]).

20) Einige dünne Schnitten *Reinettenäpfel* mit kochendem Wasser aufgegossen, geben den Apfeltee der Engländer. Er wird warm getrunken. Einige setzen noch Zitronensaft und Zucker hinzu.

21) *Borsdorfer Äpfel* mit viel Wasser und Zucker gekocht, liefern ein sehr angenehmes, kühlendes und eröffnendes Getränk [15]).

22) *Zitronensaft* unter Zuckerwasser.

23) *Granatäpfelsaft.*

24) Der Saft der *Moosbeere* (vaccinium oxycoccos) mit Wasser verdünnt als kühlendes heilsames Getränk in Fiebern entzündlicher Art. Er hat eine angenehme Säure und äußerst deutlich antiphlogistische Wirkung (Russ. V.M.) [16]).

25) Schwache Kalbfleisch-Bouillon. Ein kleines Stück mageres Kalbfleisch wird ohne Salz mit viel Wasser gekocht, und *Sauerampferblätter* oder ähnliche Kräuter damit abgebrüht. Dies bildet eines der gewöhnlichsten, für antiphlogistisch angesehenen Krankengetränke der Franzosen, unter dem Namen Tisane de veau oder Bouillon aux herbes.

---

12) At jucundissimum omnium est, quod ex aceto vini, syrupo rubi idaei et aqua fontana fieri, supra scripsi, 1. c. p. 30.

13) J. C. Fabricius Reise nach Norwegen. Hamburg 1779. S. 352.

14) *Prosp. Alpini*, med. Aegyptior. 1719. p. 253. S. auch Journ. de med. p. Leroux etc. T. 38. 1817. pag. 279.

15) *J. Ph. Burggravii* de aëre, aquis et loc. urbis Francofurtanae. 1751. p. 85.

16) *W. M. Richter*, Geschichte der Medizin in Rußland, I. 105.

26) Fischsuppe (yxa), ein dünner Absud von kleinen Fischen mit Zitronensaft und Gurkenlake gewürzt, ist eine in Rußland sehr beliebte und heilsame Speise in entzündlichen Krankheiten (Russ. V.M.) [17]).

27) *Quas,* das gewöhnliche Getränk der Russen, wird auch in Krankheiten, besonders in Entzündungsfiebern als Hausmittel getrunken und von Ärzten empfohlen. Er besteht aus Roggenmehl mit ungefähr zehnmal so viel kochendem Wasser angebrüht, und wird an einen warmen Ort zum Gären hingestellt. Es sondert sich dann in der Kälte die helle, säuerliche, wie verdünnter, schlechter Essig schmeckende Flüssigkeit von dem dickeren Teil, der zu Boden sinkt, ab [18]). Eine bessere Art von Quas bereitet man, indem man aus Malz, Mehl und Buchweizengrütze einen Brei bereitet, diesen in einem irdenen Topf eine Nacht über im Backofen stehen läßt, und dann mit Wasser auslaugt. Die abgelaufene Flüssigkeit wird sodann mit einem Zusatz von *Krauser-Minze* der Gärung ausgesetzt, und auf diese Weise ein aromatisches Nachbier erhalten, welches auf Flaschen gefüllt, sehr angenehm schmecken, und weit leichter als Bier sein soll [19]).

28) Die gelatinöse Abkochung der Samen einer *Artemisia* wird als durstlöschender, kühlender Trank in entzündlichen Krankheiten benutzt (Tatarisches V.M.) [20]).

---

17) *Richter* a. a. O. Sehr viele Menschen haben in der Rekonvaleszenz von hitzigen Krankheiten Verlangen nach Fischen, die ihnen in der Regel auch sehr gut bekommen. — *Lind* empfiehlt Fische und Fischsuppen besonders in der Rekonvaleszenz von den in heißen Klimaten einheimischen Fiebern. *James Lind* an essay on deseases incidental to europeans in hot Climates. Lond. 1768. p. 187.
18) *J. F. Gahl.* Diss. sist. quaedam medicamenta Rossorum domestica. Jen. 1790.
19) *Erdmann,* med. Topographie der Stadt Kasan 1822. S. 38.
20) *Schobe,* Samml. Russ. Geschichte, 1762. Bd. 7, S. 96.

29) *Weiße Reglise, Althäapaste,* in heißem Wasser aufgelöst als mildes Krankengetränk, z. B. in der Lungenentzündung. (A. G. RICHTER.)

30) 1,6 g gepulverter *Salep* mit einem Quart Wasser,
¹/₄ Stunde lang gekocht, bildet ein angenehmes schleimiges
Getränk, was in Wien häufig in Fiebern angewandt wird.

31) 3,2 g von der Rinde befreite *Eibischwurzeln* mit
einem Pfund Wasser, ¹/₄ Stunde lang zu kochen, und mit
15,63 g *Zuckersirup* zu versüßen, war v. HILDENBRANDS
gewöhnliche Verordnung in fast allen fieberhaften Krankheiten.

32) Getrocknete *Queckenwurzeln* und *Süßholz* mit Wasser abgekocht geben die, in den französischen Hospitälern
allergewöhnlichste Tisane (Tisane de chiendent); die meistens kalt, aus zinnernen oder irdenen Krügen, wie Bier,
getrunken wird. Die französischen Tisanen unterscheiden
sich dadurch besonders von unserem Tee für Kranke, daß
jene mit Sorgfalt bereitet und kalt getrunken werden, ganz
angenehme durstlöschende Getränke abgeben, nach denen
die Kranken das größte Verlangen haben; diese hingegen
lauwarm getrunken werden, und mehr einer übelschmek-
kenden Arznei gleichen.

33) Das allgemeine Fiebermittel der Ägypter ist *Calaf,*
d. i. Wasser über die Blumen einer *Salix* abgezogen. Reisende versichern, es stieße ihnen keine Krankheit zu, wo
sie nicht *Calaf*wasser brauchten ²¹).

34) Ein anderes dort übliches kühlendes Getränk, in
hitzigen Fiebern ist der mit Zucker vermischte Saft der
*Wassermelone.* Man schneidet in eine große Frucht eine
Höhle, damit sich der Saft da sammelt.

---

21) *D. F. Hasselquist,* Reise nach Palästina, herausgegeben von *C. Linnäus,* 1762.
S. 258.

35) Das Eigentümliche der syrischen Fieberdiät besteht, außer dem Aderlaß, der Enthaltung von Fleischspeisen und dem reichlichen Trinken von Gerstenwasser, in der heißen Jahreszeit darin, daß man ein breites Gefäß, mit kaltem Wasser gefüllt, dicht neben das Bett des Kranken stellt. In das Wasser werden mehrere frisch gepflückte Gurken gelegt, und der Kranke angewiesen, die Arme in das Wasser zu tauchen oder in jede Hand eine Gurke zu nehmen, bis diese warm geworden. Dies soll die Hitze des Körpers vermindern. In einzelnen Fällen bestreut man das Bett mit Blättern der gemeinen Weide, über die man das Bettuch deckt [22]).

36) Das allgemeine Heilmittel der nordamerikanischen Indianer in Fiebern, Lungenübeln etc. ist Schwitzen. Wenn sie sich krank fühlen, kriechen sie in eine enge Hütte oder in Zelte aus zusammengebundenen Stangen mit Tierfellen dicht umgeben; gießen da Wasser auf glühende Steine und erfüllen dadurch den Raum mit heißen Dämpfen. Oft stürzen sie sich unmittelbar darnach in einen nahen Fluß, pflegen aber nur ½ Minute lang im kalten Wasser zu bleiben [23]).

Die hier aufgezählten kühlenden, antiphlogistischen, durstlöschenden Getränke sind neben Ruhe und Diät die Hauptmittel, zu denen der Instinkt den Fieberkranken, er mag zu der verweichlichten, hochgebildeten Klasse der Europäer, oder zu den rohesten Naturmenschen gehören, hinleitet; und nur Mangel an Naturbeobachtung läßt die ausgemachte Wahrheit verkennen, daß es in der Kur vieler

---

22) *Russel,* nat. history of Aleppo. Ed. 2. T. 2. pag. 127.
23) *J. Carver,* Travels through the interior parts of North-America, Lond. 1778. pag. 390.

Fieber weit mehr auf jene einfachen Hilfsmittel, als auf
komponierte Medikamente und Rezeptformeln ankommt
Selbst in der morgenländischen Pest beruht die Heilung
bisher auf keinem empirisch wirksam befundenen Arzneimittel; sondern „einzig und allein die strengste Diät, bei
ungesalzenem *Hafer-* oder *Reiswasser* ist heilsam befunden worden" [24]).

37) Amulette, Zauberformeln und Schamanenkünste,
die die Phantasie zu beruhigen und Vertrauen zu erwecken
dienen, sind bei rohen Menschen, denen Vernunftgründe
nicht genügen können, keineswegs ohne Wert; sie schreiben
diesen ihre Kuren zu, die wir der Natur verdanken.

38) Blutentziehungen in entzündlichen, schmerzhaften
Krankheiten, zumal durch Schröpfen, gehören ferner zu
den, am allgemeinsten verbreiteten Volksmitteln, welche
selbst den Hottentotten nicht fremd sind. Diese bedienen
sich dazu eines Kuhhorns, dessen Spitze abgesägt und die
entgegengesetzte weitere Öffnung am Rande abgeglättet
ist, welche der Helfende auf den kranken Teil aufsetzt, und
fest ansaugt. Dann macht er zwei Einschnitte in die Haut,
und saugt wieder [25]).

39) Andere Afrikaner scarifizieren die Schultern, nachdem sie kleine Enden von Hörnern auf die Haut gesetzt
haben, die als Schröpfköpfe dienen [26]).

40) Das Verfahren der Neger im Innern von Afrika
ist folgendes: Bei örtlichen Entzündungen bedienen sie sich

24) *F. W. Sieber*, Reise nach der Insel Kreta, Bd. II. 1823. S. 152.
25) *Baldingers* neues Mag. für Ärzte, Bd. X. 1788. S. 484. Die Medizinalver-
    fassung der Hottentotten.
26) *Loyer*, Relat. du voyage dans le royaume d'Issyni 1714. p. 235. „Lorsqu'ils
    ont plenitude de sang, ils se scarifient les épaules apres y avoir appliqué
    de petits bouts de corne en forme de ventouse".

einer ganz eigenen Art zu schröpfen. Es werden Einschnitte in die leidenden Teile gemacht, und auf diese wird ein Rindshorn mit einer kleinen Öffnung am Ende angesetzt. Der Operateur nimmt ein Stück Wachs in den Mund, setzt die Lippen an die Öffnung, zieht die Luft aus dem Horn heraus, und verstopft dann durch eine geschickte Bewegung mit der Zunge die Öffnung mit dem Wachs [27]).

41) Auch die Indianer in Brasilien kennen die Venensektion und verrichten sie auf folgende sonderbare Weise: Sie schießen nämlich ein, an der Spitze mit einem kleinen Kristall bewaffnetes, Pfeilchen mittels eines kleinen Bogens auf eine Armader ab. — Scarifikationen aber machen sie mit einem scharfen Rohrsplitter oder einem feingeschärften Kiesel [28]).

42) Die Papuas auf den Molukken und in Neu-Guinea haben folgende Art Blut zu lassen: Sie legen die rauhe Seite eines Blattes, ungefähr von der Größe einer Mannshand, auf denjenigen Teil, aus dem sie Blut ziehen wollen, lecken dann über die äußere Seite des Blattes und bewirken dadurch, daß die untere Seite gleich blutig wird [29]).

43) Die Araber scarifizieren die Kopfhaut in gewissen Krankheiten, wie bei heftigem Kopfweh, vor der satura coronalis mit dem Messer, und streichen das hervorquellende Blut mit einem scharfen Holze vorwärts [30]).

---

27) *Mungo Park*, Reisen im Innern von Afrika, a. d. Engl. 1799. S. 247.
28) *Spix* und *Martiu*, Reise in Brasilien, Th. 1. München 1825. S. 383.
29) *Th. Forrest* a voyage to new Guinea, Lond. 1779. pag. 74. „I saw here a peculiar way of drawing blood; they put the rough side of a certain leaf, about as large as a man's hand, on that part whence the want to extract blood, then, with the tongue, they lick the upper side of the leaf, and the under side is presently all over bloody". — Dasselbe wird von den Papuas in einer älteren Reise erzählt: *Ferdinand Grisalva* and *Alvados* voyage, 1537. S. *A. Dalrymple* historical collection of voyages etc. Vol. I. pag. 37
30) *Hasselquist*, Reise nach Palästina. S. 584.

44) In Ägypten ist noch in solchen Fällen das in alten Zeiten häufig angewandte Scarificieren der Nase, um Nasenbluten zu erregen, üblich.

45) Unter den ableitenden Hautreizen können als Hausmittel angesehen werden: Zerriebener *Meerrettich; Senfmehl* und *Essig;* ein Teig von *Ingwerpulver* und *Branntwein;* ein Gemenge von *Sauerteig, Senf* und *Essig* etc.

46) Fußbäder mit einigen Händen voll *Buchenasche, Kochsalz* und *Senfmehl.*

47) Zerquetschte scharfe Pflanzen, namentlich *Zwiebeln, Knoblauch, Hauslauch, Schöllkraut, Mauerpfeffer, Rettich.*

48) Selbst die *Seife,* zumal die schlechteren Sorten, gehört zu den wirksamen, die Haut rötenden Mitteln, wenn sie dick auf Leinwand gestrichen aufgelegt wird.

49) Descrepitiertes, noch heißes Kochsalz in einem leinenen Beutel auf den Kopf gelegt, hat beim Kopfschmerz, selbst bei Hirnhautentzündung, zuweilen sehr günstige Wirkung (G.H.M.).

50) Aeskulap kurierte einen an Pleuresie Leidenden damit, daß er ihm die Asche vom Altare mit Wein vermischt als Umschlag auf die Brust legen ließ [31]).

51) Die Griechen um Athen, Saloniker etc. brauchen als Hauskur, in allen hitzigen Krankheiten Kataplasmen von zerstoßenen Schnecken mit Fleisch und Schale, die sie unter die Füße legen. Es wirkt als rotmachendes Mittel und zieht selbst Blasen [32]).

52) Die berühmtesten, als ableitende Hautreize wirkenden Volksmittel, sind die im ganzen Orient allgemein gebräuchlichen *Moxen* [33]). In ganz Asien hält man gewisse Dünste oder Blähungen für die Ursachen der meisten

---

31) *Unzer,* Arzt etc. Bd. V. S. 304.
32) *Hasselquist,* Reise nach Palästina. 1762. S. 583.
33) *R. Forster,* Observ. p. 496.

Krankheiten und glaubt, daß diese nicht besser als durch
Brennen gehoben werden könnten. Die Araber bedienen
sich als Moxa eines blauen, mit Waid gefärbten baumwollenen Stückchen Tuchs; die Beduinen brauchen dazu gemeine Baumwolle; die Brahmanen in Indien das Mark
eines Binsenrohrs; die Chinesen und Japaner weiche
faserige Materie von aschgrauer Farbe von den jungen
Blättern des gemeinen *Beifuß* (Artemisia vulgaris). Die
Brennzylinder aus dieser Substanz, die die Japaner zumal
auch als Präservativ in gesunden Tagen sich auf den Rükken setzen lassen, sind nur einen Zoll hoch und erregen
angebrannt keine großen Schmerzen [34]).

53) In Frankreich, wo man in neueren Zeiten viele günstige Erfahrungen von der Anwendung der *Moxen*, unter
andern in der Schwindsucht gemacht hat, werden die
Brennzylinder entweder aus feinem Flachs mit Kattun umwickelt und in eine Salpeterauflösung getaucht, oder aus
dem Mark der großen *Sonnenblume* (Helianthus annuus),
welches Salpeter auf seiner Oberfläche enthält, bereitet.

## II.

### ZAHNWEH / GESICHTSSCHMERZ

1) Kaltes Wasser, oder wenn dies nicht ertragen wird,
nur schwach erwärmtes, zum Ausspülen des Mundes anhaltend angewandt, ist eines der besten örtlichen Mittel im
Zahnweh. Es scheint dadurch günstig zu wirken, daß es
den Erethismus in den sensiblen Teilen des Zahns mindert. Schon CANLIUS AURELIANUS [1]), indem er das unüber-

---

34) *Engelbert Kämpfer*, Geschichte u Beschr. von Japan von *Dohm*. Bd. II.
1779. S. 429.
1) De morb. acut. et chron. Amst. 1709. 4. p. 375.

legte Ausreißen der Zähne mit Recht mißbilligt, (detractio amissio partis est, non sanatio), empfiehlt das Ausspülen des Mundes mit kaltem Wasser.

2) Abkochung von *Mohnblättern* in Wasser.

3) *Warmes Öl.* Erst soll man bei heftigem Zahnweh allgemein oder örtlich Blut entziehen, die Backe und das Zahnfleisch mit einem rauhen Tuche reiben und dann warmes Öl in den Mund nehmen.

4) *Essig* mit *Myrtenzweigen* gekocht zum Ausspülen des Mundes.

5) Saft von *Roten Rüben* in die Nase einzuziehen (Galen) [2]).

6) *Nesseln* mit *Essig* gekocht zum Ausspülen des Mundes (Russ. V.M.) [3]).

7) Abkochung des *Gänserichkrauts* (Potentilla anserina) zum Ausspülen des Mundes (Tissot).

8) Scheiben der frischen *Mengelwurzel* (Rumex acutus).

9) Der gelben *Schwertelwurzel* (Iris pseudacorus) an den Zahn zu legen und zu kauen. Ebenso:

10) Trockene *Bertramwurzeln* (Anthemis pyrethrum), die im nördlichen Deutschland in den Gewürzläden zu haben sind, und zum Schärfen des Bieressigs an die Essigbrauer verkauft werden. (Götting. V. M.)

11) *Knoblauch* in den Mund nehmen [4]).

12) *Holunderwurzel* mit Essig und Wein gekocht zum Ausspülen des Mundes [5]).

2) Op. Hipp. et Galeni a. R. Charterius. Lutet. 1679. fol. T. X. p. 587.
3) *W. M. Richter*, Gesch. der Med. in Rußland, Th. I. 1813. S. 134.
4) Geoponicorum, T. II. Lips. 1781. p. 914.
5) *Dan. Beckher*, Kleine Hausapotheke, darin die Beschr. teils des Holunders, teils des Wacholders. Königsb. 1650. 8.

13) *Tabak* zu kauen, um die Speichelabsonderung zu vermehren⁶), z. B. eine halbe Zigarre in den Mund zu nehmen und an die schmerzhafte Seite zu legen.

14) *Zwiebelblätter, Pfeffer, Wein* und *Honig* zusammengemengt in den Mund zu nehmen (Russisches V. M.).

15) Eine *Gewürznelke* in den hohlen Zahn zu stecken.

16) Eine Papiertüte oben anzuzünden, abbrennen zu lassen und den Tropfen Öl, der sich unten sammelt, an den Zahn zu wischen.

17) Den Milchsaft aus *Feigenblättern* auf Baumwolle an den Zahn bringen ⁷).

18) *Kohlenstaub* in den hohlen Zahn gebracht hat STARK oft hilfreich gefunden.

19) Den Zahn mit einem rostigen Nagel zu berühren und diesen, genau in der Höhe, die der Zahn hat, in einen Baum zu schlagen (Persisches M.) ⁸).

20) *Gotteslämmchen* (Coccinella 7 punctata) zerdrückt ans Zahnfleisch zu reiben ⁹).

21) HIRSCH empfiehlt dazu auch den *Kornkäfer* (Curculio frument. et granarius).

22) Das Zahnfleisch mit Eau de Cologne zu reiben und etwas davon in die Nase zu schlürfen.

23) Baumwolle mit Rum getränkt ins äußere Ohr der leidenden Seite zu stecken.

24) Kochsalz mit Kornbranntwein überschüttet in einer Tasse auf glühende Kohlen zu stellen und den aufsteigenden Dunst in den Mund gehen zu lassen (Göttinger V. M).

6) Instruzioni mediche per le genti di campagna. Bassano 1786. 4. „i medicamenti che fanno sputare assai lontano il dolore, si puo pertanto far masticare della foglia di tabacco."
7) C. Linné, Amoenit. acad. Holm. 1749. V. I. p. 46.
8) C. L. Fink, Vers. einer allgem. med. Geographie, Bd. I. S 556.
9) Blumenbach, Handb. der N. G. 11. Ausgabe, S. 280.

25) PLATERS Ehefrau befreite sich dadurch vom Zahnweh, daß sie sich die Zähne täglich mit gebranntem Salz
rieb, welches sie auf den mit Speichel benetzten Finger
nahm [10]).

26) Ein Soldat, der an furchtbarsten Zahnschmerzen
litt, kam in der Verzweiflung auf die Idee, Schnee in den
Mund zu nehmen, wodurch der Schmerz schnell und gänzlich gehoben wurde.

27) Günstige Wirkung haben auch Gegenreize, wie
*Meerrettich* oder zerstoßener *Knoblauch*, in die Beugung
des Ellenbogens der schmerzhaften Seite gelegt [11]).

28) *Seidelbast* auf die Arme.

29) Blätter der gemeinen *Indianischen Feige* (Cactus
Opuntia) durchschnitten hinters Ohr [12]).

30) Geröstete Scheiben von Rüben eben dahin.

31) Teig aus Mehl, Eiweiß, Branntwein und Mastix
auf die Schläfe zu legen (TISSOT).

32) *Pottasche* in einem Fingerhut an die Schläfe zu
halten (RIVERIUS).

33) Künstliche Magnete an den Zahn zu halten (KLAE-
RICH) [13]).

34) Den Rauch von *Lauch-* und *Bilsenkrautsamen* an
den Zahn zu leiten [14]).

35) *Tabak* zu rauchen [15]).

---

10) Der Arzt e. Wochenschr. von Unzer VI. 65.
11) Fr. *Hofmann*, Op. T. V. p. 367.
12) Salzburger m. ch. Z. 1816. IV. 311.
13) Hannov. Magazin 1765. S. 397.
14) Regimen sanitatis Salerni s. Scholae Salernitanae de conserv. bona valet.
    praec. Ed. *Ackermann* 1790. 8. p. 170.
    „Sic dentes serva: porrorum collige grana etc".
15) *Helvetius* Traité des maladies les plus freq. et des rem. specif. pour les
    guérir. Paris 1703. p. 295.

36) Die Blätter des gelben *Enzians* (Gentiana lutea) aus dem hohlen Stengel, wie Tabak, zu rauchen [16]).

37) Trockene *Huflattichblätter.*

38) *Stechapfelkraut* zu rauchen [17]).

39) *Kampher* in die Schuhe zu streuen (Q).

40) Zum innerlichen Gebrauch finde ich, daß eine Salzabführung aus 1—2 Eßlöffeln von *Glauber-* oder *Epsomsalz* in einem Glas Wasser gelöst, gegen fast alle Arten des Zahnwehs die schleunigste Hilfe leistet.

41) Ebenso auch Klistiere.

42) Soldaten, die im Felde oft von Zahnweh heimgesucht werden, befreien sich oft schnell davon, durch Grogtrinken bis zur Berauschung.

43) Einen Flintenstein glühend gemacht in ein Glas Branntwein zu werfen, und den Branntwein zu trinken (Berliner V.M.).

44) Man rät auch, um den unerträglichen Schmerz zu besänftigen: die Schläfenarterie vor der Mitte des Ohres mit dem Finger stark zu drücken [18]).

45) Auf ein Stückchen Kork zu beißen. Wenn nämlich bei entzündlichem Zahnweh der Zahn hervorsteht, so daß er beim Kauen schmerzhaft berührt wird, ratet GRUITHUISEN [19]): man soll auf ein Stückchen Kork, zwischen den kranken und den entgegengesetzten Zahn gelegt, sanft beißen, 1/4 — 1/2 Stunde lang; dadurch werde der Schmerz gelindert und der Zahn ziehe sich zurück, so daß man bald ohne Sorge kauen könne.

46) Zur Erhaltung der Zähne und als Vorbeugungsmittel gegen Zahnweh scheint das tägliche in den Kinderjahren

16) *C. Ch. Gmelin,* Flora Badensis Carlsr. 1805. T. I. pag. 587.

17) *Rust,* Magazin für die ges. Arznk. Bd. III. S. 312.

18) *Schellhammer,* Diss. de odontalgia tactu sananda. Kolon. 1701. *Vogel,* Acad. pract. de c. et cur. c. h. affect. Lausan. 1789. II. p. 11.

19) Med. chir. Zeitung 1820. II. 240.

schon anzufangende Reinigen derselben mittels einer in
frisches Wasser getauchten steifen Zahnbürste viel beizutragen. Vielleicht daß die Vernachlässigung dieses Gebrauchs bei uns oder die weit geringere Beachtung desselben neben klimatischen Einflüssen die wahre Ursache
der häufigen Zahnleiden in Deutschland ist. Nirgend sollen Zahnschmerz und schlechte Zähne so zu Hause sein
wie in Holland, Ostfriesland, Hamburg und Bremen.

47) Das Tragen wollener oder seidener Nachtkappen
hält man in Frankreich für ein Mittel, die Zähne zu kon-
servieren [20]) und Zahnweh zu verhüten. Mit bloßem Kopf zu
schlafen wird als den Zähnen verderblich angesehen; zugleich hält man es für unreinlich.

48) Gegen den Gesichtsschmerz (Prosopalgia Fother-
gilli) wirkt starker Druck und das Reiben der Backen mit
rauhen Tüchern lindernd.

49) Nichts aber soll die wütenden Schmerzen mehr besänftigen, als kaltes Wasser mittels Kompressen aufgelegt [21]).

50) Heiße Dämpfe von siedendem Wasser einige Se-
kunden lang auf die schmerzhafte Stelle geleitet, hoben
vollkommen und auf die Dauer einen Gesichtsschmerz, der
zwei Jahre gedauert hatte [22]).

51) Ein Mensch, der die stärksten Mittel vergebens gebraucht hatte, ging aufs Land, trank *Kerbelgruse* zwei
Monate lang, und das Übel verlor sich.

52) Auch hat man den reichlichen Genuß von rotem
Wein hilfreich gefunden [23]).

20) *B. Rush*, med. inq. and. obs. 1789. I. 60.
21) Dr. *Bird* in *Horns* Archiv etc. 1823. S. 122.
22) *Rust*, Magazin. Bd. 6. 1819. In Frorieps Notizen 1823. VI. 158 wird die
    Bemerkung gemacht, daß Blasenpflaster, auf die leidende Wange selbst
    gelegt in mehreren Fällen hilfreich gewesen.
23) *Conradi*, Grundriß der Path. und Ther. Th. 2. 1816. S. 581.

# III.

## KOPFWEH / MIGRÄNE

1) Gegen Anfälle von habituellem Kopfweh ist der Rat: ein großes Glas frisches Wasser zu trinken und in freier Luft spazieren zu gehen oder zu reiten, einer der besten.

2) Hysterisches Kopfweh weicht aber oft nicht eher als bis die Leidende sich ruhig niederlegt und alles dunkel und still um sie ist.

3) Wenn unverdaute Speisen den Magen belästigen, vergeht das daher entstandene Kopfweh nach Erbrechen, dem man daher nachhelfen muß [1]).

4) Auch Klistiere erleichtern durch ihre ableitende Wirkung oft schneller als alles andere.

5) MARMONTEL wurde von einem Hufschmied der Ställe des Dauphins gegen einen siebenjährigen einseitigen Kopfschmerz Wassertrinken angeraten mit dem Zusatz: „wenn die Tinte dick sei, müsse man Wasser hinzu gießen." Das Mittel half vollkommen.

6) Einem an chronischem Kopfweh leidenden Mann riet BOERHAAVE: öfter warme Fußbäder zu nehmen und jedesmal danach die Füße mit Flanell zu reiben; ferner alle Morgen den Kopf und die Schläfe mit einem in kaltes Wasser getauchten Tuche zu reiben; während des Anfalls aber warmes Wasser aus der hohlen Hand in die Nase einzuziehen, wodurch der Schmerz besonders gelindert werde [2]).

---

1) *Galeni*, Op. a. R. Charter. T. VI. p. 576. „Quod si ab eduliis crudis ventriculo incumbentibus per consensum caput doleat, aqua tepida liberalius potui exhibenda est, vomitusque imperandus."
2) *H. Boerhaave*, Consultationes medicae 1732. II. pag. 96.

3  Osiander

7) Bei Kopfweh, sagt Celsus, sei nichts heilsamer als
kaltes Wasser, womit man im Sommer den Kopf begießen
lassen müsse [3]).

8) Anderen, die an kaltes Wasser weniger gewöhnt
sind, möchte das Waschen und Übergießen des Kopfes mit
lauwarmem Wasser, wie es Aretäus empfiehlt [4]), mehr
anzuraten sein.

9) Dieser hielt viel auf künstlich erregtes Nasenbluten
im Kopfweh und andern Hirnaffektionen; und es ist zu
vermuten, daß dies Mittel sehr viel leistete, daher es auch
wohl mit Unrecht außer Gebrauch gekommen ist. Die
Aderlässe aus der Nase wurden durch ein eigenes Instrument Cateiadion oder Storine genannt, bewirkt; anstatt
dessen Aretäus aber einen Gänsefederkiel sägenartig zu-
zuschneiden und damit tief in ein Naseloch eingebracht
die Haut blutig zu verletzen anrät [5]). Da die Haut in
der Nase sehr weich und mit zarten Venen versehen sei,
so fließe das Blut leicht und oft in so beträchtlicher Menge,
daß man es mittels eines in Essig und Wasser getauchten
Schwammes stillen müsse.

10) Das Skarifizieren der Nase ist noch jetzt ein ägyptisches Mittel in der Hirnentzündung [6]).

11) Die Neger auf den westindischen Inseln verfahren
auf folgende Weise: Sie ritzen die Haut an den Schläfen
mit einem scharfen Messer und ziehen Blut mittels eines

---

3) *C. Celsus*, de med. L. 1. c. 4. „Capiti nihil aeque prodest, atque aqua
    frigida. Itaque is, cui hoc infirmius est, per aestatem id bene largo canali
    quotidie debet aliquamdiu subjicere."
4) *Aretaei*, Cappad. Morb. diut. cur. L. 1. c. 2.
5) 1. c. Pennae anserinae caulem crassiorem sumere debet, ejusque nervosam
    partem denticulatim, instar serrae, incidere, atque sic in narem immittere.
6) *Stahl*, Progr. de scarificatione narium aegyptiaca.

kleinen Flaschenkürbis, der die Stelle eines Schröpfkopfs vertritt, aus [7]).

12) Die Neger am Senegal reiben sich, wenn sie an Kopfweh leiden, die Stirn mit einer lebendigen Kröte und finden sich dadurch erleichtert [8]).

13) Die Brasilianer bedienen sich in solchen Fällen einer roten, mit Wasser angefeuchteten Tonerde, womit sie die Stirn und Schläfe bestreichen [9]).

14) Folgendes hat UNZER unzähligemal gegen Kopfweh versucht: Man schält von einer *Zitrone* ein Stück der Schale von der Größe eines Sechsgroschenstücks, so daß kein Weißes daran bleibt, und legt dies mit der nassen Seite an eine Schläfe, wo es festklebt und in kurzem einen roten Fleck zieht und brennendes Jucken verursacht, wovon der Kopfschmerz in wenigen Minuten verschwindet [10]).

15) Unter den Galenischen Hausmitteln gegen Kopfweh kommt vor: *Lauch* (porri caput) mit Wasser abzukochen und darin den Kopf einzutauchen.

16) Zerstoßene bittere Mandeln auf die Stirn zu binden.

17) Einen Kranz von frischen Rosen aufzusetzen, wenn das Kopfweh nach einem Rausch entstanden [11]).

18) Zu den ganz absurden ist wohl das französische Hausmittel zu zählen: man soll den Kopf einer Krähe kochen und das Hirn daraus essen [12]).

19) Mehr zu empfehlen sind zwei Göttingische Hausmittel: ein frisches Kohlblatt vor die Stirn zu binden; oder:

---

7) *Oldendorp*, Geschichte der Mission der evangel. Brüder auf den caraibischen Inseln. Th. 1. Barby 1777. S. 410.

8) *Adanson*, Histoire nat. de Senegal p. 164.

9) *Langsdorf*, Reise um die Welt. Bd. 1. S. 60.

10) *J. A. Unzer*, Der Arzt eine med. Wochenschrift, 1769. Bd. 2. S. 289.

11) *Galen* de remediis parabilibus 1. c. p. 577. „Rosarum coronam capiti admove, ex recentibus rosarum floribus recenter factam".

12) Mad. *Foucquet*, Recueil des remèdes faciles et domestiques. 1712. T. I. p. 5.

20) Eine Brotrinde in Essig getaucht aufzulegen.

21) Ich habe oft mit gutem Erfolg einige Tropfen kölnisches Wasser, oder:

22) Eine Prise Spaniol tief in die Nase einschnupfen lassen. Die schöne Farbe dieses feinen spanischen *Tabaks* soll von einem rotbraunen Eisenoxyd, der aromatische Geruch aber von einem Öl herrühren, welches aus der *Amyris balsamifera* destilliert wird. Personen, welche an Migräne leiden, finden sich durch dieses Mittel jedes Mal sehr erleichtert.

23) Manche haben sich durch Gewöhnung ans *Tabak*-schnupfen von ihrer Migräne völlig befreit [13]).

24) In Prag wird aus wilden *Kastanien* ein Pulver bereitet und verkauft, welches wie Tabak geschnupft, als Spezifikum gegen Migräne angesehen wird.

25) Bloßes sorgfältiges Kämmen der Haare, jedesmal vor dem Zubettgehen, befreite eine Frau von ihrem chronischen Kopfweh.

26) Andere haben von dem Abrasieren der Kopfhaare die beste Wirkung gesehen [14]).

27) Wenn der Schmerz sich auf eine bestimmte Stelle beschränkt, hat man die Haare da abgeschnitten und einige blutige Schröpfköpfe aufgesetzt.

28) Zu den besten äußerlichen Mitteln gehört noch starkes Reiben der Füße mit rauhen Tüchern nach dem Fußbade [15]).

29) Auch das Salben der Füße mit Öl nach dem Fußbade ist sehr wohltätig.

---

13) Nouveau cours compl. d'agriculture ou dict. d'agric. T. 13. Paris 1809. p. 27.
14) G. G. *Richter*, praec. diaetetica 1780. p. 26. „Imo radere caput praesens remedium est cephalalgiae".
15) *Will. Buchan*, domestic medicine Ed. 6. Lond. 1779. p. 307.

30) Einer Frau in Wien, die an furchtbarem, periodischem Kopfschmerz litt, wurde geraten: zwei Blätter Goldpapier so in den Schuhen zu tragen, daß die metallischen Flächen sich berührten; wodurch sie von ihrem Übel befreit worden sein soll.

31) Den Saft von roten *Rüben* in die Nase einzuziehen.

32) Gegen den halbseitigen, mit Geschwulst des Gesichts verbundenen Kopfschmerz, der in Schweden nach Erkältung im Winter häufig vorkommt, wird gewärmter Essig, mit Seife vermischt, als Waschmittel empfohlen [16]).

33) Tee von *Mexikanischem Traubenkraut* (Chenopodium ambros.) gegen Migräne: morbo Hispanis sæpe tam diro (Spanisches V. M.) [17]).

34) Eine Tasse starker *Kaffee.*

35) Ein Teelöffel voll Eau de Cologne auf Zucker genommen.

36) Da, wo Kopfkongestionen dem chronischen Kopfschmerz zu Grunde liegen, hat man schon dadurch die Kur zustande kommen sehen, daß man den Kranken soweit brachte, abends nichts zu essen [18]).

37) Manche haben sich durch Reisen von ihrer Migräne befreit. Eine Dame in Mailand, die jeden Mittwoch von halbseitigem Kopfweh befallen wurde, reiste am Dienstag aufs Land und kam erst am Donnerstag in die Stadt zurück [19]).

16) *Linné,* Iter W. Gothic p. 18. — Amoen. acad. II. p. 179.
17) *Gmelin,* Flora Badensis I. p. 570.
18) *Hufeland,* Kleine med. Schriften Bd. 2. 1823. S. 104.
19) *Jos. Frank,* Praxeos medicae praecepta. 1818. P. 2. Vol. I. p. 209.

## IV.

## SCHNUPFEN / HUSTEN

1) Für die meisten Menschen ist es besser, wenn sie am Schnupfen leiden, sich warm gekleidet bei irgend erträglichem Wetter, täglich der freien, kühlen Luft auszusetzen, als sich in heiße Zimmer einzuschließen oder sich zu Bett zu legen. Ein berühmter klinischer Lehrer (v. HILDEN-BRAND) pflegte seinen Zuhörern zu sagen: der Schnupfen dauere ohne Arzt vierzehn Tage und mit einem Arzt einen halben Monat.

2) Um einen langwierigen Katarrhalhusten, der bei Anlage in Schwindsucht übergehen kann [1]), abzukürzen, habe ich nichts wirksamer gefunden als eine Luftveränderung, eine Reise, am liebsten in ein *Schwefel*bad. Man wird in der Regel finden, daß schon unterwegs [2]) die beunruhigenden Zufälle: Husten, Auswurf, Fieber, Appetit- und Geruchslosigkeit, sich vermindern. Es versteht sich übrigens von selbst, daß die Jahreszeit dem Reisen nicht gar zu ungünstig sein darf; doch ist es durchaus nicht nötig, gerade die Sommermonate dazu zu wählen.

3) Schon das Verlassen eines kalten, feuchten, zu ebener Erde oder gegen Norden gelegenen Zimmers und das Bewohnen eines höher und südlich gelegenen ist in vielen Fällen hilfreich.

4) Bei Anlage zu Katarrh und übermäßiger Empfindlichkeit gegen jede Luftveränderung ist es rationeller, sich an Kälte zu gewöhnen, als sich in Pelze einzuhüllen und beständig in heißen Zimmern zu leben [3]).

---

1) *Tissot*, Avis au peuple T. I. p. 154.
2) *Celsus* IV. c. 4. „Utilis etiam in omni tussi est peregrinatio."
3) *Hufeland*, Kleine med. Schriften Bd. I. 1822. p. 92. „Errant, qui regimine calido a refrigerio tueri se cupiunt. Unicum refrigerii prophylacticum est frigoris consuetudo."

5) Daher es auch nützlich sein kann, Kinder zu gewöhnen, sich täglich den Kopf kalt zu waschen [4]).

6) Ein gutes Mittel, um sich bei Geneigtheit zum Schnupfen abzuhärten, ist: täglich morgens beim Aufstehen frisches Brunnenwasser aus der hohlen Hand in die Nase einzuziehen. Es hat zugleich erheiternde Wirkung.

7) Von größtem Nutzen sind auch in solchen Fällen kalte Flußbäder; und

8) Warme Bäder. Durch das Bad wird die Tätigkeit der Haut belebt, und der unglücklichen großen Empfindlichkeit für alle Veränderungen der Atmosphäre entgegengewirkt [5]).

9) Diejenigen, welche sich in heißen und kalten Klimaten dem Wechsel der Temperatur bei Tag und Nacht aussetzen müssen, wie Matrosen und Soldaten, schützt das Tragen wollener Hemden oder Flanellwesten auf der bloßen Haut, vor Erkältung und ihren Folgen. BENJAMIN RUSS versichert, daß im amerikanischen Kriege die Soldaten, welche Flanellhemden trugen, von den unter den Truppen herrschenden Krankheiten verschont geblieben seien [6]).

10) Für die Bewohner nördlicher Länder und für Seefahrer ist der Punsch das allgemeinste Schutz- und Heilmittel der Erkältung und des Katarrhs.

11) Warme, süßliche Getränke befördern den Auswurf, mindern den Reiz zum Husten und stellen die unterdrückte Ausdünstung wieder her. Am häufigsten wird als Haus-

4) *J. Feiler*, Handbuch der Diätetik, Landshut, 1821. S. 360.
5) *Hufeland*, Gemeinnützige Aufsätze zur Beförderung der Gesundheit. Bd. I. 1794. S. 135.
6) *M. E. Styr*, Handbuch der populären Arzneiwissenschaft Th. I. Riga 1803. S. 63.

mittel der *Fliedertee* mit oder ohne Milch und Zucker getrunken.

12) Selbst der bloße in Wasser aufgelöste Zucker ist als ein wirksames Mittel in solchen Fällen anzusehen [7]).

13) Heißes Zuckerwasser, worin ein frischer Eidotter verrührt wird, unter dem Namen Lait de poule (Franz. M.).

14) Getrocknete *Feigen* und *Isopkraut* mit Wasser abgekocht und häufig getrunken, gegen Katarrhalhusten und andere Brustbeschwerden [8]).

15) Honig mit getrocknetem und zu Pulver zerriebenem *Pfefferminzkraut* vermischt, teelöffelweise gegen hartnäckigen Husten (Göttingisches V. M.).

16) Über gleiche Teile Fliedermus und Kandiszucker soll man Weinbranntwein gießen, diesen anzünden und das übrig bleibende nach und nach essen [9]).

17) Einen Lecksaft unter dem Namen Kandiszuckeröl bereitet man auf folgende Weise: Man siedet ein Ei hart, schneidet es durch, nimmt das Eigelb heraus, füllt die Höhle mit gepulvertem Kandiszucker, bindet es dann zusammen und hängt es über einen Teller im Keller auf (Französisches V.M.) [10]).

18) Gänseschmalz auf Brot gegessen soll, wie mich mehrere Personen versichern, den Husten stillen, zugleich aber kurzatmig machen.

19) *Borretsch-Tee* (Französisches V.M.).

20) *Apfel-Tee* (apple tea), aus in Stücke geschnittenen Reinettenäpfeln mit heißem Wasser aufgegossen (Englische V.M.).

21) *Schlüsselblumen-Tee*, unter dem Namen: Himmelbrand (Wiener V. M.).

7) *Günther*, Über die med. Anwendung des Zuckers. Köln 1816.
8) *Linné*, Amoenit. acad. Holm. 1749. Vol. I. p. 49.
9) *F. Hoffmann*, Op. V.
10) Bulletin de pharmacie 1818. p. 579.

22) *Huflattich-Tee.*

23) Trockene *Huflattichblätter* wie Tabak geraucht (Alt-Römisches M.) [11]).

24) Tee von *Kirschenstielen* (thé de queues de cerises) soll einen veralteten Katarrh geheilt haben. Besonders sollen die Stiele der sauren Kirschen dazu passen (Tissot) [12]).

25) Eines der schätzbarsten Getränke im Katarrhal- und Schwindsuchtshusten ist: Selterwasser mit heißer Milch vermischt.

26) Die Alten kannten in solchen Fällen nichts besseres als ihre *Gerstentisane* mit Honig [13]).

27) Der Honig ist ein Freund der Brust. Boerhaave soll einst gegen Triller geäußert haben: daß Kaffee, anstatt des Zuckers mit Honig versüßt, ein schönes Mittel wider die Pleuresie sei [14]). Im Katarrhalhusten kann ich das Mittel aus Erfahrung empfehlen.

28) Ein großes Stück Flanell mit Kampfer eingerieben und auf der bloßen Brust getragen, lindert die Heftigkeit des Hustens.

29) Die Brust mit einer Bürste stark zu reiben und ein großes Stück Wachsleinwand auf der bloßen Brust zu tragen (Blumenbach).

30) Gegen den Schnupfen raten einige die Füße in warme Kleie zu stecken oder auf einen mit heißem Sand gefüllten Beutel zu stellen.

---

11) *Plinius,* L. XXVI. c. 16. „Hujus aridae cum radice fumus, per arundinem haustus et devoratus, veterem sanare dicitur tussim".

12) Im Reichsanzeiger v. J. 1793, 126 wird sogar vorgeschlagen, ihn Lucullus-Tee zu nennen.

13) *Aretaeus* de cur. in acut. L. I. c. X. „Quippe humectare, calefacere, pituitam solvere, et detergere, per superiora sine molestia quaecunque evocanda sunt, evocare, facile quoque ventrem ducere, sola ptisana potest".

14) *Unzer,* Arzt etc. Bd. V. S. 310.

31) Man will auch dadurch den Schnupfen augenblicklich gelindert haben, daß man die nackten Füße in die dichteren Strahlen eines Brennspiegels halten ließ.

32) Auf eine glühende, nahe vors Gesicht gehaltene Kohle bei geschlossenen Augen zu blasen, soll in manchen Fällen im Schnupfen Erleichterung gewähren.

33) *Tabak*rauch durch die Nase auszustoßen gehört zu den Mitteln der nordamerikanischen Indianer.

34) Manche wollen dadurch den Ausbruch eines drohenden Schnupfens verhüten, daß sie abends flüssiges Talg auf den Rücken der Nase einreiben (Holländisches V. M.).

35) Andere daß sie das Gesicht, besonders die Nase oft mit kaltem Wasser waschen.

36) Im Stockschnupfen, nämlich bei katarrhalischer Anschwellung der Schleimhaut der Nase, wodurch das Atemholen auf diesem Wege behindert wird, leisten Wasserdämpfe mit einem Zusatz von etwas Weinessig gute Dienste.

37) Warmes Wasser, aus der hohlen Hand in die Nase eingezogen, gewährt große Erleichterung. Ebenso:

38) Der aufsteigende Dunst von gekochtem *Kaffee*, und

39) Weinessig auf den Knoten eines Tuches geschüttet, vor die Nase gehalten.

40) Selbst das öftere gewaltsame Einziehen der Luft durch die Nase erleichtert sehr.

41) Der Geruch des zerriebenen frischen *Katzenkrauts* (Teucrium marum).

42) *Maiblumen* (Convallaria maj.) getrocknet und zerrieben, wie Tabak zu schnupfen.

# V.

## VERDORBENER MAGEN / SÄURE
## MAGENKRAMPF / SCHLUCKEN

1) Nach Überladung des Magens mit Speisen und geistigen Getränken ist kaltes Wasser in Menge getrunken das beste Mittel, die Verdauung zu befördern und die üblen Folgen der Überladung abzuwenden und zu heben [1]).

2) Unmittelbar nach der Überfüllung des Magens scheinen warme Getränke wie Tee und Kaffee noch besser als kalte zu bekommen. Die Römer tranken in solchen Fällen bloßes heißes Wasser [2]).

3) Zuckerwasser wird in Frankreich allgemein für verdauungsfördernd angesehen und auch von HUFELAND [3]) dafür erklärt.

4) In nordischen Ländern sieht man die bitteren Infusionen von Kornbranntwein auf *Enzianwurzeln, bittere Pomeranzen, Wermut* etc. morgens getrunken für magenstärkend an. BENJAMIN RUSH tadelt die Angewöhnung an solche Reizmittel mit Recht [4]).

5) Im südlichen Deutschland hält man den *Kirschengeist*, nach der Mahlzeit oder bei verdorbenem Magen getrunken, für das kräftigste verdauungsfördernde Mit-

---

1) *H. Boerhaave*, Prael. de morbis nervorum. L. B. 1761. p. 436. „Si ingenti copia simplicis aquae sordes ita diluantur, ut incipiant ablui de hoc loco, statim totus morbus levatus est. Quis quaeso non expertus est, quod, quando quis semidelirus est a commessatione vel crapula, copia magna diluentis aquae assumta summum sit remedium?"

2) *G. G. Richter*, Praecepta diaetetica Heidelberg 1780. p. 176. „Aqua calida, in thermopoliis veterum frequentis usus, solvit promtius, flatus ructusque dissipat, expectorationem promovet, alvum ducit, acre eluit, convulsiones sedat; hinc infusa Theae tot laudibus saeculi nostri extolli coeperunt."

3) *Die Kunst, das menschliche Leben zu verlängern.* Th. 2. S. 395.

4) *B. Rush*, Med. Inquir. and obs. Vol. II. p. 77 „There is great danger of men becoming sots from this practice."

tel. Dr. TRIBOLET in Bern schreibt die Wirksamkeit desselben der Verbindung des Alkohols mit der Blausäure zu.
6) *Gurkenlake*, d. h. Salzwasser, worin eingemachte Gurken gelegen, zu trinken als kühlendes Abführungsmittel und um den verlorenen Appetit wieder zu erwecken (Russisches V.M.) [5]).

7) Die rohen Insulaner auf Nukahiwa trinken Seewasser in derselben Absicht [6]), dessen sich auch schon die Griechen bedienten.

8) In manchen Gegenden Deutschlands wird ein Glas Wasser, worin ein Eßlöffel voll Kochsalz aufgelöst ist, als Magenmittel, zumal nach Berauschung getrunken.

9) Ein gesalzener Hering mit den Gräten gegessen.

10) Im südlichen Europa ist der *Knoblauch*, den schon GALEN „rusticorum theriacam" nennt, die allgemeine Magenpanacee. Des unerträglichen Geruchs, den er dem Atem mitteilt, ungeachtet, genießen ihn Vornehme und Geringe täglich, indem sie ihn für ein unschätzbares Stärkungsmittel halten [7]). Vielleicht macht der beständige Genuß des Olivenöls den Reiz des Knoblauchs nötig.

11) Um den Magen zu stärken, empfahl HOFFMANN entweder vor der Mahlzeit oder vor dem Zubettgehen 10—12 ganze Pfefferkörner zu verschlucken.

12) Zu den schätzbaren erwärmenden Magenmitteln gehört der in Zucker eingemachte ostindische *Ingwer*.

13) Überzuckerter *Calmus*.

14) Cayenne-Pfeffer in einem Löffel voll Suppe, oder als Pickel (in Essig eingemachte Gemüse) gegessen.

---

5) *W. M Richter*, Geschichte der Medizin in Rußland Th. I. 1813. S. 306.
6) *Langsdorf*, Reise um die Welt. Bd. I. S. 152.
7) *Fr. Hoffmann*, Op. V. „Allii usus inter multes nationes adeo invaluit ut nobiles pariterac plebeji, nihil morati ejus graveolentiam, adeo delectentur, rati vires illo excitari."

15) Gegen Mangel an Appetit mit bitterem Geschmack und belegter Zunge als Folge eines heftigen Ärgers soll man reife *Pomeranzen* essen [8]).

16) Gegen habituelle Magensäure und Sodbrennen, woran zuweilen selbst junge robuste Männer leiden, wirkt morgens nüchtern ein großes Glas Zuckerwasser getrunken, oft mehr als pharmazeutische, bittere und absorbierende Magenmittel.

17) Gegen die beständige Magensäure eines hypochondrischen Gelehrten, die Essigbrauerei, wie RICHTER diesen Zustand nannte, half es, daß er 10 Meilen auf einem Postwagen fuhr, der auf der Achse aufsaß [9]).

18) Von guter Wirkung ist in solchen Fällen der Genuß des trockenen Zwiebackes, jedoch nicht sowohl des Göttingischen, der der Hefe wegen wie alle Kuchen eher Magensäure erzeugt als sie dämpft; sondern des harten, feinen englischen oder französischen Schiffszwiebacks aus Weizenmehl; oder auch der sogenannte Matzen und ähnlicher harter und trockener einfacher Brotarten. Sie wirken als absorbierende Mittel gegen Flatulenz und Säure.

19) Reine *Kreide*, die von englischen Ärzten auch häufig in Mixturen verschrieben und in allen englischen Arzneiläden als Trochisci vorrätig gehalten wird, kann als absorbens gekaut und verschluckt werden.

20) Eine Frau, die an beständiger Magensäure und Sodbrennen litt, verschaffte sich dadurch Erleichterung, daß sie täglich eine gewisse Menge Krebsaugen verzehrte, die sie wie Bonbons beständig bei sich führte.

8) *Chartin*, Voyage en Perse. 1735. 4. T. III. p. 281. „Les Persans appellent les organes Nareng i. c. contre la bile ou la colère."
9) *M. G. Thilenius*, med. und chir. Bemerkungen. Bd. I. 1809. S. 290.

21) Eine andere Kranke hatte sich aus eben dem Grunde an den Genuß von Rechentafelschiefer gewöhnt, wovon sie in 30 Jahren viele Zentner verzehrt haben soll [10]).

22) Gegen Sodbrennen soll man 1—2 frische Eicheln essen, oder wenn diese nicht zu haben sind, die getrockneten in Pulver nehmen [11]).

23) Gegen ranziges Aufstoßen nach dem Genuß sehr fetter Speisen einige geschälte süße Mandeln.

24) Manchen, namentlich Schwangeren, die oft an Sodbrennen leiden, bekommt das Kauen des Tees *(Thea bohea)* gut.

25) Zwanzig rohe Haferkörner zu zerkauen und ein Glas frisches Wasser zu trinken (Engl. V. M.).

26) Gegen saures Aufstoßen nach dem Genuß fetter Kuchen oder anderer unverdaulicher Speisen hilft nichts sicherer, als Fasten und Wasser trinken.

27) Gegen den Magenkrampf empfiehlt F. HOFFMANN als Hausmittel den *Schafgarbentee* [12]).

28) Andere trinken sehr saturierten *Kamillentee*.

29) Tee von *Mexikanischem Traubenkraut* (Chenop. ambros.)

30) *Fencheltee*.

31) *Ingwertee*.

32) Verschluckte Stückchen Eis (Eispillen) haben sich bei Magenkrampf nützlich erwiesen [13]).

33) Einem meiner Freunde gab ein Schäfer fein gepulverte Feuersteine gegen Magenkrampf, wodurch er mehr Erleichterung erhalten haben will als durch die vorher gebrauchten Arzneien.

---

10) *Hufeland*, Journ. 1809. II. 109.
11) *Paulizky*, Anleitung für Landleute zu einer vernünftigen Gesundheits-pflege. 3. Ausgabe verm. v. Ackermann. 1799. S. 254.
12) ej. de praestantia remedior. domest. Op. T. V.
13) *Hufeland*, Journal. 1810. VII. p. 99.

34) Professor GRUITHUISEN versichert sogar in seiner Jugend gegen Magenschmerzen, die sich bei ihm nach Überladung einstellten, 4—6 Walnüsse mitsamt den Schalen zerkaut und verschluckt zu haben, mit gutem Erfolg [14]).

35) Durch den Genuß von bloßer Milch neben Öleinreibungen wurde eine schwere Magenkrankheit gehoben, gegen welche viele angesehene Londoner Ärzte Opium und andere Arzneimittel vergebens verordnet hatten. Der Kranke, ein neunjähriger Knabe, litt an heftigem Magenweh, öfterem anhaltenden Erbrechen und Abzehrung. Diesem riet jemand, alles beiseite zu setzen und dagegen öfter des Tags einen Eßlöffel voll Milch zu nehmen und Öl mit der warmen Hand in den Magen einzureiben. Dadurch wurde er vollkommen hergestellt [15]).

36) Die Franzosen lassen in allen Kardialgien häufig dünne Hühner- oder Kalbfleischbrühe (eau de poulet, eau de veau) trinken, und warm baden. Es ist dies BAUMES sog. versüßende und verdünnende Methode, welcher BOYER alles Gute nachsagt.

37) In Deutschland hingegen werden auch von Ärzten gegen den habituellen Magenkrampf süße kräftige Weine und starke Liköre empfohlen. HAASE versichert von letzteren einige Mal, wenn sie in den Frühstunden zu einigen Eßlöffeln genommen wurden, ausgezeichnete Wirkung in solchen Fällen gesehen zu haben, wo fast alle gegen das Übel gerühmten Mittel bereits fruchtlos angewandt waren [16]).

---

14) Med. chir. Zeitung 1823. II. S. 278, bei Gelegenheit der Prüfung der med. Theorie *Broussais*.
15) Dr. *Wilh. Hunter*, in den med. obs. and inq. Vol. VI. Lond. 1780, und *Blumenbach*, med. Bibliothek. Bd. II. S. 321.
16) *W. A. Haase*, über die Erkenntnis und Kur der chron. Krankheiten. Bd. II. 1817. S. 96.

38) Der gemeine Mann nimmt einige Eßlöffel voll Leinöl.

39) Unter den äußerlich bei Magenkrampf anzuwendenden Hausmitteln lernte ich von einem hier studierenden Holsteiner, der an furchtbarstem Magenkrampf litt, folgendes kennen: Ungefähr 6 Hände voll Hafer werden trocken in einer Pfanne geröstet, noch heiß in einen leinenen Beutel getan und auf die Herzgrube gelegt. Jener Kranke fand dadurch jedesmal die einzige Erleichterung.

40) Andere feuchten einen Bogen Löschpapier mit Rum an und legten ihn auf den Magen.

41) Die Neger binden in solchen Fällen einen Strick fest um den Leib [17]).

42) Gegen den Magenkrampf von unterdrückten Fußschweißen soll man die Füße öfters in einen Sack stecken, der mit frischem warmen Malz oder mit abgestreiftem frischen Birkenlaub angefüllt ist [18]).

43) Gegen das lästige Schlucken, welches bei manchen Menschen oft nach Erkältung, zumal auf das Mittagessen sich einfindet, läßt man kaltes Wasser in kleinen Schlücken ohne Atem zu schöpfen, trinken.

44) Manche vertreiben den Zufall dadurch, daß sie Niesen erregen, indem sie in die Sonne sehen oder sich in der Nase kitzeln.

45) Andere durch willkürliches öfteres Aufstoßen, was manche Menschen zu jeder Zeit bewirken können.

46) Man läßt die Ringfinger ohne die übrigen Finger in die Hände einschlagen. Die Mühe, die dies macht, fesselt die Aufmerksamkeit und wirkt ableitend. Ich habe das einfache Mittel oft erprobt gefunden.

---

17) *Thom. Winterbottom.* An account of the native Africans in the neighbourhood of Sierra Leone to which is added an account of the present state of medicine among them. Lond. 1803. T. II. p. 45.
18) *Richter,* Spez. Therapie. Bd. 4. S. 90.

47) GALEN ratet, den Zeigefinger der linken Hand dreimal in den Mund zu nehmen [19]).

48) PLINIUS: sich in der Handfläche zu kratzen, oder:

49) Die Hände in heißes Wasser zu tauchen [20]).

50) Auch kaltes Waschen der Hände ist wirksam [21]).

51) Einige Löffel voll warmen Weines verschaffen schnelle Hilfe [22]).

52) Etwas Zitronensaft,

53) Essig [23]).

54) Gepulverter *Anis* gegen Schlucken.


# VI.

## ERBRECHEN / CHOLERA

1) Um bei Neigung zum Brechen diese wohltätige Naturhilfe zu begünstigen, empfiehlt schon CELSUS: laues Wasser zu trinken [1]).

2) Das *Meerwasser,* dessen ekelerregender Geschmack von aufgelösten organischen Materien herzurühren scheint und auf der Oberfläche stärker als in der Tiefe ist, wird von vielen Küstenbewohnern als Brechmittel benutzt.

3) Warmes Wasser mit Butter oder Olivenöl getrunken, wirkt auf die meisten Menschen Brechen erregend.

4) Auch stark saturierter dunkelbrauner *Kamillentee* befördert das Brechen bei schon vorhandener Übelkeit.

---

19) *Galeni,* Op. Ed. Charter. T. X. p. 623.
20) *Plinius,* H. nat. L. 28. c. 15.
21) *R. A. Vogel,* Acad. praelect. de cogn. et cur. c. h. affectibus 1789. T. II. p. 117.
22) *Hengstmann* praes. *Heister,* Diss. de medicam. Germaniae indigenis etc. 1730. p. 39.
23) *J. Wittichin,* Arzneibuch für alle Menschen etc. Leipz. 1596. 4. p. 113
1) *Celsus,* L. 1. c. 3.

4 Osiander

5) Kommt dazu noch der Kitzel im Halse mit einer in warme Butter getauchten, weichen Federfahne, so fehlt die erwünschte Wirkung selten.

6) Die Alten bedienten sich dazu der Federn des Flamingo (Phoenicopterus ruber), die sie bis in den Schlund einbrachten.

7) 0,72 g nicht zu alter Wurzeln der *Haselwurz* (Asarum europaeum) erregen nach TOURNEFORT Erbrechen wie *Ipecacuanha.*

8) *Narzißwurzel* zu 1,8—2,4 g in Pulver wurde vormals als Brechmittel benutzt [2]).

9) Die Operation des Erbrechens zu erleichtern gab THILENIUS vorher ein paar Eßlöffel warmes Öl [3]).

10) Um übermäßiges Erbrechen zu stillen, soll man Leinwand in kaltes Wasser tauchen, etwas auswringen und um den Hals schlagen.

11) Antiemetische Kräfte hat offenbar das Kochsalz [4]), daher auch der Instinkt, der bei Übelkeit von verdorbenem Magen zum Genuß gesalzener Speisen auffordert. Die Morgenübelkeit nach übermäßigem Weintrinken wird gehoben durch gesalzene Fische, z. B. Sardellen, durch gesalzenes und geräuchertes Fleisch etc.

12) Nicht völlig ausgegorenes Bier gehört des kohlensauren Gases wegen zu den Brechen stillenden und Übelkeit vertreibenden Mitteln: Es wirkt wie Potio Riveri [5]).

2) *Oribaschii*, Synopseos L. IX. Venet. 1553. 8. p. 14. — *Sereni Samonici* de med. praec. salub. vers. 344. „At vomitum radix narcissi pota movebit."
3) *Thilenius*, med. und chir. Bemerkungen. Bd. I. S. 198.
4) *Th. Trotter*, an essay on drunkness 4 Ed. Lond. 1810. p. 229. „Dr. *Cullen* in his lectures on dyspepsia, used to say, that he had found it (kitchen salt) prove antiemetic when every thing etse failed."
5) *Arnemann*, Mater. med. 5. Ausgabe von *L. A. Kraus*. S. 99.

13) Gegen das Erbrechen von Gichtmetastase ist recht starker Kaffee ohne Milch von schneller, guter Wirkung ⁶).

14) Im chronischen Erbrechen, wenn der Magen alles verweigert und wieder ausstößt, hat man eiskaltes Wasser (aqua glacie refrigerata) zuweilen mit dem besten Erfolg trinken lassen ⁷).

15) P. FRANK erinnert, daß in manchen asthenischen Fiebern der Magen alles wieder ausstößt, außer süßes Eis (praeter glaciem saccharo conditam) ⁸).

16) Gegen das anhaltende Erbrechen der Schwangern leistet Vanilleeis oft mehr als alle Arzneimittel. In Wien habe ich auch Kartoffeleis in diesem Falle rühmen hören.

17) Wenn im Scirrhus des Magenmundes die Kranken nichts bei sich behalten können, ertragen sie oft noch rohes Eigelb.

18) Frische Austern hat man im habituellen Erbrechen wirksam gefunden.

19) Gegen das furchtbare Erbrechen, welches die Darmentzündung bei eingeklemmtem Bruch begleitet und zuletzt in Kotbrechen übergeht, empfiehlt der Leibarzt BRANDIS ⁹) dringend: eiskaltes Wasser reichlich zu trinken und damit angefeuchtete Kompressen auf den Unterleib zu legen. Es half in Fällen, wo schon Irrereden, Kälte der Glieder, Schluchzen und hippokratische Gesichtszüge sich eingestellt hatten. Das Erbrechen und die Verstopfung hörte auf und Wärme kehrte zurück ¹⁰).

20) Warme Bäder, worin der Kranke täglich mehrere Stunden lang sich aufhalten muß, haben sich im chronischen Erbrechen heilsam erzeigt. Eine vornehme Dame brach

---

6) *Rust,* Magazin. Bd. 15. 1823. S. 277.
7) *Heberden,* Comment. de morbor. histor. et cura.
8) *Frank,* Epitome de cur. hom. morbis L. V. P. II. p. 424.
9) Nova acta soc. med. Havniens. T. 1.
10) *Hufeland's* Journ. 1820. IV. S. 182.

lange Zeit alles wieder aus, bis sie bemerkte, daß sie im Bade die genossenen Speisen bei sich behalten konnte. Sie blieb daher täglich 6 bis 8 Stunden im Bade und wurde dadurch völlig hergestellt [11]).

21) In der Brechruhr (Cholera), gewöhnlich Folge der Erkältung in heißen Sommertagen, empfahl SYDENHAM als das vorzüglichste Heilmittel: schwache Hühnerbouillon, lauwarm zu trinken [12]).

22) Dasselbe Übel, welches in Frankreich unter dem Namen „le trousse-galant" beim Volke bekannt ist, wird dort mit Gerstentisane, Mandelmilch oder Milch und Wasser behandelt [13]).

23) Andere ziehen Kamillentee vor und legen ein warmes, in der Mitte durchschnittenes Brot, wie es aus dem Ofen kommt, auf den Magen.

24) Abkochung von Weißbrot oder von geröstetem, zerstoßenem Roggen mit heißem Wasser aufgegossen gehört noch ferner zu den Volksmitteln in dieser Krankheit.

25) Die antimetische Wirkung des kalten Wassers kannte ARETAEUS schon und empfiehlt daher in der Cholera, um der rückgängigen Bewegung des Darmkanals Einhalt zu tun, schnell einige Gläser kaltes Wasser zu trinken [14]).

---

11) v. Froriep's Notizen aus dem Gebiete der Natur und Heilkunde Bd. V. 1823. S. 205.
12) Th. Sydenham Op. 1754. p. 176. „Pullus tenerior in tribus circ. apuae fontanae congiis elixatur, adeo ut carnis saporem vix perceptibilem liquor referat; hujus decocti capaciores aliquot cyathos aeger tepide exhaurire jubetur."
13) Tissot Avis au peuple. Ed. 6. T. 1. p. 347. „L'on doit chercher à noyer cette bile acre par des torens de la boisson la plus adoucissante."
14) Aretaei curat. cholerae. L. II. c. 4. „Sin autem omnia antiqua stercora dejecta fuerint, biliosusque vomitus adsit, anxietas; virium labefactio; tunc frigidae aquae cyathi duo aut tres propinandi sunt, ad ventris adstrictionem, retrogradus humorum cursus cohibeatur.

26) Einige empfehlen ein halbes Glas Glühwein oder einen Eßlöffel voll Weinbranntwein, um übermäßiges Erbrechen zu stillen [15]).

27) Zur Verhütung der Brechruhr soll eine breite Flanell-Leibbinde vorzüglich beitragen.

28) Die orientalische Brechruhr, diese furchtbare ostindische Volkskrankheit, behandeln die englischen Ärzte jetzt mit Rum [16]).

## VII.

### DIARRHOE / RUHR

1) Gegen Diarrhoe von Erkältung und Überladung mit unverdaulichen Speisen und Getränken wirkt warmes Verhalten, warme Bekleidung zumal der Füße, Fasten und Teetrinken am wohltätigsten.

2) Wassertrinker werden bei Veränderung ihres gewöhnlichen Aufenthalts, auf Reisen, leicht von Diarrhoe befallen. Die Dysenteria Parisina ist ein Durchfall, dem Fremde, die nach Paris kommen, gewöhnlich in den ersten Tagen unterworfen sind, und welchen man dem Genuß des filtrierten Seinewassers zuschreibt. Dieselbe Erscheinung kommt aber auch in anderen großen Städten vor. Von Hamburg und Petersburg sagen es RAMBACH [1]) und ATTENHOFFER [2]) ausdrücklich. Das Übel läßt sich zuweilen schnell heben dadurch, daß man Wasser zur Hälfte mit gutem roten Wein vermischt trinkt.

---

15) *Unzer* a. a. O. II. 6. 265.

16) Eine Mischung aus *Rum, Opium* und *Pfefferminzöl* wird für die beste Arznei in dieser Krankheit erklärt.

1) Dess. Versuch einer phys. med. Beschreibung von Hamburg 1801. S. 284.

2) *H. L. v. Attenhoffer* med. Topographie v. St. Petersburg 1817.

3) Auch der Genuß von fast allen mineralischen Wassern, namentlich des Selter-Wassers, macht leicht Durchfall und wird auf die ebengenannte Weise behoben.

4) Glühwein, d. i. roter französischer mit Zimt und Zucker heiß gemachter Wein, zumal abends getrunken, wirkt oft in solchen Fällen noch vorteilhafter, als kalter, mit Wasser vermischter Wein.

5) Trockene Heidelbeeren in Milch gekocht werden in hiesiger Gegend für Diarrhoe hemmend angesehen (G.).

6) Ebenso Hammelfleischsuppe (G.).

7) In Frankreich läßt man allgemein eine Abkochung von Reis (Tisane de riz) gegen Diarrhoe trinken.

8) Oder man schneidet eine Quitte in Stücke, kocht sie mit Wasser und trinkt dieses.

9) Oder man schneidet aus einer Quitte die Blume und das Kerngehäuse, füllt sie mit neuem Wachs an, bratet sie langsam am Feuer und läßt dies morgens, nüchtern, 3 Tage hintereinander essen. (Franz. V. M.).

10) Gegen Durchfall von Erschlaffung des Darmkanals empfiehlt REIL [3]): Mispeln, Kornelkirschen, Heidelbeeren und Quitten zu essen.

11) Das Weiche aus einem süßen Apfel mit Kreide vermischt, so heiß es der Kranke vertragen kann, auf den Nabel gelegt soll den Durchfall stillen (Engl. V. M.) [4]).

12) Menschen, die an habitueller Diarrhoe leiden, werden durch beständiges Tragen von wollenen Strümpfen und einer Flanell-Leibbinde oder Flanell-Unterhose von dem Übel befreit.

13) Anhaltendes Fahren und Reiten empfiehlt CELSUS mit den Worten: Vehiculo sedisse, vel magis etiam equo,

---

3) Über die Erk. und Kur der Fieber. Halle 1799. Th. I. S. 456.
4) *Loweri.* Engl. Arzn. B. 1734. S. 38.

prodest. Neque enim ulla res magis intestina confirmat [5]).

14) In Brabant sollen rohe Menschen sogar einen Kork in den After stecken und diesen als ein Diarrhoe stillendes Mittel ansehen [6]).

15) In der Ruhr ließ man vor 40 Jahren Obst essen. TISSOT [7]) empfahl als Präservativ und Heilmittel reifes Obst, namentlich Weintrauben [8]), rote Johannisbeeren, sogar Pflaumen. Jetzt wird es nicht leicht jemand einfallen, in der Ruhr Weintrauben essen zu lassen; aber auch damals war das Obstessen gewiß nicht Volksmittel, sondern durch die herrschende gastrische Theorie dem Volke aufgedrungen. Eher möchte ein Trank aus *Fliederblumen, Eibischwurzeln* und trockenen *Mohnköpfen* als Hausmittel in der Ruhr zu benutzen sein.

16) Kirschengummi in Wasser gelöst (Russ. V. M.) [9]).

17) *Arrow-root,* das glänzende, schmackhafte Salzmehl der Wurzel einer westindischen Pflanze (Maranta arundinacea), zuerst mit wenig kaltem Wasser angerührt und dann mit heißem Wasser aufgegossen, paßt in der Diarrhoe und Ruhr sehr gut (Engl. M.).

18) Anstatt dessen soll man die Kartoffelstärke benutzen können [10]).

19) Gewöhnliche Stärke paßt zu Klistieren in der Ruhr.

20) Kartoffeln als Speise z. B. mit Bouillon gekocht, bekommen Ruhrkranken sehr gut.

21) Gegen ruhrartige Diarrhoe bei Kindern habe ich mit dem besten Erfolg Reis oder Salep mit Milch oder

5) De Medic. L. IV. c. 19.
6) Salzb. med. chir. Zeitung 1816. IV. S. 339.
7) Avis au peuple 6. Ed. T. II. p. 15.
8) „Ipsas *Hallero* antidysentericas uvas" *U. ab Hildenbrand* Ratio medendi in schola .pr. Vindobonensi P. II. 1814. p. 111.
9) Russ. Sammlung für Naturwissenschaft und Heilkunst v. *A. Crichton* etc. Bd. I. 1816. p. 299.
10) *I. E. W. Wendt,* in Hufelands J. 1824. II. 1.

Fleischbrühe gekocht und mit Muskatnuß bestreut essen lassen.

22) Milch mit Zimt abgekocht stillte eine langwierige Diarrhoe.

23) Im südlichen Deutschland pflegt man Kindern gegen Diarrhoe Mandelmilch zu trinken zu geben.

24) Eidotter mit Wachs abgerieben und in heißer Milch aufgelöst, empfiehlt MURRAY in der Ruhr.

25) Gegen den Durchfall der Kinder von unterdrückter Hautausdünstung helfe aufs sicherste und leichteste das von GALEN gepriesene Mittel, daß man den ganzen Leib des Kindes einige Tage lang mit fein gestoßenem trockenem Kochsalz bestreut [11]).

26) Zu den älteren Volksmitteln in der Ruhr gehört: frisches aus Speck gebratenes Fett zu 1 bis 2 Eßlöffel voll;

27) Wasser, worin ein glühender Ziegelstein dreimal gelöscht worden;

28) Milch, worin Oblaten gekocht;

29) Roter Wein mit *Equisetum* abgekocht [12]).

30) Ein ägyptisches Volksmittel gegen die Ruhr besteht in Einreibung von Mandelöl in den Bauch und gewissen Friktionen des Nabels mit dem geölten Finger [13]).

31) Gegen den unerträglichen Stuhlzwang in der Ruhr ließen die alten Ärzte wie ALEX. TRALLIANUS *Wicken* mit schmerzlindernden Ölen oder Salben in den After bringen [14]).

32) Zweckmäßiger sind fette Kataplasmen auf den After gelegt.

33) Klistiere von *Mohntee* mit Leinöl.

11) Dr. F. *Baldini*, Metodo di alletare a mano i bambini Napoli 1784.

12) *Adam v. Lebewald*, Land-, Stadt- und Hausarzneibuch. Nürnberg 1695. fol. p. 674.

13) *Prosp. Alpini* Medicina Aegypt. p. 226: „Digito intra umbilicum posito, ipsum pluries circum vertunt".

14) *Trilleri* Clinotechnia medica antiqua. 1774. 4. p. 166.

34) Haarpuder oder Stärke in warmem Wasser verrührt zum Einspritzen.

35) Warme Dämpfe von *Kamillenblumen* gegen den After geleitet, lindern den Tenesmus.

## VIII.

### HÄMORRHOIDEN

1) Eines der größten Linderungs- und Heilmittel der Hämorrhoiden sind Klistiere von kaltem Wasser. Das einzuspritzende Wasser muß nicht eiskalt, aber auch nicht warm sein, und beim Einbringen des Rohrs muß große Vorsicht gebraucht werden, um jede schmerzhafte Reizung der Zacken zu vermeiden. Nachher läßt man den Kranken sich eine Zeitlang auf die linke Seite horizontal legen, damit das Eingespritzte nicht zu schnell zurückfließt. Durch dies einfache Mittel wird der Stuhlgang in Ordnung gebracht, die Schmerzen bei der Darmausleerung vermindert und die Überfüllung in den Hämorrhoidalgefäßen zerteilt. Der Kranke kann eine Zeitlang täglich ein solches Klistier nehmen [1]).

2) Zur Verhütung der Hämorrhoiden trägt zuverlässig die Gewöhnung an tägliches kaltes Waschen der Teile sehr viel bei [2]).

3) Das Brennen der ausgetretenen Zacken zu lindern und die damit oft verbundene Entzündung in diesen Teilen zu heben, dient gleichfalls das Waschen mit kaltem Wasser. Dazu dient am besten ein großer weicher Bade-

---

1) „Aucune remède n'est plus capable pour de guérit les hémorrh. ou d'en diminuer les accidens, que les lavemens froids".

2) Eine franz. Dame meinte: es sei kein Wunder, daß die r—schen Frauen alle an Hämorrhoiden litten „comme elles ne se lavent pas tous les jours"

schwamm, den man oft gegen die schmerzhaften Teile
drücken läßt.

4) Sehr zu empfehlen ist in solchen Fällen auch das
Wassertrinken besonders beim Zubettgehen und Aufstehen.

5) Speichel zum Anfeuchten brennender Zacken soll
Spannung und Schmerz lindern.

6) Andere einfache Mittel, die hierher zu rechnen sind
wie Leinöl, frische Butter, süßer Rahm, fette Salben, oder
kühlende und erweichende Dinge, wie das Weiche aus Me-
lonen, Kürbissen, gebratenen Äpfeln, Karottenbrei, haben
keine wesentliche Vorzüge vor dem kalten Wasser.

7) Bei großer Spannung sind Dunstbäder von Nutzen.
Man läßt einen Eimer mit heißem Wasser in den Nachtstuhl stellen. Einige setzen Weizenkleie und Kohlblätter
dem Wasser hinzu.

8) Der Saft aus Klettenblättern mit Leinöl vermischt
zum Auflegen.

9) Mohn- oder Olivenöl, worin Blumenblätter von weißen Lilien eingeweicht werden.

10) Eieröl aus geröstetem Eigelb gepreßt.

11) Eigelb mit Mandelöl zu einer Salbe gemacht.

12) Hirschtalg dünn auf weiche Leinwand gestrichen.

13) Die ganze Pflanze des gemeinen *Löwenmauls* (An-
tirrhinum Linaria) mit Schweineschmalz gekocht [3]).

14) Abkochung des Krauts und der Wurzel *Scrophularia nodosa* zum äußerlichen Gebrauch. Zum Räuchern
auch das Pulver der Wurzel (LIEUTAUD).

15) Leinsamen-Schleim.

16) Eiweiß zum Anfeuchten der Knoten, wodurch auch
das Zurückdrücken derselben erleichtert wird.

17) Fett von gebratenem Aal (BEVERWYK).

3) *Murray* Ap. II. 218.

18) Nierenfett von einem roten Hunde [4]).

19) Auch Breiumschläge von Semmel, Milch und Safran werden zuweilen mit großer Erleichterung angewandt. Es ist überhaupt nicht unnütz, viele dieser unbedeutend scheinenden Mittel zu kennen, da eins oft erleichtert, während andere nutzlos sind.

20) Zuweilen bekommen reizende und zusammenziehende Dinge besser als erschlaffende, z. B. Essigdämpfe.

21) Blähungen von lauwarmem Wein [5]).

22) Eichenrindenabsud.

23) Selbst Blähungen von Branntwein sind in alten scirrhösen Zacken lindernder als fette Salben.

24) Zum innerlichen Gebrauch, bei schmerzhaft angeschwollenen Hämorrhoidalknoten, paßt vor allem das *Cremortartariwasser;* 16 — 32 g Weinsteinrahm auf eine Flasche heißes Wasser nach dem Erkalten den Tag über zu trinken.

25) *Kakaobohnen* wie Kaffee geröstet, gestoßen mit Milch und Zucker gekocht, soll denen, die an Hämorrhoiden leiden, gut bekommen, weniger Wallung erregen als Kaffee.

26) Auch die Abkochung der Kakaohülsen kann dazu benutzt werden; sie soll den Stuhlgang gelind antreiben.

27) *Buchsbaumblätter* in Wasser eingeweicht. HEBERDEN [6]) erwähnt, es hätten ihm mehrere an Hämorrhoiden Leidende versichert, daß sie mit großem Nutzen morgens und abends etwa einen ½ Liter Wasser, worin die Blätter eingeweicht werden, getrunken hätten.

4) *Morgagni*, L. III. Epist. 32. art. 12. „pinguedo qua circa renes canis rufi".
5) *Lieutaud* Synopsis prax. med. T. I. p. 349. „Nullum forte euporistum praestantius excogitari potest vino tepido, quo crebro foveri debet pars affecta" — Alle andern topischen Mittel übertreffe jedoch die graue *Merkurialsalbe*.
6) Comment etc. p. 163. „Aqua in qua buxi folia injecta erant".

28) Absud der *Hb. Persicariae*, die in der Landessprache Hämorrhoidalkraut heißt, zu trinken (Russ. V. M.) [7].

29) Um Hämorrhoidalkolik zu stillen und den Fluß gelinde anzutreiben, dient der *Schafgarbentee*.

30) Die furchtbaren hämorrhoidalischen Kolikschmerzen werden durch warme Umschläge von Flanell in einen Absud von *Schafgarben, Meliloten* oder *Kamillenblumen* getaucht und auf den Leib gelegt, am sichersten gestillt.

31) Gegen übermäßiges hämorrhoidalisches Bluten aus dem Mastdarm, wodurch zuweilen selbst Lebensgefahr entsteht, sind nach RICHTER wiederholte Klistiere von eiskaltem Wasser das beste.

32) Auch das Eintauchen des Hintern in kaltes Wasser wird empfohlen.

33) Ein Absud von getrockneten *Heidelbeeren* zum innerlichen Gebrauch.

34) Tee von *Ehrenpreis, Goldrute, Gundermann* und *Rosenblättern.*

35) Der frische Saft der *Steinnessel* zu 32 g mit Fleischbrühe (REIL).

36) Die Radikalkur der Hämorrhoiden ist aber nur von der Lebensordnung zu erwarten. Die Hauptmomente, auf die es dabei ankommt, sind: Vermeidung eines untätigen, schwelgerischen Lebens, anhaltenden Sitzens und Sorge für regelmäßige tägliche Bewegung in freier Luft durch Spazierengehen, Bergsteigen und Reiten.

37) Die Bewegung durch Holzsägen scheint denen, die an Hämorrhoiden leiden, besonders gut zu bekommen; und die, welche der Zacken wegen am Reiten behindert werden, können sich dadurch sowohl als durch tägliche Spaziergänge, Gartenarbeiten usw. nützliche Bewegung machen.

---

7) W. M. *Richter*, Gesch. der Med. in Rußland I. 315.

38) Auch die Vermeidung von Federbetten zur Unterlage und von weichen, gepolsterten Stühlen scheint in der Kur nicht unwichtig. Die an Hämorrhoiden leiden, müssen auf Rohrstühlen oder einem glatten Brett von Eichenholz gewöhnlich sitzen.

39) Bei diesen einfachen Ratschlägen, die aber gleichwohl zum Teil von der größten Wichtigkeit sind, darf ich das Verfahren eines alten lebhaften Herrn nicht übergehen, der sich seiner Versicherung nach 20 Jahre lang täglich mit kaltem *Pfefferminztee* klistierte und dadurch von Hämorrhoiden und anderen Unterleibsbeschwerden, an denen er früher litt, befreit haben will.

40) Zuletzt sind noch einige sympathetische Volkskuren zu nennen. In Italien sieht man das beständige Ansichtragen der Wurzel von *Sedum telephium* für ein Spezifikum in dieser Krankheit an. Man trägt die zerschnittenen Wurzeln in der Tasche so nah als möglich am Körper und will oft auffallend schnelle Wirkung davon sehen *); wobei jedoch nicht zu übersehen ist, daß hämorrhoidalische Anfälle oft in wenigen Tagen von selbst vergehen.

41) In Frankreich werden in eben der Absicht und mit demselben Zutrauen wilde Kastanien in der Tasche getragen *).

42) Andere ziehen *Myrobaloni Chebulae* vor, die sie so nah als möglich auf dem bloßen Leibe tragen. Sie sollen auch die Wirkung haben, den übermäßigen Hämorrhoidalfluß zu stillen. In einem Fall ¹⁰) empfand der Kranke die unerträglichste Hitze, so lang er jene Früchte trug.

8) *Trnka* Histor. haemorrhoidum etc. Vindob. 1794. Vol. II. 330.
9) Diction. des sciences méd. T. 20 p. 630.
10) Acta reg. soc. med. Havn. Vol. 3. 1792. p. 391.

## IX.

### HYPOCHONDRIE

Menschen, die „anstatt den Acker, den sie ernten, selbst
zu düngen", ihr Leben mit Nichtstun hinbringen oder die
in eingeschlossener Luft an den Schreibtisch gefesselt selbst
das Atmen vergessen [1]), entgehen selten, wenigstens in
einer Periode des Lebens, der hypochondrischen und me-
lancholischen Verstimmung. Dagegen diejenigen, welche
bei einem mühevollen, tätigen Leben dem Einfluß der
freien Luft am meisten ausgesetzt sind, wie Landleute und
Bergbewohner, am seltensten von Langerweile, Mißmut,
Grillen und Lebensüberdruß heimgesucht werden. Mut und
Heiterkeit werden erweckt durch Reisen und alle aktiven
Bewegungen und Anstrengungen in freier Luft, wahrscheinlich dadurch, daß mit Beschleunigung der Respiration
und Belebung des Kreislaufs das Blut mehr oxydiert, gleich-
mäßiger verteilt und eine größere Menge arterielles Blut
dem Hirn und Herzen dargeboten wird. Zu Gunsten dieser
Ansicht darf vielleicht noch bemerkt werden, daß diejenigen Tiere, deren sanguinischer Lebensausdruck am weite-
sten von melancholischer Dumpfheit entfernt ist, wie die
Vögel, durch ihr beständiges Schwelgen in reiner Luft sowohl als vermöge der eigentümlichen Organisation ihrer
Atmungsorgane die verhältnismäßig größte Quantität Lebensluft in sich aufnehmen, die größte Respiration und damit jene ausnehmende Energie und Munterkeit zeigen, die
wir an ihnen bewundern. Hieraus scheint schon hervorzu-

---

1) *P. Camper*, de optima agendi vel exspectandi in medicina ratione ej. Dissert. Vol. II. Lingae 1798. p. 729. „Melancholia non ex bile nascitur neque
bilis nigrae expulsione sanatur." *Nascitur ex respiratione impedita.* Respiratio
autem non tantum a caussis permultis physicis impeditur, uti a corporis
quiete, sed et a nimis profundis mediationibus; ideo docti hypochondriaci
evadunt.

gehen, daß die wirksamsten Gegenmittel der Hypochondrie
diätetische sind, welche zu der Klasse nicht pharmazeutischer Heilmittel gerechnet werden können, mit denen wir
uns hier beschäftigen.

1) Die Gymnastik der Alten und ihre Kurmethode durch
regelmäßige Leibesübungen, von denen sie Gesundheit und
Wohlbefinden vorzüglich abhängig hielten, verdient in der
Hypochondrie die größte Empfehlung. BAGLIV bedauerte
mit Recht, daß die neueren Ärzte sich mehr auf ihre Sirupe
und Arzneien als auf jene großen Heilmittel verließen [2]);
und PLATNER, der die Gymnastik wieder in die Therapie
einzuführen suchte, erinnert: die Kranken wollten lieber
in träger Ruhe täglich übelschmeckende Arzneien verschlucken, als sich zweckmäßige Bewegungen machen, von
denen doch in so vielen Fällen alles Heil abhinge [3]). — Die
Leibesübungen, welche die griechischen Ärzte empfahlen,
bestanden außer den eigentlichen fünf gymnastischen, dem
Springen, Wettlauf, Werfen des Diskus, des Wurfspießes
und dem Ringen, in Spazierengehen, Reiten, Schwimmen,
der Jagd, Schiffahrt, Landarbeit, dem Ballspiel, Tanz, dem
laut Sprechen und Lesen, Baden und Reiben.

---

2) *G. Baglivi,* Op. omn. T. I. p. 538. „Regula erat apud Graecos, medicinae
patres, praescripto moderamine in sex rebus non naturalibus, medicinam in
morborum curatione ut plurimum exercere. Novissime abjecta veterum
norma, syrupis aliisque sacharatis indultum iri video. Doleo summopere
aegrotos, assiduis sed inutilibus remediis fatigatos. Quotidie evenit morbos
quosdam capitis musica, alios morbos rusticatione, alios navigatione, alios
venatione, alios saltatione vel equitatione vel peregrinatione desinere, qui
antea nulli medicamini cedebant".

3) *J. Z. Platner,* Diss. de negotiosa actione propter valetudinem v. g. Opusc.
I. p. 295. „Etiam aegri, vel morbo vel ignavia languescentes repudiant exercitationem, et malunt altera quaque hora medicamentosa pocula exhaurire,
quam aliquo corporis motu defatigari. Medici cordatiores hoc dolenter
ferunt qui non raro vident, aegros, longis morbis oppressos, devoratis etiam
epotisque quotidie medicamentis praecipitari, qui adhibita exercitatione
servari potuissent".

2) Für solche, die alle anderen gymnastischen Übungen
verschmähen, ist der Rat, täglich eine Stunde weit zu gehen
oder einen Berg zu ersteigen, schon sehr wichtig. Durch
rasche Bewegung im Freien, zumal bergan, wird mit Ver-
doppelung der Respiration die Lebensluft-Aufnahme vermehrt, der Kreislauf belebt, allgemeine Wärme und kopiöse Hautausdünstung erweckt, die in der Regel Wohlbehagen und Heiterkeit herbeiführt. Das Gefühl von Abspannung nach lebhafter Muskelanstrengung [4]) ist eine Art
von Wollust, die zur Wiederholung auffordert.

3) Zu allen Zeiten hat man daher Reisen zumal in südliche Länder für die größten Heilmittel der Hypochondrie
angesehen. Bewegungen und tägliche Ortsveränderung, wodurch der Geist vielfältig und angenehm beschäftigt wird,
unterbrechen die niedergeschlagene Stimmung und erwecken
neue Lebenslust. Nervöses Herzklopfen und hypochondrische Beängstigungen, die weder dem Aderlaß noch Abfüh-
rungsmitteln noch irgend einer anderen vielgerühmten
Kurmethode weichen wollten, hören oft plötzlich auf, sowie der Kranke in den Wagen steigt oder die erste Station
zurückgelegt hat. Besonders ist für Nordländer eine Reise
durch die Schweiz und Italien als Gegenmittel der Tristi-
manie und des Spleens berühmt, wobei nicht bloß die Bewegung unter einem sonnigen Himmel und der Anblick
neuer, den Geist vielfältig aufregender Gegenstände, sondern auch der Umgang mit sanguinischen Menschen zur
Erheiterung beiträgt.

4) Für viele Hypochondristen, die an venöser Überfüllung der Unterleibsorgane, Verstopfung, hämorrhoidali-

---

4) *J. P. Falret* — de l' hypochondrie et du suicide. Paris 1822. p. 507. „Les
exercices musculaires ont l'avantage de répartir convenablement les forces
de la vie, de detourner des idées habituelles en etablissant des rapports
nouveaux ou de contraindre le cerveau au repos en produisant une fatigue
génerale.

schen Kongestionen, Spannung des Bauchs und unbestimmten schmerzhaften Empfindungen im Unterleibe leiden, ist keine Art von Motion zweckmäßiger, als die durch tägliches und anhaltendes Reiten. Die Bewegungen des Pferdes teilen sich besonders den Unterleibsorganen des Reiters mit, erschüttern auf eine wohltätige Weise die überfüllten Venen und beleben den Kreislauf und die Aktion dieser der Einwirkung von außen so sehr bedürftigen Organe. — Ein gelehrter Geistlicher (unter allen Ständen ist dieser der Krankheit am meisten unterworfen) verfiel in tiefe Hypochondrie, wogegen lange die kräftigsten Arzneien, Purgiermittel, Eisen, Mineralwasser ohne alle Erleichterung gebraucht wurden. Diesem verordnete Sydenham das Reiten. Der Kranke fing mit kleinen Spazierritten an und setzte dies so beharrlich fort, daß er sich gewöhnte, zu jeder Jahreszeit täglich viele Meilen weit zu reiten, große Reisen zu Pferde zu machen, wodurch er gänzlich hergestellt wurde [5].

5) Den meisten Hypochondristen ist der Aufenthalt in einer großen, geräuschvollen Stadt wohltätiger als das einsame Landleben. Der tägliche Wechsel interessanter Begebenheiten, die Zerstreuung, welche die immer bewegte Menschenmasse, die öffentlichen Belustigungen und andere Schauspiele gewähren sowohl als der viel häufigere Anlaß zu Bewegung und Muskelanstrengung durch die größeren Entfernungen etc. ist dem Kranken heilsamer, als das stille mehr kontemplative Landleben, welches den Geist leer und leicht in Schwermut versinken läßt.

6) Aus eben dem Grunde sind Fußreisen in guter Gesellschaft und nicht zu langwierige Seereisen erheiternder und gewähren mehr Zerstreuung als das gewöhnliche Reisen in verschlossenem Wagen. Die stärkende und erhei-

---

5) *Th. Sydenham*, Op. L. B. 1754. p. 414.

ternde Wirkung des Reisens zu Fuß hat niemand besser
geschildert als SEUME; und von Reisen zur See sagt HERDER.
er habe sich nie gesunder gefühlt als auf dem Meer; der
immerwährende Genuß der freien Luft, die großen Gegenstände von Meer und Himmel, Aufgang und Untergang
der Sonne (so einzig auf der See!), die Nächte, die elek-
trisch funkelnden Meereswellen, der Sternhimmel, Regen,
Ungewitter, Gefahr — alles dieses wirke groß und mäch-
tig auf die Seele [6]).

7) Noch sind hier einige Arten von Körperbewegungen
zu nennen, die in der Kur der Hypochondrie von besonde-
rem Nutzen sein können, wie das Tanzen und Ballspielen.
Der Tanz, den sogar SOCRATES nicht verschmäht haben
soll [7]), das allgemeinste bei allen Völkern übliche Erheite-
rungsmittel [8]), darf bei der Kur einer Krankheit nicht über-
gangen werden, die in aktiver Bewegung und Erheiterung
ihre größten Hilfsmittel findet; und die verschiedenen Arten des Ballspiels, wohin auch das Billard zu rechnen ist,
sind darum so schätzbar, weil sie nicht nur alle Muskeln in
Tätigkeit setzen, sondern auch zugleich ergötzen. GALEN
hat über den Nutzen des Ballspiels ein eigenes Buch geschrieben [9]), worin er zu beweisen sucht, daß die Motion,
welche er gewährt, allen anderen vorzuziehen sei; denn es
könne jeder, auch Arme, Schwächliche und Alte sich diese
herrliche Leibesübung zu Nutze machen, die alle Teile des

---

6) *J. G. von Herder*, Erinnerungen aus s. Leben. Tübingen 1820. Th. I. S. 120.
7) „Socrates teste *Diog. Laertio* (Ed. Amsterd. 1698. p. 99.) saepius saltitabas
   gnarus, uti aquae desides putrescunt, ita et corpora nostra corrumpi, otio
   atque ignavia". *Fr. Hoffmann.*
8) *A. von Sack*, Beschreibung einer Reise nach Surinam. Berl. 1821. S. 77.
   „Auf allen guten Pflanzungen gibt man den Negern viermal im Jahr einen
   Tanz, den sie sehr lieben und dadurch neues Leben und Tätigkeit erhalten".
   etc.
9) Op. *Hippocr.* et *Galeni* a *R. Charter.* T. VI. p. 505. de parvae pilae ex-
   ercitio.

Körpers gleichmäßig in Bewegung und Tätigkeit setze und den Geist erheitere [10]. Das Ballspiel habe die stärkende und ermunternde Wirkung mit der Jagd gemein, die aber nicht jedermann sich verschaffen und ausüben könne.

8) An das Galenische Ballspiel schließt sich ein noch einfacheres Mittel gegen hypochondrische Verstimmung und Beängstigung an: starke anhaltende Bewegung der Arme, durch Schwingen der Halter [11] (mit Handhaben versehene Bleikugeln), durch Holzsägen, Fechten, oder auch durch bloßes Schwingen der unbewaffneten Arme. Solche Bewegungen der Arme und Brustmuskeln wirken bei vielen Menschen offenbar günstig auf die Stimmung. Ein siebzigjähriger Maler, der seit vielen Jahren das Zimmer nicht mehr verließ, versicherte mir oft, daß er täglich das Mittel zur Verbesserung seiner Laune anwende und jedesmal danach eine Art von Verjüngung empfinde. Vielleicht ist die erheiternde und herzstärkende Wirkung dadurch zu erklären, daß durch lebhafte Bewegung der Arme mehr arterielles Blut dem Herzen zugeführt wird.

9) Alle die mannigfaltigen körperlichen Übel, Druck und schmerzhafte Empfindungen im Herzen und im Unterleibe, Herzklopfen, Kopfweh usw., an denen Hypochondristen und Hysterische leiden, und die bei ihnen unheilbar eingewurzelt zu sein scheinen, verschwinden oft auf bloße psychische Einwirkungen, wobei das schöne System STAHLS [12] im vorteilhaftesten Lichte erscheint. Nicht nur mächtige Eindrücke, durch freudige oder traurige Lebensereignisse veranlaßt, haben jene günstige Wirkung auf solche Kranke, sondern sehr oft auch höchst geringfügige

---

10) „Dico namque optima omnium esse exercitia quae non modo corpus exercere, verum etiam animam oblectare possint". *Galenus.*

11) *Aretaeus* Morb. diut. cur. L. 1. c. 2. „Halteres jaciantur".

12) *Cullen,* First lines of the pract. of physic Ed. 4. Praef. p. XII.

und scheinbar unbedeutende Ereignisse. Man hat gesehen,
daß die Hypochondrie geheilt wurde durch bloße Ortsveränderung, durch veränderte Beschäftigung, veränderte Gesellschaft, und daß Anfälle der tiefsten Hypochondrie und
Melancholie durch Musik, durch Glockenläuten [13]), ja durch
das Vertauschen eines alten mit einem neuen, reinlichen
Anzug neben sorgfältigem Kämmen, Rasieren und Waschen
gehoben wurden.

10) Besonders hat man der Ehe zu allen Zeiten viel
Gutes in der Kur der Hypochondrie und Melancholie nachgesagt [14]).

11) Gegen eingebildete Krankheiten [15]) kann Über-
redung, vernünftige Vorstellung und Belehrung, daß alle
die Symptome, welche auf unheilbare organische Fehler
hinzudeuten scheinen, bloße Wirkungen krankhafter Seelen-
stimmung sein können, von großem Nutzen sein. Die Lektüre der bekannten Schrift I. Kants „Von der Macht des
Gemüths, durch den bloßen Vorsatz seiner krankhaften
Gefühle Meister zu seyn," ist dabei zu empfehlen.

Unter den einfachen diätetischen Ratschlägen sind noch
folgende zu nennen:

12) Warme Bäder. Das Gefühl von Leichtigkeit, Tätigkeit und Wohlsein, welches das warme Bad erzeugt, ist für
hypochondrische und hysterische Kranke sehr wohltätig [16]).

---

13) *Rich. Mead.* Monita et praec. med. Lond. 1751. p. 253.
14) *Sauvage,* Nosogr. method. I. 586. „Huic morbo sanando prosunt quae corpus roborant, animum recreant et a morbi idea avertunt, ut exercitatio,
itineratio, virgini libidinosae matrimonium".
„The constant pursuits and wholesome cares of a family generally prevent
and cure such as are transient and imaginary" *B. Rush.*
15) *Zimmermann.* Von der Erfahrung in der Arzneikunst. Zürich 1777. S. 653.
„Ein Hypochondrist, der mit *Monro* unter *Boerhaave* studierte, bildete sich
nach jeder Vorlesung ein, er sei mit der Krankheit behaftet, welche *Boerhaave* abgehandelt hatte".
16) *Hufeland's* gemeinnützige Aufsätze zur Beförderung der Gesundheit Bd. I.
Leipz. 1794. S. 154.

13) Die erheiternde Wirkung freier Transpiration sowie freier Drüsenabsonderung überhaupt [17]) beweisen die orientalischen oder russischen Schwitzbäder. Die Menschen fühlen sich danach ermuntert, gestärkt und wie neu geboren.

14) Gegen hypochondrische Beängstigungen und Todesfurcht leisten Klistiere von kaltem Wasser zuweilen gute Dienste [18]).

15) Täglich wiederholte Friktionen des Unterleibes mit wollenen Tüchern befördern die Verdauung, die Absonderungen und den Blutumlauf in den Unterleibsorganen.

16) Manche pflegen die Anfälle von übler Laune durch Waschen des Gesichts und der Brust mit Eau de Cologne oder irgend einem anderen spirituosen Riechmittel [19]) zu vertreiben.

17) Einige Tassen gute Bouillon eine Stunde oder auch unmittelbar vor dem Mittagessen getrunken, bekommen hypochondrischen Kranken sehr gut. Das Essen beschwert sie dann weniger.

18) Andere finden sich durch zwei rohe Eidotter, die sie täglich vor dem Mittagessen verschlucken, sehr erleichtert.

19) Molken empfiehlt schon AETIUS [20]) in der Kur der Melancholie und eine Molkenkur, wie sie in vielen Gegenden der Schweiz in eigens dazu bestimmten schönen Alpengegenden häufig gebraucht wird, kann zu den vorzüglichsten Heilmitteln der Hypochondrie gerechnet werden.

20) Kirschen morgens nüchtern zu essen empfiehlt VAN SWIETEN.

21) Gurkensaft J. CHR. STARK.

---

17) E. *Darwin* Zoonomie. Übers. von *Brandis* Abt. 2. S. 227.
18) *Thilenius* Bemerk. T. 2. S. 312.
19) *Montaigne*, Essais T. 3. Geneve 1779. p. 210.
20) Tetrabibl. T. III. p. 275.

22) Den Tee von *Teucrium chamaedrys* SENNERT.

23) Leichte Wasser- oder Milch-Schokolade S. HAHNE-
MANN.

24) Ein Absud von Kakaohülsen, wie Kaffee getrunken,
soll Hypochondristen vorzüglich gut bekommen, den Leib
offen erhalten. Man nimmt 30 g der gröblich zerstoßenen
Hülsen oder auch einige geröstete Kakaobohnen selbst,
übergießt sie mit 3 Tassen Wasser und läßt es 12 Stunden
stehen, kocht es dann wie Kaffee, seiht es durch und trinkt
es mit oder ohne Milch und Zucker.

25) Scharf gewürzte Speisen, wie Pickel, Senf, Cayenne-
Pfeffer und besonders spanischer Pfeffer (*Capsicum annuum*) sind für viele hypochondrische Kranke wahre Arzneien. Den russischen Soldaten, die nach Sibirien gehen,
gibt man, wenn sie vom Heimweh befallen werden, spa nischen Pfeffer [21]).

26) Ebenso ist von der erheiternden Wirkung des Weines [22]) und der Liköre [23]) der größte Vorteil in der Kur der
Hypochondrie und Hysterie zu ziehen. Kranke, die sich
entschlossen haben, wie ein gewisser berühmter historischer
Schriftsteller alle Morgen ein Glas Madeira zu trinken,
sind andere Menschen geworden. Leider fliehen aber die
meisten Hypochondristen jene naturgemäßen Erheiterungs-
mittel und halten sich lieber an balsamische Pillen, Bitterwasser und Rhabarber.

---

21) *A. I. Wylie*, Pharmacopoea castrensis ruthena 1808. p. 35. — Über die
    Wirkungen des spanischen Pfeffers, welche *S. Hahnemann* Fragmenta de
    viribus medicamentorum 1805. I. p. 71. beobachtet haben will, kommen
    auch vor: „ludibria, animus contentus, jocosus, in stomachationem brevem,
    data minima occasione apprime pronus".
22) *D. Ch. Girtanner*, Darstellung des Brownschen Systems. Göttingen 1798.
    Bd. 2. S. 568.
23) *W. A. Haase*, Über die Erkenntn. und Kur der chronischen Krankheiten.
    Bd. 2. 1817. S. 568.

# X.
## VERSTOPFUNG / TRÄGER STUHLGANG

Die günstige Wirkung gelinder Exzitation des Darmkanals durch Dinge, die die Absonderungen und Bewegung
desselben antreiben, ist nicht nur durch pharmazeutische
Mittel zu erlangen, sondern auch durch einfache diätetische
und Hausmittel. Dahin gehören:

1) der Kaffee, zumal stark versüßt und ohne Milch getrunken.

2) Früchte, namentlich Kirschen, Weintrauben und ähnliche morgens nüchtern gegessen.

3) Honig anstatt Butter gegessen. Der konkrete körnige
Anteil des Honigs zu einigen Teelöffeln voll purgiert; der
sirupartige Anteil weniger [1]).

4) Gekochte Ziegenmilch mit Honig wird als ein gelindes Abführungsmittel im ersten Buch von den Frauenkrankheiten des HIPPOKRATES empfohlen.

5) Honigwasser lobt BOERHAAVE zu diesem Zweck [2]).

6) Unter den gewöhnlichen Nahrungsmitteln sind denen, die an habitueller Verstopfung leiden, besonders zu
empfehlen: Saure Milch, Buttermilch, gebratene Äpfel, gekochte Pflaumen, Sauerkraut, *roter Kohl* (Brassica capi-
tata rubra) und *brauner Kohl* (Brassica Sabellica). Von
letzterem, den TH. BARTHOLIN [3]) „tota medicamentosa"
nennt, sagt FR. HOFFMANN [4]): wenn man im Herbst die
alten Stengel der Länge nach durchschnitte, so dringe ein

---

1) S. Bulletin de pharmacie Paris 1812. p. 328.
2) Potus optimus erit aqua pura, cocta et melle ad gratum saporem temperata;
   nil enim efficacius excrementorum duritiem emollit. ej. Consultat. med. ex
   Ed. Halleri pag. 139.
3) ej. De med. Danorum domestica Hafn. 1666. p. 24.
4) Op. T. V.

süßer mannaartiger Saft hervor, der purgierend wirke. Er lobt zugleich die Art, den Braunkohl in Westfalen und Braunschweig zu kochen, ohne den Saft abzugießen. — Der rote Kohl wirkt noch leichter laxierend als das gewöhnliche Sauerkraut.

7) Zu eröffnenden Frühlingskuren kann man das junge Kraut vom *Löwenzahn* (Leontodon taraxacum), der *Geeßel* (Aegopodium podagraria), des *Kümmels* (Carum carvi), des *Kerbels* (Scandix Cerefolium), *Sauerampfers* (Rumex acetosa), und der *Zichorie* (Cichoreum intybus), auf ähnliche Art wie Spinat gekocht, genießen lassen.

8) Borsdorfer Äpfel werden als Mittel gegen hartnäckige Verstopfung gerühmt. In mehreren Fällen, wo weder Arzneien noch Klistiere wirken wollten, sollen die Äpfel den erwünschten Erfolg gehabt haben. Man bratet oder schmort einige Borsdorfer Äpfel in gutem weißem Baumöl, läßt einige essen und eine Tasse starken Kaffee ohne Milch so warm als möglich nachtrinken [5]).

9) Die kleinen süßen Wald- oder Vogelkirschen getrocknet gegessen oder die Brühe davon getrunken, sind bei habitueller Hartleibigkeit sehr zu empfehlen.

10) Reinettenmolken, aus einigen zerschnittenen Reinettenäpfeln mit 2 Pfund Molken ¼ Stunde lang zu kochen und mit Zucker oder Sirup zu versüßen.

11) Pflaumenmus ist anstatt Tamarindenmark zu brauchen [6]).

12) Frischer Most sowohl von Trauben als von Äpfeln und Birnen wirkt auf die meisten Menschen, auch in geringer Quantität genossen, purgierend.

---

5) *J. H. Becker's* Versuch einer allgem. und besondern Nahrungsmittelkunde 2n Tl. 2e Abt. Stendal 1822.
6) S. die Armenpharmacopoe in Hufelands J. 1809. St. XII.

13) Vom Cider, dem schwachen, mit Wasser vermischten Apfelwein (le petit cidre) rühmt man in Frankreich seine eröffnende Wirkung, und empfiehlt ihn in der Melancholie, Hypochondrie, dem Herzklopfen und der Gelbsucht. Man läßt ihn auch Ammen trinken und sieht ihn als Milch vermehrend an [7]).

14) Das Abführungsmittel und die allgemeine Arznei zu innerlichen Kuren der Südsee-Insulaner ist Seewasser [8]).

15) Gurkenlake d. h. das Salzwasser, worin eingemachte Gurken gelegen, als kühlendes Abführungsmittel und um den verlorenen Appetit wieder zu erwecken (Russ. V. M.) [9]).

16) Vogelbeeren mit Wasser übergossen und eine Zeitlang hingestellt, bilden in der Gärung ein säuerlich-bitteres, abführendes Getränk. Man benutzt auch den mit Zucker eingekochten Saft zu diesem Zwecke (Russ. V. M.).

17) Eingekochter Karottensaft eßlöffelweise.

18) Frische *Schlehenblüte* als Tee gebraucht soll gelind purgierende Wirkung haben. (Südd. H. M.).

19) Ebenso die Abkochung der wilden *Zichorie* (Tisane de Chicoré der Franzosen).

20) Die schwarzen Beeren der *Kreuzbeere* (Rhamnus) catharticus) wirken zu 20 Stück für einen Erwachsenen purgierend, weniger die des *Faulbaums* (Rhamnus Frangula). In Frankreich bereitet man einen Sirup aus ersteren unter dem Namen Sirop de Nerprun, der häufig Kindern gegeben wird [10]).

21) Die kleinen, grünen Schößlinge des *Holunders*, erst mit heißem Wasser abgebrüht, hernach mit Öl und Essig als

7) Cours compl. d'agriculture. Paris T. II. p. 359.
8) *v. Langsdorffs* Reise um die Welt. Bd. 1. S. 152.
9) *W. M. Richter* Gesch. der Med. in Rußland. T. I. 98.
10) Bulletin de pharmac. etc. 1812. T. 4. p. 56.

Salat zugerichtet und abends gegessen, sollen gelind den
Leib eröffnen, auch gegen Würmer dienlich sein [11]).

22) Die Blätter der *Ulme* (Ulmus campestris), welche
von der Aphis Ulmi L. rote Bläschen mit einer klebrigen
Feuchtigkeit erfüllt zeigen, im Sommer oder Herbst mit
Wasser übergossen und stehen gelassen, erteilen dem Wasser purgierende Kraft wie Manna [12]).

23) Rohe Manna zu essen, zumal für Kinder.

24) Tabak zu kauen und den Speichel zu verschlucken.
(Bauern M.).

25) Tabak zu rauchen [13]).

26) Eine braungerauchte Tabakspfeife zu pulvern und
von dem Pulver etwas verschluckt, bewirkt Brechen und
Purgieren. (Hamburger V. M.). [14]).

27) Einige Beeren des *Kellerhals* (Daphne mezereum)
zu verschlucken (Russisches Purgiermittel V. M.) [15]).

28) Hechtseier erregen Brechen und Abführen. Ein
Französischer Schriftsteller behauptet, daß die Bauern in
manchen Gegenden sie als Purgiermittel brauchten [16]).

29) Warmes Stierblut gegen Obstruktionen. Einige spanische Ärzte sollen das frisch getrunkene Blut eines auf
dem Kampfplatze erlegten wütenden Stiers für ein herr-

---

11) *Dan. Beckher* kl. Hausapoth. 1650. p. 152.
12) *Gmelin* Flora Badens. I. p. 580.
13) Eine Pfeife *Tabak* rettete Kämpf nach seiner eigenen Versicherung vom
    Tode. Er lag in Straßburg an einem schleichenden Fieber mit Verstopfung
    danieder. Der Kranke war an Tabak nicht gewöhnt, eine Pfeife bewirkte
    Ohnmacht, Erbrechen, Purgieren, Schweiß und Schlaf, worauf die Krankheit
    nachließ. S. *To. Kämpf* Abhandl. von einer neuen Methode die hartnäckigsten Krankheiten, die ihren Sitz im Unterleibe haben zu heilen. Leipz. 1786.
    S. 271.
14) *Bambach* a. a. O. S. 378.
15) *L. L. Finke*, Vers. einer allg. med. Geographie T. 2. S. 266. Die Knidischen
    Körner von Daphne laureola gehörten zu den hippocratischen Abführungsmitteln S. *Sprengels* Gesch. der Arzneikunst T. I. 261.
16) Diction. des sciences méd. T. 16. p. 558.

liches Mittel in verschiedenen Krankheiten, besonders bei
Obstruktionen ansehen; daher finden sich in dem Augenblick, da das Tier stirbt, Leute mit Gläsern ein, die diese
Panacee mit der größten Begierde verschlucken [17]). — Es
scheint daher eine irrige Sage zu sein, daß sich Themis-
tocles mit einem Becher warmen Stierbluts umgebracht
haben soll.

30) Frische Ochsengalle. In der Rekonvaleszenz (von
Fiebern), sagt REIL [18]), bei unwirksamer Galle, mangelhafter
Verdauung, Trägheit des Darmkanals und habitueller Verstopfung gebe ich die frische Ochsengalle täglich zu 16 g
als eine dem tierischen Körper ähnliche Substanz meistens
mit gutem Erfolg.

31) Denen, die an beständigem trägen Stuhlgang leiden wie viele Frauen, die oft den dritten Tag kaum eine
Ausleerung bekommen und dabei unüberwindliche Abscheu
vor allen Arzneien haben, kann man purgierende Honigkuchen essen lassen. Man nimmt dazu 64 g Honigkuchenteig
und knetet ihn mit 1,2 g *Jalappenwurzel*-Pulver, das man
zuvor mit etwas Kandiszucker vermischt, bezeichnet den
Kuchen mit einem Zeichen und läßt ihn backen. Die Hälfte
ist gewöhnlich schon hinreichend, Öffnung zu verschaffen.

32) Wasser mit Zitronensaft in einer Tasse von Anti-
moniummetall eine Zeitlang stehen gelassen und dann getrunken, ist ein ägyptisches Purgiermittel [19]).

33) Tee von *Gottesgnadenkraut* (Gratiola officinalis),
z. B. 7,5 g mit zwei Tassen heißem Wasser aufgegossen,
purgiert, erregt aber auch gewöhnlich Brechen. (Q.)

17) *Finke* a. a. O. O. 1. S. 22.
18) *J. Ch. Reil*, Über die Erkenntn. und Kur der Fieber. Halle 1799. T. 1,
S. 390.
19) Bullet. de pharm. p. 388.

34) Ebenso die Blätter der stinkenden *Nieswurz* (Helleborus foetidus), in Wasser gekocht [20]). (Schwed. H. M.).

35) Zwei bis drei Teelöffel voll *Bittersalz* in ungesalzener Kalbfleischbrühe zu nehmen. (Franz. H. M.).

36) Alle diese Mittel übertrifft in vielen Fällen ein einfaches Klistier von warmem Wasser an Wirksamkeit. TISSOT erinnert, daß manche Menschen, die von keinem Klistier Öffnungen bekämen, durch solche aus bloßem warmen Wasser bestehende ihre Absicht erreichten [21]). Nirgends werden Klistiere für so unentbehrliche Hausmittel angesehen wie in Frankreich, wo in keinem Hause leicht eine Spritze fehlt und niemand leicht sich weigert, zur Beförderung der Reinlichkeit und des körperlichen Wohlbefindens so oft als nötig sich selbst zu applizieren. Nach Erhitzung von einem Ball, bei Zahn- und Kopfweh, Mangel an Appetit, üblem Geruch des Atems und in vielen anderen Fällen nimmt man seine Zuflucht zu dem einfachen Mittel, dem man noch erfrischende, ermunternde und die Schönheit der Gesichtsfarbe erhöhende Wirkung zuschreibt und es Frauen ganz besonders empfiehlt. In der Tat gibt es auch gegen die sehr vielen Frauen eigene habituelle Neigung zu Verstopfung und damit so oft verbundene Verstimmung und Launenhaftigkeit kein wirksameres Mittel, als eben dies. Ipsam etiam vaginam inquinant et deformem reddunt scybala in recto intestino accumulata et retenta.

37) In der Chronik von Göttingen [22]) finde ich, daß man sonst dem Leinewasser besondere eröffnende und andere günstige Wirkungen zuschrieb und es vielfältig, mehr als jetzt, zu Bädern und Klistieren anwandte, zumal bei Unterleibsbeschwerden, Hämorrhoidalkolik, Fehlern der Men-

---

20) *Finke* a. a. O. II. S. 609.
21) ej.Avis au peuple Ed. 6. T. l. p. 310. Not. „Il y a quelques personnes qu'aucun lavement n'evacue excepté ceux d'eau tiède sans aucune addition"
22) Zeit- und Geschichtbeschreibung der Stadt Göttingen, 2. T. 1736. 4. p. 5.

struation usw. „Wobei nicht zu vergessen ist, daß das bloße Leinewasser, anstatt eines Klistiers laulich gebraucht auch in den heftigsten Verstopfungen des Leibes zum öftern mehr als die stärksten andern Klistiere wirkt". Das Wasser der Leine ist gerade kein sehr weiches Wasser; es erhält aber vielleicht durch die fast immer mit sich geführte rote Tonerde des Eichsfeldes jene günstigen Eigenschaften.

38) Anstatt des bloßen lauen Wassers dient auch Seifenwasser, Salzwasser, Kleienabsud, Kamillentee mit Leinöl zu Einspritzungen in den After.

39) In Ermangelung einer Klistierspritze ersetzt eine Kälberblase, an die man ein glattes Röhrchen mit Bindfaden befestigt, nachdem man sie zuvor mit einer passenden Flüssigkeit gefüllt hat und durch Zusammenpressen in der Hand entleert, jene Maschine vollkommen; ja diese Vorrichtung ist für viele selbst bequemer als die Spritze.

40) In Brasilien bedient man sich anstatt der Klistierspritze eines Ochsendarms, woran ein Stück Holunderholz, aus dem das Mark genommen, gebunden ist [23]).

41) Stuhlzäpfchen aus einer in Öl getauchten großen Rosine oder einem glatten, länglichen Stück Seife bestehend, machen bei Kindern oft hinlänglichen Reiz, um Darmausleerung zu bewirken.

42) Luft in den Mastdarm einzublasen wurde vor kurzem gegen hartnäckige Leibesverstopfung von einem englischen Arzt empfohlen. Man soll nämlich einen männlichen auf einem Korke befestigten Katheter in den After einbringen, mit dem Munde Luft einblasen, und durch den auf die äußere Mündung des Katheters gesetzten Daumen verhindern, daß diese, während man Atem holt, nicht wie-

23) Journ. de pharm. Paris 1813. p. 521.

der ausströme. Dadurch soll eine 8tägige andern Mitteln
widerstandene Verstopfung behoben sein [24]).

43) Damit haben die Rauchtabakklistiere, deren sich
auch die Engländer zuerst bedienten, große Ähnlichkeit.
Man hat sie besonders vor 40 bis 50 Jahren häufig gegen
hartnäckige Verstopfung bei eingeklemmten Brüchen in
Anwendung gebracht und HEISTER [25]) beschreibt eine einfache Vorrichtung, wodurch sie ohne künstlichen Apparat
zu bewerkstelligen sind. Das Rohr einer brennende Pfeife
wird in den After gebracht und auf den Kopf eine andere
passende Pfeife aufgesetzt, durch deren Mundstück stark
geblasen wird, so daß der Rauch in den Mastdarm dringen
muß. Knaster soll nach HEISTER wirksamer sein als gewöhnlicher *Tabak*.

44) Zu den einfachsten aber gerade der Beachtung am
würdigsten Mitteln, die träge Darmausleerung in Ordnung
zu bringen, gehören allgemeine Friktionen, wie sie bei den
alten Ärzten [26]) und von BOERHAAVE [27]) so oft empfohlen
werden, und Friktionen des Unterleibs selbst. Sie werden
am besten nach dem Bade des morgens mittels rauher,
leinener oder wollenet Tücher, bis zur lebhaften Rötung
der Haut, oder auch ohne vorhergehendes Bad, von dem
Kranken selbst in Anwendung gebracht.

45) Auch das sanfte Klopfen des Unterleibes, zumal des
Fettbauches mit einem Brettchen, z. B. Lineal oder Stück
Leder, wie es französische Ärzte in neuern Zeiten empfoh-
len haben [28]), gehört hierher.

---

24) *Will. Maxwell* in 1. Edinb. med. and surg. Journ. no. 78. — Hufelands J.
1824. St. 6. 115.
25) *L. Heisteri* Institutiones chirurgicae. Amst. 1739. 4. pag. 1101. tab. 34. fig. 13.
26) *Aetii*, Tretrabibl. I. s. 1. c. 96. — *Sprengel*, Gesch. d. Arzneik. II. 205.
27) Consultationes medicae *Herm. Boerhaave*. Göttingen 1752. — Fast in jedem Responsum heißt es: fricetur corpus pannis asperis, calidis, siccis,
fortiter.
28) Diction. des sc. méd. T. 39. p. 100.

46) Für manche Personen ist das Herumgehen in der Stube mit bloßen Füßen einige Minuten lang morgens schon hinreichend, um Stuhlgang zu bekommen [29]). RICHTER empfahl das Mittel in seinen Vorlesungen.

47) Noch einfacher aber vollkommen rationell ist LOCKES Ratschlag gegen Verstopfung und Unordnung im Stuhlgang, nämlich der: alle Morgen nach dem ersten Frühstück auf den Abtritt zu gehen, es mag das Bedürfnis dazu mahnen oder nicht, um so diese Exkretion zur regelmäßigen Gewohnheit zu machen [30]).

## XI.

### GICHT / RHEUMATISMUS

1) „Geduld und Flanell" war CULLENS Verordnung im P o d a g r a und es ist allerdings rationeller, bei warmem Verhalten den natürlichen Verlauf eines akuten Gichtanfalls ruhig abzuwarten, als ihn sehr aktiv zu behandeln. Durch spirituose, kampherhaltige Einreibungen werden zwar podagrische Schmerzen oft schnell gehoben; die arthritische Entzündung verschwindet danach in wenigen Stunden, kann aber metastatisch das Herz, die Leber, den Magen oder das Hirn befallen, wo sie die augenscheinlichste Lebensgefahr erzeugt.

---

29) *L. Joubert,* sur les erreurs populaires touch. la médecine. Montp. 1587. P. II. p. 92.
30) *Locke,* some thoughts concerning Education. 4. Ed. London 1699. p. 38. „I have known none, who have been steady in the prosecution of it, and taken care to go constantly to the necessary house, after their first eating, whether they found themselves colled on or no, and there endeavour'd to put nature upon her duty, but in a few months they obtained the desired success, and brought themselves to so regular an habit, that they seldom ever failed of a stool, after their first eating".

2) Schmerzlindernd und unschädlich sind in solchen Fällen feine leinene Kompressen, die man auf einer mit heißem Wasser gefüllten Flasche erwärmt und oft frisch auflegt, oder die in Leinwand eingehüllte Flasche selbst an den leidenden Teil legt.

3) Tissot rechnet auch lauwarme Fußbäder zu den unschädlichen Linderungsmitteln des Podagras.

4) In ältern Zeiten empfahl man Ziegenmilch auf den entzündeten Ballen zu melken.

5) Strümpfe von Hundehaaren zu tragen.

6) Einen Beutel mit gewärmtem *Bohnenmehl*,

7) *Buchenasche*,

8) Dekrepitiertes Kochsalz aufzulegen.

9) Ein am Feuer gewelktes und erwärmtes *Kohlblatt* (Franz. V. M.).

10) *Huflattichblätter* (Stark).

11) Blätter des *Ricinus communis* zum Auflegen.

12) Sehr lindernd ist das sanfte Reiben des entzündeten Fußes durch die weiche Hand eines andern.

13) Das Erwärmen der Luft durch eine Weingeistlampe, die unter die aufgehobene Bettdecke gestellt wird.

14) Das remedium arenarum et arundinum, wodurch nach Sueton der Kaiser Augustus vom Hüftweh befreit wurde, bestand wahrscheinlich in aufgelegtem heißem Sande und sanftem Schlagen des leidenden Teils mit Rohrstäben [1]).

15) Sparrmann fand gegen podagrische Schmerzen und Steifheit der Füße, woran er auf seinen afrikanischen Reisen litt, Wasserdünste sehr wohltätig. Er setzte die Füße zweimal des Tages auf einen Stock, den er über einen mit heißem Wasser gefüllten Eimer legte, schloß den aufsteigenden Dunst durch übergehängte Tücher ein und ließ

---
1) S. *Fieliz* in Baldingers Neuem Magazin für Ärzte 1788. X. 170.

das Wasser durch erhitzte Steine heiß erhalten. Das Mittel schaffte ihm jedesmal Erleichterung und kurierte ihn völlig [2]).

16) SYDENHAM [3]) nennt unter den für spezifisch angesehenen Volksmitteln des Podagras *Gemsenkot* (stercora montanae caprae).

17) *Weihrauchdämpfe* (Thuris vapor.),

18) *Bohnenmehl* und *Schwalbennester* zum äußerlichen Gebrauch.

19) Zu den Galenischen Hausmitteln im Podagra gehören Kataplasmen von gekochten *Feigen* [4]).

20) In einigen Gegenden werden Kataplasmen aus der frischen ganzen Pflanze des *Guten Heinrichs* (Chenop. B. H.) gegen podagrische Schmerzen empfohlen [5]).

21) Die Bewegung des Fahrens wirkt bei abnehmender Entzündung günstig auf den Schmerz und die Steifheit des Fußes.

22) Selbst der Musik hat man lindernde Einwirkung auf podagrische Schmerzen zugeschrieben.

23) LINNÉ empfahl, um drohende Gichtanfälle zu verhüten, viel Erdbeeren zu essen. So wie er selbst solche Anfälle bekam, versichert STOEVER in seinem Leben, aß er eine Schüssel voll Erdbeeren und war am folgenden Tage gesund. Er wiederholte dies 3 Jahre hintereinander bei jedem podagrischen Anfalle und bekam die Krankheit nie wieder.

24) Ein französisches Volksmittel gegen Gichtschmerzen besteht darin, alle Morgen bei abnehmenden Monde etwas *Knoblauch* (une gousse d'ail) zu verschlucken.

---

2) *Sparrmann*, Reise nach dem Vorgebirge der Guten Hoffnung; herausg. v. Forster. 1784. S. 472.
3) *Sydenham*, Op. p. 478.
4) *Galeni*, Op. Ed. Charter. X. p. 600.
5) *Gmelin*, Flora Badens. I. p. 563.

6  Osiander

25) Mehr Zutrauen verdient ein anderes einfaches Volksmittel, dessen gute Wirkung ich an zwei podagrischen Kranken zu beobachten Gelegenheit hatte. Man läßt 16 g ungebrannten Kaffee im Mörser zerstoßen oder mahlen, mit einigen Tassen Wasser kochen und davon eine große Tasse voll mehrere Morgen nüchtern im Bett trinken und die danach vermehrte Transpiration liegend abwarten.

26) Andere rühmen den ausgepreßten diaphoretischen und diuretischen *Rübensaft* gegen Gichtschmerzen. Man nimmt bloß die Schalen der Rüben zu 3 bis 4 Händen voll, kocht sie mit Wasser zu Brei, den man ausgepreßt und die Brühe nach und nach trinken läßt [6]).

27) *Birkenblätter-Tee.*

28) Abkochung der *Sibirischen Schneerose* (Rhododendron chrysanthum). (Sibirisches V. M.) [7]).

29) *Calmustee,* der sogar für spezifisch in der Gicht gehalten wurde.

30) *Bitterklee.*

31) *Wermuth.* Die gute Wirkung des Wermuths im Podagra soll HALLER an sich selbst erfahren haben [8]).

32) Tee von jungen Blättern, oder wenn diese nicht zu haben sind, von der abgeschabten Rinde der *schwarzen Johannisbeere* (Ribes nigrum) (G. V. M.).

33) In Frankreich bereitet man einen Likör aus den Beeren, der unter dem Namen *Rataffia de Cassis* bekannt ist und dem man antarthritische Kräfte zuschreibt.

34) Ebenda wird in der Gicht häufig eine Abkochung von den frischen Wurzeln des wilden *Sauerampfers* (Rumex acutus), Tisane de Racine de patience getrunken.

---

6) *C. Ph. Funke,* Naturgeschichte 2. Bd. S. 368.
7) *Sprengel,* Anleit. zur Kenntn. der Gewächse. 1802. S. 71.
8) *Murray,* Apparat. med. I. p. 182.

35) Der weinige Aufguß auf dieselbe Wurzel (Patience ou Parelle des marais) in Verbindung mit *Gentiana, Süß-holz, Zimt, Macis* und *Safran* soll bei gewissen torpiden Konstitutionen zur Verhütung des Podagras dienen (Franz. V. M.) ⁹).

36) *Ingwertee* mit Milch und Zucker oder Ingwer in Pulver zu einem gehäuften Teelöffel voll mit Milch einge-nommen. JOSEPH BANKS versichert, durch den täglichen Ge-brauch dieses Mittels seine gichtischen Beschwerden sehr vermindert zu haben. (Engl. V. M.) ¹⁰).

37) Das Öl des *Beinholzes* (Lonicera Xylosteum), wel-ches durch Verbrennung des Holzes erhalten wird, zum innerlichen Gebrauch in der Gicht. (Russ. V. M.) ¹¹).

38) *Fischlebertran* Oleum jecoris Aselli, cod liver oil, innerlich gegen Gicht und veraltete Rheumatismen (Engl. V. M.). Der Lebertran von Gadus Morrhua, Cod-fish, wird seit längerer Zeit auch von englischen Ärzten zumal im Hospitale von Manchester häufig verordnet. Die Gabe ist ein Eßlöffel voll alle paar Stunden. Der Tran schmeckt ab-scheulich; die Kranken sollen sich aber leicht daran gewöh-nen und zuletzt danach verlangen wie die Trinker nach geistigen Getränken. Die besten Fälle zu seiner Anwen-dung sollen diejenigen sein, wo Abmagerung stattfindet. Abgemagerte gichtische Kranke sollen danach oft fett wer-den ¹²). — Der Lebertran befördert Schweiß und Stuhlgang, und damit das ekelhafte Mittel nicht so leicht Erbrechen erregt, wird geraten, etwas schwarzen Kaffee nachzu-trinken ¹³).

9) *Tournefort*, Histoire des plantes aux environs de Paris 1725. T. II. p. 69.
10) *Joh. Sinclair*, Handb. der Gesundheit; a. d. Engl. von *E. Sprengel*. 1809. S. 131.
11) *H. L. von Attenhoffer*, Med. Topographie von St. Petersburg 1817, S. 252.
12) Mündliche Mitteilung des H. Hofmed. *Kaufmann* in Hannover.
13) *Wesener* in Hufelands J. 1824. V.

39) Gegen einen alten ischiadischen Schmerz mit Hinken verbunden gab ein Quacksalber täglich 30 g *Epsomsalz*, ließ also täglich purgieren und so mehrere Pfunde Salz verbrauchen, wodurch ein von mehreren Ärzten für unheilbar erklärtes Übel gehoben worden sein soll [14]).

40) Mancher fleischessende und schlemmende Stadtbewohner würde ganz gewiß sein Zipperlein weit eher verlieren, wenn er sich nur entschließen könnte, die gewohnte Fleischnahrung mit einer vegetabilischen auf längere Zeit zu vertauschen [15]).

41) Frugalität, Wassertrinken und aktive Bewegung sind die größten Schutz- und Heilmittel des Podagras [16]); daher Armut, die PETRARCA [17]) „defaecatrix corporum" nennt, und Mäßigkeit, die er als „freiwillige Armut" bezeichnet, am sichersten vor dem Übel bewahren und auch die drohende und ausgebrochene Krankheit wieder verscheuchen.

42) Gegen chronische Rheumatismen, festsitzende oder herumziehende Schmerzen in äußeren Teilen mit behinderter Beweglichkeit eines oder mehrerer Muskeln werden eine Menge von Hausmitteln empfohlen, z. B. das Einreiben von erwärmtem Branntwein, Rum, kölnischem Wasser oder von Opodeldoc in den leidenden Teil und das Be-

14) Diction. des sc. méd. T. 19. S. 229.
15) *Rust* im Magazin für gesamte Heilk. Bd. IV. S. 158.
16) *G. Baglivi*, Op. ex. ed. Ph. Pinel 1788. T. I. p. 157. „Vinum. Venus. Otium et Crapula sunt primi parentes podagrae. Aquae potus, lactis usus, sobrietas et exercitium eisdem medentur".
17) *Franc. Petrarca*, de remediis utriusque fortunae Lib. duo. Lutet. 1557. p. 642. „Multos hac aegritudine liberasse traditur paupertas, vera defaecatrix corporum, quosdam vero frugalitas, quam voluntariam seu fictam et imaginariam paupertatem dixerim. Vidisti aliquos perpetua vini abstinentia curatos. — Ut praeterea cum hoc morbo cumque aliis multis pacem habeas non Baccho solum, sed et Veneri bellum indixisse profuerit".

decken desselben mit Wachsleinwand oder einem gegerbten Hasen- oder Kaninchenfell.

43) Die Landleute in hiesiger Gegend hüllen das schmerzhafte Glied in gewärmtes Hanfwerg, oder

44) eine mit Indigo gefärbte blaue Schürze; oder

45) in gewärmtes frisches Moos.

46) Das Auflegen von frischer Kammwolle nennt RICHTER „ein Hausmittel von ungemeiner Wirksamkeit, wodurch oft leichte Rheumatismen in einer Nacht weggebracht würden" [18]).

47) Andere umhüllen den Teil mit einer Menge Wolle oder Baumwolle, die zuvor mit Zucker- oder Wacholderbeer- oder Mastix-Rauch durchdrungen ist.

48) Eine Mütze von Zunder auf dem Kopf zu tragen gegen rheumatisches Kopf- und Zahnweh gehört gleichfalls zu den hiesigen Bauernmitteln.

49) Schiffstauwerg auf den leidenden Teil zu binden [19]).

50) Ein großes Pechpflaster (pitch-plaster) aufzulegen und mehrere Tage auf der schmerzhaften Stelle liegen zu lassen. (Engl. V. M.).

51) Ein mit heißer Weizenkleie gefülltes Säckchen.

52) Krusten von frischem, noch heißem Brot haben oft augenblickliche Linderung verschafft.

53) Das Kraut der *Convallaria polygonatum* gekaut aufzulegen (Russ. V. M.) [20]).

54) Das rheumatische Glied mit Schafwolle zu umwickeln, gepulvertes Kolophonium einzustreuen, starken Branntwein darauf zu gießen und darüber ein gewärmtes wollenes Tuch zu schlagen (Russ. V. M.).

---

18) *A. G. Richter*, Spezielle Therapie herausgeg. v. *G. A. Richter*. Bd. II. S. 40.
19) Dr. *Roth* in *v. Frorieps* Notizen. Bd. V. 1823. S. 144.
20) *Rush*, Samml. für Naturw. Bd. II. S. 251.

55) Einen kleinen Hund anhaltend auf dem kranken
Teile liegen zu lassen; auch im Podagra empfohlen [21]).
56) Terpentinöl einzureiben und Punsch zu trinken
(Russ. V. M.).
57) Gallert aus *Fliegenschwamm* (Agaricus muscarius)
bei rheumatischen Schmerzen einzureiben. Man macht tiefe
Einschnitte in den Schwamm und läßt ihn an der Sonne
zerfließen. (Russ. V. M.).
58) Leinwand, die eine Zeitlang in einem Ameisenhaufen vergraben war, aufzulegen [22]).
59) Den ganzen Körper mit Ausnahme des Kopfs mit
frischen *Birkenblättern* dicht zu bedecken, um Schweiß zu
erregen (Lappländisches M.).
60) Die Haut mit einem wollenen Lappen oder wollenen Handschuh stark zu reiben.
61) Die Haut mit einer nicht zu weichen Bürste (flesh
brush) anhaltend zu bürsten (Engl. V. M.).
62) Mit einem hölzernen Striegel (Strigilis der Römer)
zu reiben.
63) Den Teil mit einer eisernen kleinen Gabel bis zur
Rötung der Haut zu streichen. Eine Art von Perkinismus.
64) Bei rheumatischen Rückenschmerzen den mit Flanell
bedeckten Rücken mit einem warmen Bügeleisen zu bügeln
(Berliner V. M.).
65) Heißes Wasser auf *Salbei* und *Rosmarin* zu gießen
und den aufsteigenden Dunst an den schmerzhaften Teil
zu leiten, darauf ihn mit trockenem Flanell zu reiben
(Franz. V. M.).
66) Schmerz zu erregen durch Schläge mit Birkenruten,
Peitschen mit Brennesseln, Auflegen von *Meerrettich* usw.
[23]).

21) *Pet. Borellus,* in Hist. et obs. med. phys. Cent 3. cbs. 28.
22) Hufelands J. 1823. St. 8. S. 108.
23) *Dan. Geyss.* praes. Alberti Diss. de therapia per dolores Hal. 1750. 4.

67) Allgemeine oder örtliche Bäder von Branntweinhefen.

68) Bäder aus einem heißen Aufguß auf junge Birken-
blätter, die einen juckenden Ausschlag auf der Haut erregen sollen. Man nimmt einen bis zwei Eimer voll Birken-
blätter zu einem Bade (Russ. V. M.).

69) Bäder aus *Seife* und *Schwefelleber* mit Wasser gekocht, so daß auf vier Flaschen Wasser 32 g Schwefelleber
und 64 g Seife kommen, können selbst gegen Gichtknoten
sehr vorteilhaft benutzt werden. Man läßt die knotigen
Teile wie die Hände darin baden und reiben.

70) Das sog. Abstreichen, wie es bei uns und in ganz
Niedersachsen zumal auf dem Lande als Volksmittel gegen
rheumatische und andere Schmerzen angewandt wird, besteht im Streichen der Haut mit beiden Daumen nach einer
Richtung. Hat ein Bauer einen Schmerz, so glaubt er, er sei
angewachsen, oder wie man in Hamburg sagt „angegrönt"
[24]) (von grünen, wachsen); wobei wahrscheinlich eine dunkle
Vorstellung von der Verwachsung der Lunge mit der
Pleura zugrunde liegt. Oder sie sagen: das Übel habe
seinen Sitz zwischen Fell und Fleisch. Dagegen lassen sie
sich abstreichen. Fast in jedem Dorf ist eine alte Frau, sehr
oft die Hebamme, die sich mit diesem Geschäft abgibt und
dafür bezahlt wird. Die Wirksamkeit der Operation läßt
sich gar nicht abstreiten und wird denen, die an den tierischen Magnetismus glauben, nicht auffallen.

71) Damit hat ein chinesisches Verfahren große Ähnlichkeit, welches der als Soldat der holländischen ostindi-
schen Compagnie weitgereiste Nürnberger SAARS folgender-
maßen beschreibt: „Wenn die Chinesen meinen, daß ein
Fluß an ihnen umgehe, so legen sie sich längelang auf eine
Bank, lassen einen jungen Knaben kommen, der sie

24) S. *J. J. Rambach*, Vers. e. phys. med. Beschr. von Hamburg. 1801. p. 379.

gemächlich von unten bis oben, hinten und vorne, mit
Fäusten stoßen und schlägen muß; darnach die Haut auf
dem Bauch sonderlich gegen die Länge streichen und wieder zu sich zwängen, welches sie Karabazen nennen" ²⁵).

72) Obiges chinesische Volksmittel ist nichts anderes, als
das im ganzen Orient, namentlich in Persien und Ägypten,
allgemein bekannte Massieren oder Reiben, Kneten und
Recken der Glieder. CHARDIN berichtet es von den Persern
²⁶) ungefähr wie SAARS von den Chinesen, und SAVARY ²⁷),
der während seines Aufenthalts in Ägypten mehrmals die
Schwitzbäder besuchte und sich massieren ließ, kann die
heilsame, erquickende und angenehme Wirkung dieser
Operation nicht lebhaft genug schildern. Er sagt ausdrücklich, daß man diese Bäder und das Massieren gegen Rheumatismen, Katarrhe und Hautkrankheiten anwende. — Der
heiße Dunst verbreitet sich von dem heißen Wasser eines
Bassins und Springbrunnens und der Badende liegt in dem
Dunst nach Bequemlichkeit auf reinen Tüchern. Dann
kommt ein Diener, der die Haut überall sanft drückt, die
Muskeln knetet (massiert, von dem arabischen Wort Mass,
sanft berühren), die Gelenke ohne Schmerz zu· erregen

---

25) *To. Jac. Saars* Ost-Indianische Kriegsdienste. Nürnberg. 1672. fol. S. 50.
26) *Chardin*, Voyage -en Perse. Amsterd. 1735. 4. T. III. p. 281. „Dès que
     quelqu'un se sent mal, il s'étend tout de son long sur le dos, et le barbier
     ou un serviteur qui se met sur son ventre, le manie et pile par tout le corps,
     et surtout au ventre puis à l'estomac, puis aux membres, et il le frotte
     ensuite des heures durant, mêlant de temps en temps une onction d'huile de
     noix pour amollir et étendre mieux les nerfs".
27) Lettres sur l'Egypte, Paris 1785. T. 1. p. 129. „Sorti d'une étuve où l'on
     était environné d'un brouillard chaud et humide et où la sueur *ruisseloit*
     de tous les membres, transporté dans un appartement spacieux et ouvert à
     l'air exterieur, la poitrine se dilate et on respire avec volupté. Parfaitement
     massé et comme regénéré, on sent un bien aise universel. Le sang coule
     avec facilité et l'on se sent degagé d'un poid énorme. On éprouve une
     souplesse, une légerté jusqu' alors inconnues, un sentiment vif de l'existence
     se repand jusqu' aux extremités du corps."

knacken macht, die Haut lange mit einem Handschuh reibt,
mit Seifenwasser übergießt und abtrocknet.

73) Hier sind auch die Russischen heißen Dunstbäder zu
nennen, die gewiß zu den vortrefflichsten Heilmitteln rheu-
matischer Beschwerden gehören. Sie sind Bedürfnis aller
Russen und wahres Volksmittel, was in fast allen Krankheiten zuerst in Anwendung kommt und dem man wahrscheinlich die Seltenheit von Gicht und Rheumatismus zuzuschreiben hat. Durch Begießen glühend heiß gemachter
Steine mit Wasser wird das Badezimmer mit heißen Was-
serdünsten erfüllt, so daß die Hitze an der Decke oben
wohl 50° Réaum. beträgt [28]). Hier wird der Badende ein-
geseift und mit zarten Birkenreisern, an denen die Blätter
noch hängen und die zuvor in Wasser erweicht und einge-
seift sind, gerieben [29]). Der Puls steigt in dieser Hitze auf
140 Schläge, die Haut rötet sich und allgemeiner Schweiß
bricht aus. Es wird ein sehr heftiges künstliches Fieber erregt, das sich auf der Stelle durch den stärksten Schweiß
entscheidet. Dann läßt sich der Badende in einem angren-
zenden Raum mit kaltem Wasser übergießen und geht aufs
neue ins Dampfbad. Nachher folgt Wohlbehagen, Vermehrung der Eßlust und des Durstes und Verminderung
des Gewichts des Körpers um einige Pfunde.

74) Aber nicht bloß jene heroischen Dampfbäder, sondern auch das gewöhnliche warme Bad ist als Schutz- und
Heilmittel der Gicht und des Rheumatismus anzusehen. In
einem lesens- und beherzigungswerten Aufsatz von HUFE-
LAND [30]): „Nötige Erinnerung an die Bäder und ihre Wie-
dereinführung in Deutschland" wird es höchst wahrschein-

---

28) *J. F. Erdmanns* med. Topograph der Stadt Kasan. Riga 1822. S. 42.
29) *M. C. Styx*, Handb. der populären Arzneiwissensch. T. 1. Riga 1803. p. 114.
30) Dess. Gemeinnütz. Aufsätze zur Beförderung der Gesundheit. Bd. 1.
Leipz. 1794.

lich gemacht, daß der Vernachlässigung des Badens die
Menge von Gicht und Nervenleiden zuzuschreiben sind,
von denen jetzt jung und alt, groß und gering heimgesucht werden. „Warum waren Römer und Griechen bei der
ausschweifendsten Lebensart frei von diesen Übeln und
warum sind es die Türken und andere orientalische Natio-
nen noch, die doch ihre ganze Glückseligkeit in Nichtstun
und Weichlichkeit und ihre Existenz in ewiges Kaffetrinken
und Tabakrauchen, Wollust und Schwelgerei setzen? Es
muß also durchaus noch eine Ursache übrig sein, die so allgemein auf den Verfall unserer Gesundheit gewirkt hat,
und die unseren Zeiten und unseren Gegenden eigentüm-
lich ist, und ich glaube dieselbe in der Unterlassung der
Bäder gefunden zu haben. Die Bademode würde eines der
vorzüglichsten Mittel einer allgemeinen Gesundheitsrestau-
ration sein."

## XII.
### Unterdrückte Hautausdünstung
### Übermässige Schweisse

In vielen Krankheiten, namentlich den katarrhalischen,
rheumatischen, gichtischen, den meisten Fiebern, Ausschlägen und schmerzhaften Leiden, ist gelinde Beförderung der
Hautausdünstung eine der wichtigsten Indikationen. Folgende einfache Mittel können hierher gerechnet werden:
1) Aktive Bewegung ist das naturgemäßeste Beförderungsmittel der Hautausdünstung und des Schweißes. Unter Beschleunigung des Blutumlaufs und Aufnahme einer
größeren Menge von Lebensluft in die Lungen, bei vermehrter Respiration wird Wärme erzeugt und der Körper
durch verstärkte Hautperspiration erleichtert. Der König

Carl II. von England fand sich immer nach dem Ballspiel um 2 Pfund 90 g leichter [1]). Wahrscheinlich werden dadurch Auswurfsstoffe entfernt, die sonst verhalten den Organismus belästigen. Ein Gefühl von Behaglichkeit und angenehmer Abspannung folgt auf jede aktive, mit vermehrter Hautausdünstung verbundene mäßige Bewegung, und die Natur scheint absichtlich ein Wollustgefühl mit der Bewegung verbunden zu haben, um uns zur Tätigkeit und zu dem aufzufordern, was uns nützlich ist. Für diejenigen, deren Bestimmung es nicht ist, naturgemäß zu leben, im Schweiß ihres Angesichts ihr Brot zu essen, kann der Rat von Zeit zu Zeit warm bekleidet einen Berg zu ersteigen oder Holz zu sägen, Ball zu spielen etc. von größtem Nutzen sein.

2) Für Kranke, deren Zustand aktive Bewegung im Freien und lebhafte Muskelanstrengung nicht erlaubt, z. B. Gichtische, rät schon ORIBASIUS und andere alte Ärzte das laute Lesen und Sprechen [2]). CELSUS [3]) empfiehlt es auch denen die am Magen leiden zur Beförderung der Verdauung.

3) Ferner das Schwitzbad teils durch trockene Wärme, wie das balneum laconicum und clibanum des CELSUS, teils durch feuchte Wärme, wie die im vorigen Kap. genannten orientalischen und russischen Schwitzbäder. Letztere sind das allgemeinste Heilmittel der meisten unkultivierten

---

1) *Camper*. Dissert. T. II. p. 240.
2) „Plurimus aer per inspirationem attractus in corpus, thoracem atque ventriculum extendit, et totius corporis meatus dilatat atque diducit, quam ob rem in lectionibus humores exuberantes excernuntur; ac in elatiorib. quidem lectionibus per sudores, in submissioribus vero per occultum totius corporis perspiratum." S. *Oribasii* Synopseos L. IX. Venetiis 1553. 8. p. 7.
3) I.. I. c. 8. Si quis vero stomacho laborat, legere clare debet.

Völker und sog. Wilden, namentlich der Nordamerikanischen Indianer [4]) und der Otaheiter [5]).

4) Für uns sind Schwitzbäder weniger Bedürfnis, da
unsere warme Bekleidung, unsere Öfen und Federbetten
uns jeden Augenblick instand setzen, Hautausdünstung zu
vermehren und Schweiß hervorzurufen.

5) Um einzelne leidende Teile in Schweiß zu versetzen,
ist es hinreichend, sie mit Wachstaft zu bedecken und diesen dicht und glatt mit der Haut in Berührung zu bringen.

6) Ein Flaum- oder Eiderdaunen-Kissen aufzulegen.

7) Wolle oder Baumwolle in Menge und nicht zu lose
auf der Haut zu befestigen.

8) Dämpfe von bloßem heißem Wasser oder von Wasser, worin aromatische Kräuter wie *Kamillen, Thymian,
Lavendel, Krauseminze* gekocht werden, an den leidenden
Teil zu leiten und durch einen übergehängten Mantel oder
eine Serviette zu bewirken, daß der warme Dunst nicht zu
schnell sich zerstreut, sonder die Haut erweicht, anfeuchtet
und bläht.

9) In den französischen Hospitälern, wo es der leichte-
ren Bedeckung und des Mangels an Federbetten wegen
schwerer ist, Kranke zum Schwitzen zu bringen als bei uns,
habe ich drei Mittel zu dieser Absicht in Anwendung bringen sehen, die hierher zu rechnen sind. a) Man umhüllt
einen oder zwei im Kaminfeuer heiß gemachte Backsteine
mit nassen Tüchern, und legt sie neben den Kranken unter
die wollene Bettdecke (JADELOT); oder b) man leitet mittels
eines elastischen weiten Rohres heiße Wasserdünste aus

---

4) *J. Carver*, Travels through the interior parts of North-America 1778.
p. 390. — *De la Rochefaucould* Reisen in die Staaten der Nordamerik. Re-
publik etc. Bd. I. Hamb. 1799. „Ihre gewöhnlichste Kur sind Dampf- und
Schwitzbäder".
5) *James Wilson*. Missionsreise in d. südl. Stille Meer. 1796—98. Im Magaz.
merkw. Reisebeschr. 27. Bd. S. 461.

einem blechernen, verschlossenen und auf Kohlen gesetzten Gefäß unter die Bettdecke, welche vorher durch ein halbzirkelförmiges Holz oder einen Reif in die Höhe gehalten wird, damit die warmen Dämpfe überall mit der Haut in Berührung kommen können. Nachdem diese bequeme Art von Dampfbad eine halbe Stunde gedauert hat, wird der Kranke mit warmen Tüchern abgetrocknet und in ein anderes gewärmtes Bett gebracht (CHAUSSIER) [6]; c) das dritte sind warme Umschläge auf die Füße, um allgemeinen Schweiß zu erregen. Bei trockener Haut in entzündlichen und krampfhaften Affektionen, namentlich in Wochenbettkrankheiten, habe ich das einfache Mittel mit dem besten Erfolge anwenden sehen. Leinene Tücher werden in heißes Wasser getaucht, etwas ausgewrungen und darin die Füße bis an die Waden eingehüllt.

10) Noch sind zu den äußeren, die Hauttätigkeit belebenden und Ausdünstung befördernden Mitteln zu rechnen: Friktionen, die der Kranke sich selbst, am bequemsten mit wollenen Handschuhen, machen muß.

11) Alle warmen wäßrigen Getränke wie unser Tee befördern die Hautausdünstung, zumal wenn sie im Bett getrunken werden.

12) Dahin gehören die heißen Aufgüsse auf aromatische Blumen und Pflanzen wie *Holunderblumen, Melisse, Minze, Lindenblüte.*

13) Heißes Zuckerwasser mit Weinessig oder Himbeeressig geschärft.

14) Warme spirituose Getränke wie Punsch und Grog wirken sehr bestimmt diaphoretisch und können in vielen Fällen als wirksame schweißtreibende Mittel angesehen werden.

---

6) S. meine Schrift: Bemerkungen über die franz. Geburtshilfe. Hannov. 1813. S. 237.

15) HIPPOKRATES ließ, um Schweiß und Auswurf zu befördern, seine *Gerstentisane* mit Sauerhonig reichlich trinken [7]).

16) Ein schottisches Schwitzmittel unter dem Namen „wangrease" besteht aus dünnem Hafermehlbrei mit Honig und Butter, warm getrunken.

17) Heiße Biersuppe mit Fliedermus (Hiesiges Bauern-M. [8]).

18) Heiße Kuh- oder Ziegenmilch mit viel Zucker versüßt. Von Milch und Wasser als Krankengetränk glaube ich, namentlich bei Wöchnerinnen, beobachtet zu haben, daß es übermäßige Schweiße verursacht.

19) Selbst kaltes Wasser, reichlich, zu mehreren Litern nach und nach in fieberhaften Krankheiten getrunken, wirkt diaphoretisch, daher es RHAZES als antiphlogisticum und um die Krise durch die Haut zu befördern in den entzündlichen Blattern empfiehlt [9]). Wobei auch erwähnt zu werden verdient, daß CELLINI in einer schweren fieberhaften Krankheit sich dadurch vom Fieber heilte, daß er eine Menge kaltes Wasser verschluckte. Er kroch aus dem Bett, trank einen Kessel voll kaltes Wasser aus, verfiel in heftigen Schweiß und genas von da an [10]).

20) Tee aus den Blättern des roten *Beifuß* (Herb. Artemisiae rubrae) (Russ. V. M.) [11]).

21) Um unterdrückte Fußschweiße wieder hervorzurufen, soll man alle Abend ein trockenes Fußbad von er-

---

7) *Sprengel,* Apol. des Hipp. II. S. 263.
8) *Hoffmann* nennt das Holundermus rusticorum panacea et theriaca.
9) *Rhazes* de variolis et morbillis C. VI. „Sorbere aquae frigidae parum paulatim, praecipue quando vehemens est inflammatio: aqua enim frigida, quando paulatim et pedetentim sorbetur, sudorem ciet et juvabit eruptionem redundantium humorum ad extimas corporis partes".
10) *Goethe* im Leben Benvenuto Cellinis.
11) *W. M. Richter,* Geschichte der Medizin in Rußland. T. I. 1813. S. 100.

wärmter Kleie nehmen, nämlich die Füße bis über die Waden eine halbe Stunde lang in heiße Kleie stellen [12]).

22) In eben der Absicht wird geraten, die dünne äußere Rinde von Birken in die Schuhe zu legen (Schwed. V. M.) [13]). Man gibt in Finnland dieser weißen Rinde die Form von Sohlen, und trägt sie in den Schuhen, außerhalb der Strümpfe. Die innere Fläche der Rinde liegt den Fußsohlen zugekehrt [14]).

23) Das wichtigste Mittel, um entkräftende Schweiße zu mäßigen, ist Sorge für reine frische Luft im Krankenzimmer und für nicht zu heiße Bedeckung. Die Sitte, welche vormals und noch jetzt bei uns ziemlich allgemein herrscht, allen Zutritt frischer Luft vom Kranken abzuhalten, ihn in heiße Federbetten zu hüllen und alle Getränke warm trinken zu lassen, begünstigt das Übel, von dem hier die Rede ist. Nirgends ist dies auffallender als bei den Wöchnerinnen der Landleute, bei denen jenes warme Verhalten in Verbindung mit dem Genuß spirituoser Getränke zu ganz übermäßigen Schweißen und dem Ausbruch des Friesels Anlaß gibt. So wohltätig und unserem Klima angemessen auch ein gehörig warmes Verhalten in vielen Fällen und namentlich in Wochenbettkrankheiten sein mag, so unzweckmäßig und offenbar schädlich wird die Übertreibung und wochenlange Fortsetzung desselben. Unter immerwährender Vergießung von Schweiß tritt Verstopfung ein, Appetit und Schlaf verlieren sich, und Blässe, Erschlaffung der Gesichtszüge, allgemeine Ermattung und langsame Reconvaleszenz sind Folgen, die oft mehr diesem verkehrten Verhalten als der Krankheit zugeschrieben werden müssen.

---

12) Hufelands J. 1810. I. 132.
13) *Murray,* Med. pr. Bibl. Bd. 3. S. 80.
14) Rusts Magaz. 1821. S. 358.

24) Gegen das englische Schweißfieber, dieses pestartige Übel, welches im J. 1526 aus England nach Deutschland kam und so lange unzweckmäßig durch 24 stündiges Einsperren in heiße Zimmer und dichtes Einhüllen in Federbetten behandelt wurde, empfahl ein Arzt in Zwickau (dessen Name nicht mehr bekannt ist) kühles Verhalten und leichte Bedeckung mit dem besten Erfolg [15]).

25) Gegen habituelle, entkräftende Nachtschweiße wirkt *Salbeitee*, kalt getrunken, günstig.

26) REIL hat mehrmals bemerkt, daß Menschen, die im bloßen Hemde schliefen, schwitzten, und aufhörten zu schwitzen, wenn sie ein Nachtkamisol anzogen [16]).

27) Weinbranntwein soll übermäßige Schweiße mindern [17]).

28) Gegen Fußschweiße wird geraten, Weizenkleie täglich frisch in die Strümpfe zu streuen, wollene Strümpfe zu vermeiden und oft warm zu baden.

29) Die Ägypter bestreuen nach ALPIN die Füße mit dem Pulver einer Pflanze, die sie *Alcanna* (Henna) nennen, wodurch die Haut gestärkt wird und übermäßige Schweiße gehoben werden. Die Haut wird davon gelb gefärbt.

30) Gegen das lästige Händeschwitzen: eine Zeitlang beständig auch bei Nacht lederne Handschuhe zu tragen.

31) Einem lebendigen Bären über den Rücken zu streichen [18]).

32) Gegen hektische Schweiße empfiehlt PERCIVAL den starken englischen Porter.

33) REIL: täglich zweimal einen Eßlöffel voll Rum in einem Glase Eselsmilch zu trinken.

15) *Trilleri*, Clinotechnia medica antiqua. 1774. 4. p. 28.
16) Über die Erkenntn. und Kur der Fieber T. I. S. 465.
17) *Richter*, praec. diaetet. p. 246.
18) Reichs-Anzeiger v. 1793. Bd. 2. S. 6.

# XIII.

## ENGBRÜSTIGKEIT / BRUSTKRAMPF

1) Im feuchten Asthma oder der Kurzatmigkeit mit vermehrter Schleimsekretion ist der tägliche Genuß von *Ehrenpreistee* (Veronica offic.) oft sehr wohltätig (G).

2) In Frankreich wird in eben der Krankheit der Tee vom *Edel-Gamander* (Teucrium chamaedrys) als Hausmittel angewandt.

3) Im südlichen Deutschland als Frühlingskur ein Trank von *Huflattich, Gänseblumen* und *Veilchen*.

4) Den Tee von *Sonnentau, Herba Rosellae* (Drosera rotundifolia) hat man im chronischen Brustkrampf übermäßig gelobt.

5) Ebenso den Tee von *Sanicula europaea,*

6) vom wilden *Majoran* oder *Dost* (Origanum vulgare) und

7) von *Lachenknoblauch* (Teucrium scordium) [1]).

8) Ein sehr schätzbares Mittel bei Brustkrampf und Mangel an Auswurf ist der *Anistee* [2]).

9) *Ingwertee* (Engl. V. M.).

10) Ausgepreßter *Rettichsaft*, morgens zu einigen Eßlöffeln voll, gegen die schleimige Engbrüstigkeit, den sog. Dumpfen [3]).

11) Zerriebener *Meerrettich* mit Honig vermischt, davon abends beim Schlafengehen einen Eßlöffel voll zu nehmen, um nächtlichen Anfällen von Brustbeklemmung vorzubeugen [4]).

12) *Senfmehl* gegen Asthma. Dr. HELM in Wien bezeugt, daß der 21 Jahre lang von Erstickungsanfällen ge-

1) *Lange*, Tentam. de remed. Brunsv. domest. 1765. p. 265.
2) Lexikon der Genuß- und Nahrungsmittel. Stendal 1810. 8. p. 11.
3) *Styx* a. a. O. S. 85.
4) *Finke* a. a. O. T. 2. p. 450.

plagte österreichische General Baron BRADY durch dies
Mittel, welches ihm ein gemeiner Mann riet, in 4 Wochen
geheilt worden. Er nahm morgens und abends einen Kaffeelöffel voll gestoßenen gelben Senf in einer Oblate oder in
Fleischbrühe oder Tee; zugleich

13) rauchte er in den Anfällen das im Oktober gesammelte Kraut, Stengel und Wurzeln des *Stechapfels* (ohne
die Samen) wie Tabak, aus irdenen Pfeifen [5]).

14) Asthmatische verschaffen sich oft durch Tabakrauchen große Erleichterung; es befördert den Auswurf und
hebt den Brustkrampf [6]). Die Morgenpfeife ist ihnen gewöhnlich bald unentbehrlich, indem sie ihre Brust dadurch
jedesmal erleichtert fühlen. Alte Männer, auch Frauen, zumal unter den Bauern im nördlichen Deutschland, kennen,
wenn sie an ihrem sog. Dumpfen leiden, kein größeres
Labsal, als eine Pfeife Tabak. Während fast jeder andere
Rauch die Kurzatmigkeit vermehrt, mindert sie der narko-
tische Tabaksrauch.

15) Auch der Kaffee ist ein vorzügliches Mittel gegen
asthmatische Beschwerden. PRINGLE empfahl ihn zuerst gegen die periodische Engbrüstigkeit, und MUSGRAVE und
PERCIVAL bestätigten die günstige Wirkung. Man läßt ihn
frisch brennen und mahlen und alle viertel oder halbe
Stunde eine Tasse von 32 g nehmen [7]).

16) Fuchsleber und Fuchslunge kommt bei CELSUS als
Mittel gegen Asthma vor. Die Leber soll man getrocknet
pulvern und dem Getränk beimischen; die Lunge frisch
gebraten essen [8]).

---

5) Salzb. med. chir. Zeitung 1819. II. S. 157
6) *Tissot*, de la santé des gens de lettres. Lausanne 1769. p. 233.
7) *Arnemanns* prakt. Arzneimittell. 6te Aufl. S. 664.
8) *Celsus*, de Med. L. IV. Cap. 4. 2. „est enim non vana opinio, vulpinum jecur" etc.

17) Mehr Zutrauen verdient aber die Versicherung, daß alles, was die Urinabsonderung vermehrt, in dieser Krankheit günstig wirke, und daß Spazierengehen bis zur Ermüdung und Reiben des ganzen Körpers zumal der unteren Teile in der Sonne oder am Feuer von bester Wirkung sei [9]).

18) Trockene Schröpfköpfe, in die Magengegend oder auf den Rücken gesetzt, wirken durch Gegenreiz ableitend bei krampfhafter Engbrüstigkeit. Dazu kann jedes Glas dienen, in welches man einige Augenblicke die Flamme eines Lichtes hält, oder wie HALLÉ angibt, innen Weingeist oder starken Branntwein anwischt, diesen anzündet und dann das Glas aufsetzt [10]).

19) Festes Binden der Arme und Beine half in einem Fall, wo alle möglichen krampfstillenden Mittel fruchtlos waren, bei einem 17jährigen Mädchen, die an krampfhaften Brustanfällen, dem Asthma acutum Millari ähnlich litt. Man band mit Bändern die Schenkel gleich oberhalb der Knie und die Arme oberhalb der Ellbogen. „Eigentlich bewirkte aber nur das Festbinden des linken Arms das blitzschnelle Verschwinden des furchtbaren Feindes, der nun seit 2 Jahren gewichen ist" [11]).

20) Mit *Brennesseln* peitschen, Urtication gegen Brustbeklemmung. Bei einem 24jährigen Mädchen, die nach verschwundenem Erysipel von furchtbarer Beklemmung befallen wurde, ließ Dr. SPIRITUS die Brust und Magengegend, die Hände und Füße mit Nesseln peitschen, worauf alles besser wurde und die Beklemmung sich verlor [12]).

21) Die Hände in heißes Wasser zu stecken ist ein höchst schätzbares Erleichterungsmittel des Brustkrampfs;

9) *Celsus* a. a. O.
10) Dict. des sc. méd. T. 19. p. 239.
11) Beobacht. und Abhandl. aus dem Gebiete der gesamten Heilk. Wien 1819. Bd. I.
12) Rusts Magazin. Bd. 15. 1823. S. 234.

das Atemholen wurde in einem Fall von nächtlicher Beklemmung jedesmal danach freier.

22) Auch das Riechen von Eau de Luce hebt zuweilen
schnell den Brustkrampf und Krampfhusten.

23) Um schnelle Ableitung zu bewirken bei Erstickung
drohender Brustbeklemmung dient ein mit Pfefferpulver
bestreutes Pechpflaster;

24) oder ein Senfteig (Senfmehl und Essig) auf die Brust
gelegt.

25) *Seidelbast* anhaltend auf beiden Armen getragen
bekommt oft Asthmatischen sehr gut.

## XIV.

### SCHWINDSUCHT

1) Die größten Schutzmittel der Schwindsucht sind
Ackerbau und andere aktive Bewegungen in freier Luft [1]).
Menschen, die sich viel Bewegung machen, sind der Lungenschwindsucht weniger unterworfen als solche, die viel
sitzen. Kein Schwindsüchtiger wird geheilt, er mag gebrauchen was er will, wenn er sich nicht Bewegung macht. Quod
petere in te est!

2) Die Motion des Reitens wird zumal in England
Schwindsüchtigen dringend empfohlen, seit TH. SYDENHAM
und PRINGLE [2]) die Sache zur Sprache gebracht und ersterer
das Reiten in der Schwindsucht für so spezifisch erklärt hat
wie den *Mercur* in der venerischen Krankheit und die
*China* im Wechselfieber [3]).

---

1) *B. Rush*, med. inq. and obs. p. 165 nennt sogar „Strapazen, Kriegsdienst,
Postreiten" unter den Mitteln, die viele Menschen, mit Anlagen zur Lun-
sucht, vor dem Ausbruch der Krankheit geschützt hätten.

2) *S. P. Camper*, Dissert. Lingae 1798. T. I. p. 388.

3) „Hoc sancte adsero, quod neque mercurius in lue venerea neque cortex

3) Zwei andere einfache Mittel sind zu allen Zeiten als Heilmittel der Schwindsucht angesehen worden: Milchdiät und Landluft. Die Milch empfiehlt unter andern alten Ärzten ARETAEUS [4]), die Landluft aber schon HIPPOKRATES in allen chronischen Brustbeschwerden und langwierigen Husten.

4) In neueren Zeiten hat man den Molkenkuren auf den Schweizer Alpen viel Gutes nachgesagt [5]). STORR empfiehlt sie mit folgenden Worten: „Wenn man die geläuterte Klarheit und den milden Geschmack dieser Nachmolken mit der Beschaffenheit der gewöhnlichen Molken vergleicht, und wenn man zugleich den ganzen Umfang der Heilsamkeit des Alpenlebens überdenkt, läßt sich der Wunsch nicht zurückhalten, daß Personen, die an Erschöpfung, Abzehrung, eingewurzelten Nervenübeln, Schwäche des Unterleibes usw. leiden, die Erfahrung machen möchten, welche wohltätige Wirkung eine Molkenkur auf den Alpen vor den gewöhnlichen Linderungskuren auszeichnen müsse" [6]).

5) BAGLIV, der in den meisten chronischen Übeln dem anhaltenden Gebrauch von Arzneimitteln entgegen war, hingegen Bewegung in freier Luft für das größte Heilmittel hielt [7]), empfiehlt Schwindsüchtigen auf Äckern, die gerade bearbeitet würden, hinter dem Pfluge her spazieren zu gehen.

6) Ebenso ist die Bergluft als ein großes Heilmittel vieler chronischer Krankheiten anzusehen, durch die allein

---

peruv. in intermittentibus efficaciores exstant, quam in phthisi curanda exercitium (equo vehi) jam laudatum". *Sydenham* Op. L. B. 1754. p. 414.

4) Curat. diut. morb. L. 1. c. VIII.

5) *J. G. Ebel*, Anleitung auf die nützlichste Art die Schweiz zu bereisen. 3. Auflage 1808.

6) *Storrs* Alpenreise v. J. 1781. 1 T. S. XXXIII.

7) *G. Baglivi*, Op. ex ed. *Pinel* 1788. p. I. „prodest motus et in rusticano aëre exercitatio".

oft schwere und hilflos erscheinende Übel geheilt werden *).

7) BOERHAAVE verordnete seinen schwindsüchtigen Kranken folgende Lebensordnung: Sie mußten täglich bei leerem Magen reiten und nach und nach die Kurse immer weiter ausdehnen *), morgens und abends den ganzen Körper lang und stark mit warmen, trockenen Tüchern reiben; in einem oberen Zimmer schlafen; früh zu Bett gehen und früh aufstehen; Honigwasser mit gleichen Teilen Milch vermischt trinken und öfter im Tage essen, besonders Milch und Mehlspeisen, leichte Gemüse etc.

8) Ortsveränderung, Reisen und Aufenthalt in warmen Himmelsgegenden sind diejenigen großen Heilmittel, nach denen instinktmäßig alle Schwindsüchtigen oder die an einer schwachen Brust leiden verlangen. Über das Klima mehrerer, wegen ihrer Heilsamkeit für Schwindsüchtige berühmter südeuropäischer Gegenden, sagt Dr. CARTER [10]) aus eigener Erfahrung: In Madeira, Barcelona, Malaga se: das Klima im Winter herrlich, aber der Aufenthalt füı Ausländer in gesellschaftlicher Rücksicht nicht angenehm. Marseille und Montpellier seien für Lungenschwindsüchtige nicht zu empfehlen, die dortigen Einwohner litten selbst viel an katarrhalischen Beschwerden. Eher Hyères und Neapel. Nizza aber sei jedem ihm bekannten Orte vorzuziehen. In Nizza blühe die Aloe, die Palme und der Pfefferbaum; doch sei auch da der Aufenthalt im Sommer nicht ratsam, sondern die Kranken müßten alsdann an den Genfer oder Langen See ziehen. — Von einem anderen

8) *Platner*, Diss. de morbis ex immunditiis § 5. „Aëris campestris vero, montanique tanta est salubritas, ut ejus solius beneficio saepe magni et desperati morbi curentur."
9) *H. Boerhaave*, Consultat. p. 37. „Equitare multum quotidie vacuo ventriculo, quotidie cursum augendo magis magisque".
10) A short account of some of the principal hospitals of France, Italy etc.

englischen Arzt JAMES CLARK [11]), der sich speziell mit Untersuchung der Heilsamkeit jener von Schwindsüchtigen vielbesuchten Gegenden beschäftigt hat, wird das Klima fast aller am mittelländischen Meer gelegenen Orte als durchaus unpassend getadelt, und z. B. von Marseille behauptet, daß die Einwohner ganz besonders zur Lungensucht geneigt seien. Dieser empfiehlt dagegen den Aufenthalt in Rom, wo die Luft eine feuchte Milde habe, die er nie im südlichen Frankreich, wo trockene und kalte Winde häufig herrschten, angetroffen habe. Überhaupt sei nur im Anfang der Krankheit etwas von solchen Reisen zu erwarten; in späteren Perioden sei es zweckmäßiger, den Kranken zu Hause auf ihrem Zimmer eine gleichmäßige Temperatur zu verschaffen, als sie in fremde Länder zu schicken, wo sie oft ohne alle Pflege umkämen. — Am besten scheint mir MOSELEY [12]) die Ansichten über die Heilsamkeit des Reisens in warme Länder zu vereinigen. Der Aufenthalt im südlichen Frankreich oder anderen warmen Ländern bekomme nur denen gut, die noch im Stande seien, von einem Ort zum anderen herumzureisen, denn in der Lungenschwindsucht werde weder dieselbe Luft noch dieselbe Kost und Arznei auf die Länge gut ertragen.

9) Seit den ältesten Zeiten werden Seereisen in warme Gegenden Schwindsüchtigen anempfohlen, ebenso auch der Aufenthalt auf kleinen, in südlichen Himmelsgegenden gelegenen Inseln, wo die Temperatur gleichförmiger ist und nicht durch eisige Alpenwinde wie im südlichen Frankreich unterbrochen wird! Einige haben den Vorteil der Seereisen für Schwindsüchtige von den schwingenden Bewegungen durch das Hin- und Herschwanken des Schiffes ableiten wollen.

---

11) Medical notes on climate, diseases, hospitals etc. in France. Italy etc. 1820.
12) On trop. diseases p. 74.

10) Der beständige Aufenthalt in Kuhställen wurde zu einer Zeit übermäßig als Heilmittel der Lungenschwindsucht gelobt [13].

11) In neuern Zeiten hat man dagegen die Teerräucherungen hoch erhoben [14]. Man setzt in das Zimmer des Kranken ein Gefäß mit Teer, so wie er auf Schiffen gebraucht wird, und läßt ihn über einer Lampe allmählich verdunsten. Dies soll man alle drei Stunden wiederholen.

12) Die orientalischen und russischen Dampfbäder werden als ein großes Heilmittel der anfangenden Lungenschwindsucht mit Recht angesehen.

13) Den Aufenthalt in einer mit Schwefeldämpfen erfüllten Luft, wie in der Nähe des Vesuvs, empfiehlt GALEN den Schwindsüchtigen [15]; und RICHTER riet solche Kranke nach Aachen zu schicken, wo die Luft der häufigen warmen Schwefelquellen wegen beständig mit Schwefeldünsten erfüllt ist und die Lungenschwindsucht unter den Einwohnern sehr selten vorkommen soll [16]. In der Nähe von Schwefelquellen wie in Nenndorf, Baden bei Wien usw. finden sich Schwindsüchtige, zumal wenn sie im Badehause selbst wohnen, sehr erleichtert.

14) Unter den Ratschlägen, eine platte, schmale Brust zu erweitern und schwache Lungen zu stärken, steht der, auf welchen AUTENRIETH besonders dringt, gewiß obenan: durch langsam vermehrte Bewegung und Übung der Lungen, indem man oft tief, langsam, aber mit Stärke einatmet und den Brustkasten ausdehnt, diese Organe zu üben.

13) Mém. de l'acad. de Chirurg. T. V. p. 553.
14) Alex. Crichton, An account of some experim. made with the vapour of boiling Tar. etc. 1817. Im Journ. de pharm. 1818. p. 178 wird geraten Pottasche dem Teer zuzusetzen, damit sich beim Verdunsten keine brenzliche Holzsäure bilde, die zum Husten reize.
15) Bennet, Tabidor. theatr. p. 125.
16) Hufelands J. Bd. 4, S. 3.

„Regelmäßig und täglich müssen viertel und halbe Stunden,
oft wiederholt, diesem Hilfsmittel gewidmet werden, neben
sonstiger genügender Bewegung im Freien. Nur dann
übertrifft es jedes andere Vorbeugungsmittel, bei Anlage
zur Schwindsucht, an Wirksamkeit" [17].

15) Dahin gehört auch die Übung der Lungen durch
lautes Lesen, und:

16) mäßiges Flötenblasen. Der Kapellmeister QUANZ
versichert in seiner Anleitung zum Flötenblasen, daß er
junge Leute, die wegen Schwäche der Lunge kaum ein
paar Takte in einem Atem blasen konnten, durch behut-
same und anhaltende Übung auf diesem Instrument soweit
gebracht habe, daß sie so viel als andere und selbst die
Trompete fertig und ohne Nachteil bliesen.

17) Selbst mäßiges Trompetenblasen kann bei Anlage
zur Schwindsucht als Mittel die Lungen und die ganze
Brust auszudehnen und durch Übung zu stärken angesehen
werden. Ich habe zwei Blutspeier gekannt, die in dieser Absicht täglich auf gläsernen Trompeten bliesen und sich
wohl dabei befanden.

18) Das Glockenläuten an einer mäßigen Glocke ohne
Schwengel, sowie das Schwingen der mehrgenannten Bleigewichte (halteres) sind Übungen, denen man in England
viel Zutrauen schenkt und die man als Mittel ansieht, den
Thorax zu erweitern.

19) Tägliches Bergsteigen trägt gleichfalls wesentlich
zur Erweiterung des Brustkastens bei.

20) Immer hat es mir auch geschienen, daß die horizontale Lage im Schlafen auf festen Matratzen, mit nur wenig,
durch ein rundes Polster und kleines Kopfkissen erhöhtem
Kopf, wie es in Frankreich allgemein Sitte ist, zur Erweiterung und Wölbung der Brust beitrage. Jeder, der diese, der

---

17) Tübinger Blätter für Naturwiss. und Arzneik. Bd. 1. St. 1. S. 128.

deutschen Art, mit stark erhöhtem Kopf zu schlafen, entgegengesetzte Weise zu liegen an sich versucht, wird finden, daß dadurch die Brust nach vorn gewölbt und hervorgehoben wird.

21) Bei Anlage zu Lungenknoten, die mit Engbrüstigkeit und kurzem Atem verbunden zu sein pflegt, ist Männern das Fechten zu empfehlen. Die Beschwerden verschwinden oft gänzlich, wenn man einige Wochen gefochten hat.

22) Sonnenwärme, Sonnenlicht, Insolation, mäßige Bewegung im Sonnenschein, Aussetzen des nackten Körpers der Sonne, sind wichtige Belebungs- und Stärkungsmittel in Auszehrungskrankheiten.

23) Zu den hiesigen Volksmitteln in der Lungenschwindsucht gehört der Tee von *Brombeerranken* mit Kandiszucker.

24) Der ausgepreßte Saft, die sog. Gruse von den Wurzelblättern des *Grensings*.

25) In Frankreich der *Salbeitee*, bald warm, mehr aber kalt getrunken. Von der Wirksamkeit dieses letzten Hausmittels habe ich ein auffallendes Beispiel an einem Blutspeier, D—x. aus A. gesehen, der sich jahrelang damit kurierte und genas.

26) Der Ehrenpreistee von *Veronica offic.* wird von HOFFMANN [18]) „der deutsche Tee" genannt, und in der Schwindsucht gerühmt.

27) Ebenderselbe empfiehlt die Brühe von gekochten Rüben gegen hartnäckigen Husten.

28) Den ausgepreßten *Rübensaft* loben ROSENSTEIN und VAN SWIETEN gegen Lungenknoten und anhaltende Heiserkeit.

---

18) ej., Diss. de infuso Veronicae praeferendo herbae Thé.

29) *Kerbelsaft* mit Milch wird häufig in Niedersachsen in solchen Fällen getrunken [19]).

30) Ebenso Roggenbrei aus Roggenmehl und ungesalzener Butter oder Ziegenmilch morgens nüchtern wochenlang zu essen.

31) Junge *Brennesseln, Melde* (Atriplex hortensis), *Ehrenpreis, Gundermann* (Glecoma hederacea), wie Spinat gekocht zu essen. (G.)

32) Den Samen des *Wasserfenchels* (Phellandr. aq.), unter dem Namen Peer-Saat bei den Landleuten in Niedersachsen bekannt, morgens und abends auf Butterbrot zu essen oder in Bier einzunehmen.

33) Tierisches Fett, namentlich *Hundefett*, als ein altes Volksmittel in der Lungenschwindsucht bekannt, wurde neuerdings ernstlich wieder empfohlen [20]).

34) Eine englische Vorschrift in Auszehrungskrankheiten ist folgende: Ein frischer Eidotter wird mit drei Eßlöffeln voll Rosenwasser zerrührt, 0,240 l frische Kuhmilch, Zucker und etwas Muskatnuß hinzugetan und dies alle Morgen getrunken, nachher zwei Stunden lang nichts weiter gegessen.

35) Ein schwindsüchtiger Offizier lebte zuletzt von nichts als Honigkuchen und Milch, wobei er sich nach 5 Monaten vollkommen erholte [21]).

36) Im entzündlichen Stadium vieler Krankheiten. namentlich auch in der anfangenden Schwindsucht, läßt man in Frankreich häufig Froschkeulenbouillon trinken, wozu die Frösche im Herbst sich besser als im Frühjahr eignen sollen.

---

19) *I. H. Lange,* Tentamen de remed. Brunsvicensium domesticis. Brunsv. 1765. 1765. 8. p. 252.
20) *Herhold,* Über die Lungenschwindsucht. 1813.
21) Dict. des sc. méd. T. 39. p. 89.

37) Bei uns wird Schneckenbouillon in Auszehrungskrankheiten oft mit großem Nutzen angewandt. Man
nimmt 6 bis 8 große Schnecken *(Helix pomatia)* mit der
Gabel aus dem zerschlagenen Hause, befreit sie von der
sog. Galle, reibt sie mit Salz, hackt sie klein und kocht sie
mit ½ Quart Wasser. Diese Portion läßt man alle Morgen
trinken. Die Brühe schmeckt fade, ungefähr wie rohes Eigelb. Angenehmer und wirksamer soll sie sein, wenn man
zugleich mit den Schnecken geraspeltes Hirschhorn und
Graupen abkochen läßt [22]).

38) In Rußland hat man den *Kumiß*, ein Getränk aus
Stutenmilch, mit Mehl, Honig und Hefen in Gärung gesetzt, in der Phthisis und Atrophie empfohlen [23]).

39) Ebenda wird als Volksmittel bei hartnäckigem mit
Blutspeien verbundenem Husten *Knoblauch* und *Prunus
padus* fein gestoßen und mit Honig vermischt eingenommen [24]).

40) In der Schweiz brauchen Schwindsüchtige zuweilen
die Emulsion von *Arvennüssen* (v. Pinus Cembra). MEINERS
versichert, er kenne in Bern eine angesehene Familie, aus
welcher drei bis vier Personen ihr Leben der Milch der
Arvennüsse zu verdanken hätten [25]). Noch jetzt wird das
Mittel wie ich in Bern hörte geschätzt.

41) In der Gegend von Lausanne und Vevay finden
sich im Herbst eine Menge schwindsüchtiger Personen aus
anderen Kantonen ein, die hier die sog. *Traubenkur* brauchen, d. h. eine Zeitlang größtenteils von reifen Trauben
leben. Die Wirkung dieses eröffnenden, antiphlogistischen
Regimes ist in vielen Fällen sehr günstig.

22) Pharmac. Hannov. 1819. p. 219.
23) *Haeberlein*, In den Comment. soc. med. Mosq. 1811.
24) *Richters* Gesch. der Med. in Rußland. T. 1. S. 112.
25) *C. Meiners* Briefe über die Schweiz. 2. T. S. 51.

42) Der frisch ausgepreßte *Gurkensaft* wird vielfältig in der Schwindsucht, zumal in der Phthisis florida, gerühmt, wo er in zwei neuen Fällen, täglich zu ¹/₂ Quart getrunken, vollständige Heilung bewirkt haben soll [26]).

43) Die vielgelobten sog. Lieberschen Auszehrungskräuter sollen ganz aus *Galeopsis grandiflora* bestehen, wovon man die ganze Pflanze ohne die Wurzel trocknen und davon 32 g mit ¹/₂ Quartier Wasser abgekocht in 24 Stunden trinken läßt.

44) In der **Halsschwindsucht** empfahl ein Arzt in Neubrandenburg alle Morgen nüchtern die Milch von einem holländischen Hering zu essen. Dieser Rat gründet sich, wie ich vermute, auf die in Berlin von Sängern und Sängerinnen längst gemachte Erfahrung, daß eine verschluckte Heringsmilch die Stimme hell macht.

45) HEBERDEN [27]) rät gegen das lästige Husten erregende kitzelnde Gefühl im Halse, welchem Schwindsüchtige unterworfen sind, Rosinen zu essen.

46) Das im nördlichen Deutschland bei Anlage zur Halsschwindsucht übliche Tragen eines schwarzen oder blauen Frieseletbandes um den bloßen Hals verdient der Empfehlung.

47) Um abgemagerte Kranke, Rekonvaleszenten und Schwindsüchtige zu ernähren und ihnen ihr verlorenes Embonpoint wieder zu verschaffen, hat man selbst Erwachsene an gesunden Ammenbrüsten trinken lassen. Eine Dame die sich durch anhaltendes Essigtrinken Blutspeien und Abzehrung zugezogen hatte, ließ P. FRANK [28]) an einer Amme saugen und zugleich von einer Brühe von alten Hühnern, Schildkröten, Flußkrebsen und Eigelb, alle zwei Stunden

---

26) *Hartmann* in Hufelands J. 1824. I. 117.
27) Comment. etc. p. 289.
28) Epitome L. VI. P. III. p. 170.

½ Tasse voll trinken auch viermal des Tags solche Klistiere setzen, wobei sie sich vollkommen erholte.

48) In Frankreich läßt man abgemagerte Menschen morgens und abends Nudeln mit Milch und Zucker dick eingekocht essen.

49) In Niedersachsen essen abgemagerte Menschen morgens Roggenbrei und trinken Braunschweiger Mumme.

50) Das Verfahren, wodurch die maurischen Mädchen gemästet werden, denen bekanntlich Fettsein zur größten Empfehlung gereicht, besteht darin, daß man sie zwingt, jeden Morgen eine große Portion eines Breis aus Maismehl zu essen und Kamelsmilch zu trinken [29]).

## XV.

### BRÄUNE / HEISERKEIT

Von der Behandlung der Halsentzündung, sowohl der Schling- als Atmungswerkzeuge durch schleunige allgemeine und örtliche Blutentziehung kann hier nicht die Rede sein. Wir haben nur Volksmittel und andere einfache, kunstlose Verfahrungsarten zu nennen, die in den Anginen im Gebrauch sind.

1) Bei leichter Anschwellung der Mandeln im sog. geschossenen Zäpfchen, bei Steifheit des Halses und behindertem Schlucken, wie es so oft nach Erkältung vorkommt, pflegen viele bei Nacht einen wollenen schon getragenen Strumpf um den Hals zu binden und zugleich:

2) mit *Salbeitee* und Honig zu gurgeln.

3) In Wien läßt man in solchen Fällen *Schlüsselblumentee* trinken.

---

29) *Mungo Parks* Reisen im Innern von Afrika. 1799. S. 133.

4) Sehr gute Dienste leistet dabei das Einatmen von Wasserdämpfen. Von vier Teilen *Fliederblumentee* und einem Teil Franzbranntwein zieht der Kranke die warmen Dämpfe in den Mund. Es ist unglaublich, sagt RICHTER, welchen großen Nutzen dieses einfache Mittel oft bringt.

5) Wenn das Gurgeln zu angreifend oder, wie dies oft der Fall ist, unmöglich sein sollte, Milch, worin Feigen abgekocht, in den Mund zu nehmen, bei hohen Graden von Entzündung und Geschwulst im Halse.

6) Heiße Ziegenmilch, worin Honigkuchen aufgelöst worden, teelöffelweise einzugeben, um die in Eiterung übergegangene Halsgeschwulst zum Ausbruch zu bringen. Die gute Wirkung dieses einfachen Mittels lernte ich in einem Fall von Scharlachbräune kennen, woran ein vierjähriges Kind gefährlich danieder lag. Die Familie hatte unter ärztlicher Behandlung zwei Söhne in kurzer Zeit am Scharlach verloren. Als darauf auch die Tochter von der Krankheit ergriffen wurde, bei der sich die nämlichen Erstickungsanfälle zeigten, riet eine Nachbarin das eben genannte Hausmittel, welches bewirkte, daß ein Abszeß im Halse aufbrach und viel Eiter ergossen wurde, dem man die Rettung dieses Kindes zuschreiben mußte.

7) Männer, die an entzündeten und in Eiterung übergegangenen Tonsillen litten, haben in der Verzweiflung wegen drohender Erstickung sich dadurch schleunige Erleichterung verschafft, daß sie sich eine in Öl getauchte Feder tief in den Hals einbrachten und Neigung zum Brechen erregten, wodurch der Abszeß aufbrach.

8) Ein gemeiner Mann, der sich mit Behandlung der Bräune abgab, die in einer benachbarten Gegend herrschte, soll dadurch Hilfe geleistet und die Operation mit dem Pharyngotom oft entbehrlich gemacht haben, daß er mittels einer großen Spritze kaltes Wasser in den Mund ein-

spritzte und äußerlich die Gegend der Tonsillen auf eine
gewisse Weise anspannte und mit den Fingern strich.

9) Der eingedickte Saft der *schwarzen Johannisbeeren*
(engl. Squinancy-berries), oder auch die Abkochung der
Blätter und des Holzes, wenn jene nicht zu haben sind,
zum Gurgeln, in der Bräune (Engl. V. M.).

10) Bei chronischen Halsentzündungen wie auch dem
oft Wochen lang dauernden verlängerten oder geschossenen
Zäpfchen mit Beschwerde im Schlingen half ein Gurgel-
wasser von Stärke oder Haarpuder in Wasser gelöst.

11) Das Mittel, welches GALEN von einem Landmann
kennenlernte und sich in einer schweren Halsentzündung
(gravi tonsillarum, uvulae et colli dolore et inflammatione)
hilfreich erwies, besteht in dem Saft der grünen *Walnußschale* mit Honig.

12) Gegen die Disposition zu Halsentzündungen, die
bei manchen Männern so groß ist, daß sie nach jeder Erkältung Beschwerden im Schlucken fühlen, läßt man einen
mit Pech bestrichenen Faden beständig um den Hals tragen (Russ. V. M.); oder:

13) ein schwarzes wollenes Band.

14) Einem Manne, der an habitueller Angina tonsillaris
litt, die ihn halbjährlich befiel, riet jemand, das Halstuch
abzulegen und im bloßen Halse zu gehen. Von der Zeit an
bekam er keinen Anfall wieder.

15) Andere atmen sogleich Dämpfe von Fliedertee und
Weinessig ein, wodurch die Fortschritte der Entzündung
aufgehalten werden sollen.

16) Gegen Heiserkeit ·und völlige Stimmlosigkeit, welche bei vielen nach Erkältung eintritt, soll man bei Nacht
ein kleines Flaumfederkissen um den Hals binden [1]).

17) Tee mit Eigelb und Kandiszucker trinken.

---

1) *Martini*, Kranken-Rat. S. 50.

18) Ein rohes Ei verschlucken.

19) Rosinen essen.

20) Tragantschleim in Wein nehmen [2]).

21) Eine Heringsmilch verschlucken.

22) Senfmehl mit Honig zu Kügelchen gemacht morgens essen. Die Stimme soll danach hell werden [3]).

23) Kindern gibt man in solchen Fällen gebratene Äpfel, worin man Zucker hat schmelzen lassen, zu essen.

## XVI.

### KRUPP / STICKHUSTEN

Der Krupp, eine der lebensgefährlichsten und akutesten Kinderkrankheiten, wird nur selten Gegenstand der Anwendung einfacher Volksmittel sein. Hingegen der Stickhusten, dieses aller aktiven Behandlung so oft trotzende, langwierige Übel, gestattet die Anwendung solcher Mittel, die man auch hier oft helfen sieht, wo pharmazeutische Mittel lange vergebens gebraucht waren.

1) Manche Kinder sind, in einer gewissen Periode ihres Lebens, öfteren Anfällen von Krupphusten ausgesetzt. Sie erwachen unter Beängstigung mit einem bellenden, rauhen Husten, der die Angehörigen in die größte Bestürzung setzt und Verlangen nach schleuniger Hilfe erregt. In solchen Fällen empfiehlt Dr. GOELIS in Wien den Müttern (nach seiner mündlichen Versicherung mit dem besten Erfolg): gleich warme Breiumschläge (Köchel) von Semmel und Milch auf die vordere Seite des Halses zu legen und dem Kinde heißen *Schlüsselblumentee* einzugeben. Der Krupphusten verwandle sich sehr oft danach in bloßen Katarrhal-

---

2) *Galen,* de remed. parab. L. III. p. 640.
3) Apothek für den gemeinen Mann etc. Nürnberg 1529. 4. Bl. IV.

8 Osiander

husten, und dem Übergang in wahren Krupp werde dadurch vorgebeugt. Auch andere Wiener Ärzte empfehlen das einfache Verfahren, welches schon von W. BUCHAN [1]) gelehrt wird.

2) Ein Pechpflaster (Burgundi-pitchplaster), Monate, selbst Jahre lang zwischen den Schultern getragen, soll die Rückfälle des Krupps verhüten (Engl. M.).

3) Das Besprengen des Kopfkissens mit Weinessig oder das Vorhalten eines in heißen Fliedertee und Essig getauchten Schwamms erleichtert das Aushusten.

4) Um in verzweifelten Fällen die die Luftwege beengende Krupphaut zum Auswurf zu bringen und den bevorstehenden Erstickungstod abzuwenden, hat man spanischen Tabak (Spaniol) mittels einer Federspule in die Nase geblasen, heftiges Niesen erregt und dadurch jenen Zweck erreicht [2]).

5) Im letzten Stadium der Krankheit, bei gänzlicher Erschöpfung der Kräfte durch Unterbrechung des Atemholens, hat man den Kranken mit kaltem Wasser übergossen und dies nach dreimaliger Wiederholung hilfreich gefunden [3]).

6) Um einen langwierigen, allgemeine Cachexie drohenden Stickhusten abzukürzen, dient sehr oft eine Ortsveränderung mehr, als die gepriesensten Arzneimittel. Das kranke Kind muß aus seiner bisherigen Krankenstube in ein anderes Zimmer, am liebsten der oberen Etage [4]) gebracht werden. In Fällen, wo alle Mittel vergebens waren, half eine solche Veränderung in wenigen Tagen [5]). Selbst

---

1) Domestic med. Lond. 1779. p. 607.
2) Götting. gel. Anz. v. J. 1816.
3) Med. chir. Zeitung 1822. II. S, 29.
4) *Simonds* Reise eines Gallo-Amerikaners. 1817. S. 400.
5) *Heberden* Comment. de morb. hist. et cur. ed *Soemmering* p. 331. „Mutationem coeli maxime valere ad vim morbi leniendam et finem ejus accelerandam."

wenn ein scheinbar gesünderer Aufenthalt mit einem weniger gesunden vertauscht wurde, sah man die gute Wirkung erfolgen, so daß es nur an einer Veränderung, nicht gerade an Verbesserung der Luft gelegen zu sein scheint. Besonders ist man in England für die Luftveränderung im Stickhusten, die J. BURNS „das allerwirksamste Heilmittel" nennt, welches oft schon nach wenigen Stunden seinen heilsamen Einfluß äußere.

7) Der eingedickte *Grensingsaft* (extr. Millefolii) wird auch als Hausmittel Kindern in dieser Krankheit gegeben. Man verdünnt den Extrakt mit Kamillentee oder Zuckerwasser.

8) Ein Trank von den trockenen Blättern des weißen *Andorns* (Marrubium vulg.).

9) Wilder *Rosmarin* (Ledum palustre) in Aufguß (Schwed. V. M.).

10) *Salbeitee*, zumal von der Salvia sclarea mit Milch [6]).

11) Eine Abkochung von *Vogelbeeren* (Sorbus aucuparia) mit Zucker.

12) Salat und andere saure Speisen sollen im Stickhusten besonders gut bekommen [7]).

13) Seehundsfett mit Milch gekocht, eßlöffelweise einzugeben (Schwed. V. M.).

14) Einige Tropfen Teer mit einem Eidotter vermischt (Schwed. M.).

15) Abkochung von Weizenkleie mit Honig und Milch vermischt, lauwarm häufig zu trinken.

16) Warmbier mit Butter (UNZER).

17) Eichelkaffee.

---

[6]) *Max. Stoll*, Diss. med. ad morbos chronicos V. II. Vien. 1789. p. 229. „Infusum Salviae glutinosae mirum quantum contra tussim conv. commendant."

[7]) *Vogel* acad. pract. etc. II. p. 101. „Denique quod inter cibos acetaria quam maxime prosint, fideliter moneo."

18) Abkochung von ungebrannten zerstoßenen Kaffeebohnen. Ein franz. Emigrant empfahl das Mittel in einem
benachbarten Dorfe, wo der Stickhusten herrschte, und es
soll nach der Versicherung eines Arztes in vielen Fällen
hilfreich gewesen sein.

19) In Frankreich gibt man fast allgemein den Kindern,
die am Stickhusten leiden, Kügelchen aus Gummi und
Zucker mit einem kleinen Zusatz von *Ipecacuanha.*

20) Zu den holländischen Volksmitteln gehört folgendes: Man zerstößt 20 bis 30 kleine Gartenschnecken, kocht
sie in etwa ¹/₂ Liter Bier ¹/₂ Stunde lang, seiht die Abkochung durch, versüßt sie mit Zucker und läßt davon alle
2 Stunden eine halbe Teetasse voll trinken (DE HAEN).

21) Ein ähnliches wenden die Landleute in hiesiger Gegend an. Sie überstreuen eine rote Wegschnecke (Limax
rufus) mit gestoßenem Zucker, wodurch die Schnecke zum
großen Teil in einen gelben Schleim aufgelöst wird, den
sie alle Morgen nach und nach dem Kinde eingeben. Ich
habe gute Wirkung davon gesehen.

22) Selterswasser mit lauer Milch vermischt ist ein passendes Getränk im Stickhusten.

23) In den späteren Perioden bekommen einige Löffel
voll Malaga- oder Tokaier-Wein sehr gut.

24) Als zweckmäßige Hausmittel können noch angesehen werden: Einreibung von Zwiebelsaft in die Fußsohlen.

25) Knoblauchsaft mit Schweinefett vermischt in den
Rücken und die Magengegend eingerieben.

26) Tägliche warme Fußbäder mit Holzasche und Senfmehl.

27) Ein warmer Flanellanzug, ein Trank von *isländi-
schem Moos,* und zuweilen einige Teelöffel voll Malaga
können zu den besten Hausmitteln bei einem langwierigen
Keuchhusten gerechnet werden.

## XVII.

### Harnbrennen
#### Schleimfluss aus der Urethra

1) Zu den einfachen schmerzlindernden Getränken, die in der Tripperentzündung passen, gehört der gewöhnliche chinesische Tee in Menge getrunken. Einige mischen eine Tasse starken Tee mit Milch und Zucker unter ein großes Glas kaltes Wasser. Dies Getränk ist besonders zu empfehlen.

2) In Frankreich wird ziemlich allgemein in solchen Fällen kalter *Leinsamentee* (tisane de graine de lin) für sich, oder mit einem Zusatz von Mandelsirup getrunken.

3) Manche ziehen den Aufguß auf zerstoßenen *Hanfsamen* vor, den sie mit Süßholz oder einem Sirup versüßen [1]).

4) Ebenso dienen: Mandelmilch.

5) Zuckerwasser.

6) Milch und Wasser.

7) Gerstenschleim.

8) Eibischtee.

9) Das Harnbrennen lindern auch die trinkbaren *Schwefelwasser*, wie auch das *Nenndorfer Wasser*.

10) Andere alkalische Sauerbrunnen, wie das diuretische *Emser Wasser* [2]).

11) Außerdem tragen Klistiere von bloßem lauen Wasser oder Seifenwasser sehr wesentlich zur Minderung der

---

1) *F. Swediaur* Traité compl. des mal. syph. T. 1. p. 55.
2) *v. Wedekind*, über das Wesen des echten Trippers. *S. Rusts* Magazin. Bd. 16. 1824. p. 336. „Um den Tripper zu heilen, bedarf es keiner besonderen Arzneimittel, wenn nur alle accessorische Reize, wodurch die Entzündung erhöht werden kann, wie starke Leibesbewegung, salzige Speisen, Wein etc. gemieden werden."

entzündlichen Reizung bei. Sie sind in der Entzündungs-
periode weit nützlicher, als Einspritzungen in die Harnröhre, die oft unnötig angewendet werden.

12) Allgemeine laue Bäder oder örtliche Milchbäder
lindern den Erethismus.

13) Ebenso das Baden des Gliedes in warmem Baumöl.
Der Kranke füllt ein längliches, irdenes Gefäß mit Baumöl,
läßt es gelinde erwärmen und badet damit das Glied sooft
und solange es ihm die Zeit erlaubt. Die Schmerzen und
krampfhaften Anfälle vermindern sich danach zusehends [3]).

14) Das Einhüllen des Gliedes in weiche Leinwand, die
an der Stelle, wo sie die Mündung der Harnröhre berührt,
mit Öl angefeuchtet oder auch ganz in Oliven- oder Mohn-
öl getaucht ist, lindert das Harnbrennen.

15) Im ersten Stadium des Trippers leisten kalte örtliche Bäder, anhaltend und fleißig angewendet, oft die
schnellste Hilfe.

16) Gegen den Nachtripper, den Schleimfluß aus
der Urethra, der nach gehobener Entzündung oft mehrere
Monate lang schmerzlos fortdauert, wird starker *Wacholderbeertee*, kalt zu trinken, empfohlen.

17) *Wacholdermus*, zwei Eßlöffel voll auf eine Flasche
Wasser, scheint hier besser als im akuten Stadium zu passen, wo es jedoch auch empfohlen wird und dem Urin die
Eigenschaft mitteilen soll, den brennenden Schmerz zu lindern [4]).

18) *Terpentinöl* nehmen preußische und russische Soldaten, wie mir ein preußischer Arzt versicherte, eßlöffelweise gegen den Nachtripper ein.

---

3) *Gumprecht*, über die Anwendung der Öl-Bähungen beim akuten Stadium
des Trippers. *O. Harleß* Rhein. Jb. Bonn 1821. S. 206.
4) *A. F. Hecker*, Deutliche Anweisung die vener. Krankheit zu behandeln.
2. Ausg. 1801.

19) *Birkenteer* (Oleum betulinum), das Öl, welches dem Juchtenleder den eigentümlichen Geruch gibt, tropfenweise mit Branntwein einzunehmen (Russ. V. M.).

20) *Mastix* in Pulver alle Morgen zu einem Teelöffel voll in einem weichgesottenen Ei [5]).

21) *Cubeben* (Piper Cubeba) in Pulver, dreimal des Tags zu einem halben Teelöffel voll. Das Mittel scheint indischen Ursprungs zu sein und wurde von Jo. CRAWFORD, englischer Arzt in Bengalien, zuerst als Spezifikum im Tripper bekannt gemacht. Es scheint aber nur im chronischen Schleimfluß zu passen. Der Harn soll davon den Geruch der Cubeben annehmen und der Ausfluß oft schon nach 3 bis 4 Tagen vergehen.

22) Einige Purganzen aus *Magnesia* und *Rhabarber* leisten zur Heilung des Nachtrippers oft mehr als alle balsamischen Mittel.

23) Die zurückgebliebenen dumpfen Schmerzen in der ganzen hypogastrischen Gegend, im Damm und anderen Teilen werden durch Dampfbäder sehr vermindert. Diese bereitet man am leichtesten, indem man ein Gefäß mit kochendem Wasser und *Kamillenblumen* in den Nachtstuhl stellen läßt.

24) Zur Abkürzung eines sehr langwierigen Schleimflusses empfiehlt man besonders in England das Reiten [6]).

25) Kalte Flußbäder und örtliche kalte Bäder [7]).

26) Ein Glas Wein mehr als gewöhnlich getrunken neben nahrhafter Fleischkost und Bewegung in freier Luft tragen zur Abkürzung des Nachtrippers noch besonders bei.

---

[5]) *J. Praevotii* med. paup. 1641. p. 235.
[6]) *J. Cooper* Diction. of surg. p. 450.
[7]) *Richters* spez. Therapie. Bd. 5. S. 400.

## XVIII.

### HARNVERHALTUNG
### GRIES UND STEIN

1) Manchen an Harnverhaltung leidenden Kranken, zumal solchen, die auch in gesunden Tagen im Liegen den Urin nicht lassen können. verschafft man augenblickliche Hilfe, wenn man sie vorwärts gebückt auf die Knie liegen oder auf dem Nachtstuhl sitzen läßt.

2) Ein abführendes Klistier aus *Kamillenblumen*, Öl und Salz befördert den Harnabgang, indem es konsensuell den Blasenhals erschlafft.

3) Warme Bäder der Geschlechtsteile durch Auflegen einer in warmes Wasser getauchten Serviette passen besonders bei der Harnverhaltung der Wöchnerinnen.

4) Manche befördern die Entleerung der Blase dadurch, daß sie den Penis mit zurückgezogener Vorhaut in kaltes Wasser tauchen.

5) Ein ähnliches Volksmittel gegen das Schwerharnen, welches zuweilen vom Genuß des frischen Biers entstehen soll, ist: sich mit nacktem Hintern auf einen kalten Stein zu setzen (P. FRANK).

6) Ein bejahrter Mann hat an sich die Erfahrung gemacht, daß, sobald er sich morgens den Kopf mit kaltem Wasser wusch, er den Harn lassen mußte [1]). Das Mittel kann bei dem Schwerharnen, woran alte Männer oft leiden, von Nutzen sein.

7) Kalte Umschläge auf die Fußsohlen bewirkten endlich die Urinausleerung bei einem Mann, der an einem Schenkelbeinbruch darniederlag, wozu eine furchtbare Harnverhaltung sich gesellte, die durch Aderlaß und krampfstillende innerliche und äußerliche Mittel vergebens be-

---

1) m. Nachrichten von Wien etc. S. 148.

handelt war. Der Kranke konnte auch in gesunden Tagen im Bett liegend sein Wasser nicht lassen.

8) Ein Mann litt an Nierenschmerzen mit vollkommener Harnverhaltung, wogegen Aderlaß, Blutegel, Schröpfen, Bäder usw. vergebens angewendet worden waren. Es trat Erbrechen und Schluchzen ein. Nun versuchte man den Katheter zu applizieren, aber umsonst. Da riet jemand dem Kranken aufzustehen, nackt, mit bloßen Füßen im Zimmer, dessen Estrich mit kaltem Wasser begossen war, umherzugehen und die Nierengegend und Lenden mit in Brunnenwasser getauchten Tüchern peitschen zu lassen. Eine halbe Stunde nachdem diese einfachen Mittel in Anwendung gebracht waren, kam Drang zum Harnen und kopiöser Urinabgang, wonach der Kranke sich vollkommen erholte ²).

9) In Fällen, wo wegen Strikturen der Katheter bei Männern nicht anzubringen oder kein solches Instrument zur Hand war, hat man den Rat gegeben, durch Saugen (Luftverdünnung) den Abfluß des Urins zu befördern. Man soll das Glied mit nasser Leinwand umwickeln, darüber ein Arzneiglas mit durchbrochenem Boden stecken und an der Mündung des Glases saugen lassen ³).

10) Das Mittel, durch *Terpentin*einreibung in die Nierengegend die Harnausleerung zu befördern, scheint aus der Vieharzneikunst entlehnt zu sein; wenigstens habe ich es von Roßärzten bei Unvermögen der Pferde zu stallen anwenden sehen.

11) Eine gebratene, noch heiße *Zwiebel*, auf die Schoßgegend gelegt, soll die Harnausleerung antreiben ⁴).

---

2) *Gerson* und *Julius* Magazin der ausländischen Literatur der Heilk. Bd. 8. 1824. S. 285.
3) *Hennemann* in Hufelands J. 1823. May.
4) *Heister* Diss. de medicamentis Germaniae indigenis etc. 1730. p. 28.

12) Bei Kindern habe ich in solchen Fällen eine Tasse warmen *Mohnkopftee* nützlich gefunden.

13) Für Erwachsene hat man Klistiere aus *Tabaks-aufguß*, nämlich 1,65 g Rauchtabak auf ¼ Liter heißes Wasser mit gutem Erfolg angewandt [5]).

14) Einen Trank aus *Kornblumen* (Centaurea Cyanus) und *Brennesselsamen* nennt FR. HOFFMANN unter den Hausmitteln gegen Harnunterdrückung.

15) Einige Eßlöffel voll Öl mit Wasser zu verschlucken (Bengalisches V. M.) [6]).

16) Zerlassenes Seehundsfett (Lappländisches M.) [7]).

17) Aufguß der *Heiden-Goldrute* (Solidago virga aurea) (Mittel der donischen Kosaken [8]).

18) Absud der *Parnassia palustris* gegen Harnverhaltung (Russ. V. M.) [9]).

19) Bei den Alten wird des Penisknochens gewisser Tiere als Mittel gegen Ischurie erwähnt [10]).

20) Von einem widrigen Mittel aus *Knoblauch* und *Pferdemist* lese ich in Luthers Lebensbeschreibung ein günstiges Urteil [11]).

21) Um Gries und kleine Blasensteine auszuführen, ist Wasser in Menge getrunken, neben warmen Bädern und erweichenden Klistieren das wirksamste [12]).

22) Ganz besonders paßt dazu das diuretische und äußerst angenehme *Wildunger Sauerwasser*.

---

5) Neue Samml. auserl. Abh. für pr. A. Bd. II.
6) Lettres édifiantes Rec. XV. 1722. p. 28.
7) *Montin* Diss. de medicina Lapponum Lond. Goth. 1751.
8) *P. Frank* Epit. L. VI. 1811. p. 538.
9) Russ. Samml. für Naturw. und Heilk. von *Crichton* etc. Bd. II. S. 251.
10) *Aristotelis* de animalibus historiae L. X. ed. *Schneider* T. IV. p. 48.
11) *M. Luthers* merkwürdige Lebensumstände von *Keil.* 1764. 4. § 623.
12) *Lieutaud* Synops. etc. I. 233. „Nihil efficacius reperitur quam largus aquae potus."

23) Das harte, eine außerordentliche Menge Pfannen-
stein beim Kochen absetzende Trinkwasser von Göttingen
wurde schon in älteren Zeiten als Schutzmittel gegen den
Blasenstein angesehen. In der Tat ist diese Krankheit sowohl in der Stadt als Umgegend von Göttingen beinah
unbekannt.

24) In China und Japan sollen sowohl die Steinkrank-
heit als auch Gicht äußerst selten vorkommen, was man
dem beständigen Genuß des Tees zugeschrieben hat.

25) Es scheint auch, daß in Europa allgemein die Stein-
krankheit in neueren Zeiten seltener geworden ist; ein glück-
liches Ereignis, welches man höchstwahrscheinlich, sowohl
der größeren Mäßigkeit im Weintrinken als vorzüglich den
oft und schwer beschuldigten Getränken des Tees und
Kaffees zuzuschreiben hat.

26) Der Aufenthalt in Westindien ist für Europäer, die
an Gries leiden, sehr wohltätig; manche, die an Harnbeschwerden aus dieser Ursache litten, wurden während
ihres dortigen Aufenthalts ganz befreit davon [13]).

27) Erdbeeren, Kirschen und andere Sommerfrüchte
empfiehlt BOERHAAVE [14]) unter den prophylaktischen Mitteln gegen den Stein.

28) Molken als Frühlingskur, namentlich auch einmal
des Monats Molken worin Manna abgekocht, morgens
nüchtern zu trinken (ders.) [15]).

29) *Meerrettich* mit Bier kalt infundiert, wirkt urintreibend und paßt bei Verschleimung der Harnwege [16]).

---

13) „I have known many Europeans, subject to the gravel at home, who had
   no symptoms of it during their residence in the West-Indies" — *B. Moseley*
   on tropical dis. 1803. p. 123.
14) Praelect. publ. de calculo S. Consult. med. etc. 1752. Vol. II. p. 164. „Hi
   sunt optimi diuretici, et renes purgant."
15) „Levis hinc diarrhœa sequitur, et summum calculi prophylacticum est"
   l. c. 165.
16) Hufelands J. 1809. St. XII.

30) *Hagebuttensamen* mit Wasser abgekocht zum innerlichen Gebrauch gegen Gries und daherrührende Urinverhaltung (Götting. V. M.). Es sind mir zwei Fälle bekannt, wie dieser Trank gute Dienste leistete. In beiden
Fällen waren es alte an Gicht und Harnbeschwerden leidende Männer.

31) Den *Honig* empfahl besonders PRINGLE in Nieren-
krankheiten, andere auch gegen Anlage zum Stein.

32) Den *Birkensaft* rühmt ALBERTI in diesen Fällen.

33) Tee von *Equisetum, Karottensamen* und gerösteten
*Wacholderbeeren* FR. HOFFMANN.

34) Dünnes Bier in Menge getrunken findet SYDENHAM
dienlich, damit die Konkremente ausgespült würden. Mir
ist ein Fall bekannt, wo ein an Gries leidender alter Weintrinker sich durch das in Göttingen einst beliebte dünne
Radolfshäuser Bier kurierte.

35) Der Absud von ausgetrockneten *Pfirsichblättern* soll
nach WHITE gegen den Nierenstein vorzüglich wirksam
sein und auf dessen Gebrauch in kürzerer oder längerer
Zeit Gries und Steinchen abgehen [17]).

36) Bittere Mandeln morgens 3—4 Stück zu essen gegen
Anlage zum Stein. Sie führen Gries aus [18]).

37) Tee von den trockenen Blättern des *Mandelbaums*
gegen den Stein (Orient. V. M.) [19]).

38) Eine Abkochung der Wurzel des *Wiesenschilfs*
(Arundo phragmites?) wurde mir in Salzderhelden als ein
wirksames Volksmittel gegen Gries und Stein genannt.

39) Den Tee von der *Goldrute* (Solidago virga aurea)
loben Berliner Ärzte, unter anderen HEIM, gegen den Nierenstein.

17) *J. N. Raimann*, Handb. der Pathologie und Therapie. Bd. 2. 1817. S. 382.
18) *Fr. Hoffmann*, Opp. T. VI. p. 262 und *Hufelands* Journ. 1821.
19) Dr. *Fr. Hasselquist* a. a. O. p. 586.

40) *Heidelbeerblätter* (Vaccinium Myrtillus) [20]).
41) Absud der *Androsace lactea* (Russ. V. M.) [21]).
42) Gegen Steinschmerzen die diuretischen *Semina Frangulae* (Tartarisches M.) [22]).

## XIX.

### WÜRMER

1) Kindern, die an Spulwürmern leiden, hift oft gute kräftige Fleischkost und etwas Wein, mehr als Arzneien. Alle solche Schmarotzer wie Läuse, Eingeweidewürmer erzeugen sich am ersten in schwachen Körpern; mit Zunahme der Energie verschwinden sie von selbst. Die Schafhalter wissen, daß bei jungen Schafen, die am ärgsten von Läusen geplagt werden, nichts sicherer hilft als das Tier besser zu füttern, z. B. ihm Hafer zu geben.

2) Von guter Wirkung ist auch bei Wurmanlage der Genuß der freien Luft und lebhafte Muskelbewegung [1]).

3) Zu den wirksamen Mitteln gegen die Spulwürmer gehört Milch mit *Knoblauch* gekocht.

4) Einige *Knoblauch*zwiebeln durchschnitten morgens zu verschlucken (ROSENSTEIN) [2]).

5) Heringssalat mit viel Knoblauch und Zwiebeln zu essen [3]).

---

20) *Stark* Handb. II. 67.
21) Russische Sammlung etc. 1816. Bd. p. 251.
22) *Schober* memorabilia Rossico-Asiatica in *Müllers* Samml. russischer Geschichte 1762. Bd. 7. p. 96.
1) *P. Frank,* Epitome L. VI. 1821.
2) Schon *Celsus* IV. 17 empfiehlt Knoblauch zu essen, gegen die runden Intestinalwürmer.
3) *I. Colero,* Oeconom. rur. et domest. 1680. T. II. p. 211.

6) Malvasier oder Wermutwein morgens nüchtern zu trinken [4]).

7) Kochsalz in Menge zu essen oder in Wasser gelöst zu trinken [5]).

8) Rohe gelbe Wurzeln *(Möhren)* zu essen.

9) Viel eingekochten *Möhrensaft* oder

10) *Honig* auf Brot zu essen.

11) *Hagebuttenkerne* mit Honig [6]).

12) Zuckersirup oder Honig mit *Rainfarnsamen* vermischt, auf Brot zu essen.

13) Überzuckerter *Zitwersamen.*

14) Honigkuchen mit *Wurmsamen* (S. cinae), der in den Teig geknetet und mit gebacken wurde.

15) Buttermilch von gesalzener Butter.

16) Sauerkohlbrühe (hiesiges Bauern M.) [7]).

17) Einige Tassen *Isop-Tee* morgens zu trinken [8]); ebenso:

18) *Pfefferminztee* mit viel Honig.

19) Rosinen ohne irgend eine andere Speise frühmorgens zu essen (Engl. V. M.).

20) Einige *Zitronenkerne* in Milch gekocht.

21) Die Samen des *breiten Wegerichs* (P. Plantago major) mit Honig.

22) Ein Stück *Schwefel* (canon de soufre) mit einer glühend gemachten Feuerzange zu fassen und über eine Schale voll Wasser zu halten. Der schmelzende Schwefel fließt tropfenweise ins Wasser, welches man durchgeseiht nach und nach dem Kinde zu trinken gibt. (Franz. V. M.)

---

4) ib. Die Würmer, heißt es dort, „söffen sich voll und stürben".
5) *B. Rush,* med. Inq. p. 173.
6) *A. Henke,* Kinderkrankh. 1818. Bd. 2. S. 269.
7) *Thilenius* nennt die Sauerkohlbrühe zu einem Glase voll morgens getrunken: ein wahres anthelminthicum. s. dess. Bemerk. II. 85.
8) *Rosensteins* Kinderkrankh. S. 559.

23) Einreibungen von frischer *Ochsengalle, Knoblauch-saft* oder *Terpentinöl* in die Nabelgegend.

24) Die Blumen der *Ulmaria* nennt PALLAS unter den sibirischen Volksmitteln gegen Würmer der Kinder ⁹).

25) Getrocknete und gepulverte Blätter der *Stinkenden Nieswurz* (Helleborus foetidus) auf Honigbrot gegessen (Engl. V. M.) ¹⁰).

26) Jeden Morgen einen Teelöffel voll Kochsalz und ebensoviel Schießpulver zu verschlucken.

27) *Raute*, die auf den Inseln des Archipelagus häufig wächst, brauchen die Griechen in Aufguß gegen die Würmer der Kinder ¹¹).

28) Gegen die Maden- oder Mastwürmer, deren unerträgliches Jucken im After die Kinder nicht schlafen läßt und welche Kolikschmerzen und andere heftige Anfälle nicht selten erregen, sind die meisten der eben genannten Volksmittel z. B. rohe *Möhren* usw. gleichfalls wirksam noch mehr aber reizende, kalte Klistiere.

29) *Spargel* in Menge gegessen soll ein sehr wirksames Gegenmittel der Askariden sein.

30) *Birkensaft* in solcher Quantität getrunken bis der Leib lose wird (Schwed. V. M.).

31) Salinisches, natürliches *Schwefelwasser*, wie das von Harrowgate zum Trinken und in Klistieren (Engl. V. M.) ¹²).

32) Klistiere von kaltem Wasser (VAN SWIETEN).

33) Klistiere von *Wermut, Baldrian, Rainfarn* und *Pomeranzenschalen* (BREMSER) ¹³).

34) Klistiere von *Leinöl* (RICHTER).

9) Beschäft. der Berlin. Gesellsch. naturforschender Freunde Bd. 3. 1777. S. 439.
10) *Murray*, App. med. Vol. III. p. 70.
11) *C. S. Sonnini*, Voy. en Grèce T. 2. 1801. p. 150.
12) *Franc Home* Principia medicinae Amst. 1775. p. 320. Er nennt jenes Schwefelwasser: in ascaridibus summum remedium.
13) *Dr. Bremser* über lebende Würmer im lebenden Menschen. Wien 1819. S. 168.

35) Salz- oder Meerwasser in Klistieren empfahl schon HIPPOKRATES gegen Askariden.

36) Milch, worin *Aloe* aufgelöst worden [14]).

37) Baumöl und Seifenwasser,

38) Frische *Ochsengalle* in warmem Wasser gelöst; und

39) Kalkwasser gehört in Klistieren beigebracht, zu den besten Mitteln gegen Askariden.

40) 32 g metallisches *Quecksilber* mit etwa ½ Liter Wasser in einem bedeckten irdenen Topf gelinde zu kochen, und das Wasser mit Honig vermischt einzuspritzen.

41) *Tabaksrauch* in den Mastdarm einzublasen.

42) Abkochung von Rauchtabak, z. B. für ein Kind 1,65 g *Tabak* zu einem Klistier.

43) Ein Stück frischen Speck, an einem Faden befestigt, in den After zu stecken und nach einiger Zeit wieder herauszuziehen (ROSENSTEIN).

44) Gegen die Madenwürmer in der Vagina, welche durch ihren Reiz oft schon bei sehr jungen Mädchen weißen Fluß und Nymphomanie erregen, sind Einspritzungen von kaltem Wasser mit einem kleinen Zusatz von Essig das wirksamste Mittel, sie von da zu vertreiben (BREMSER).

45) Ebenso auch das vorhin genannte *Quecksilberwasser*.

46) Ochsengalle und Öl mit weicher Wolle in die Genitalien zu bringen und diese mit Salzwasser auszuspülen (HIPPOKRATES) [15]).

47) Den Bandwurm (Bothriocephalus latus) der Schweizer und Russen und den gemeinen Kettenwurm (Taenia Solium) hat man gleichfalls nicht selten auf die Anwendung einfacher nichtpharmazeutischer Mittel ab-

---

14) *J. C. G. Schäffers* Kinderkrankheiten Regensburg 1803. S. 446.
15) De Morb. mul. II. 66. Si in pudendo mulieris ascarides nascantur. etc.

gehen sehen. Dahin gehört eiskaltes Wasser in Menge getrunken. Ein Trunk kaltes Wasser ist eines der besten
Mittel, um den Bandwurm zu beruhigen, Beängstigung und
lästige Empfindungen im Unterleibe, die er erregt, zu heben.
Auch die anthelminthische Wirkung drastischer Purgiermittel wird durch kaltes Wasser, während des Abführens
getrunken, erhöht.

48) Sehr wirksam gegen die Bandwürmer sind Mineralwässer, besonders solche, die den Stuhlgang befördern.

49) Walderdbeeren in Menge zu essen [16]). Man läßt
abends Erdbeeren mit Zucker und Wein essen, und morgens einen Krug Selters, Fachinger, Pyrmonter oder einige
Gläser Bitterwasser trinken.

50) Auch Himbeeren und Kirschen mit den Kernen
gegessen, langgeschnittene Gemüse wie eingemachte Bohnen, Sauerkraut befördern den Abgang des Wurms.

51) Herings- und Sardellensalat mit viel Knoblauch
und Zwiebeln abends zu essen und morgens eine Auflösung von etwa 16—32 g *Glaubersalz* in einem großen
Glase Wasser zu trinken.

52) Walnußkerne in Menge zu essen (HIPPOKRATES
und DIOSKORIDES [17]).

53) Einige Eßlöffel voll *Walnußöl* nüchtern zu verschlucken und Muskatwein nachzutrinken (Franz. V. M.).

54) Alle halbe Stunden ein halbes Glas Oliven- oder
Mandelöl zu trinken bis der Wurm abgeht. 3/4 Liter sollen
gewöhnlich dazu hinreichen [18]).

55) Bittere Mandeln, jedoch nicht über 5—6 Stück auf
einmal zu essen (HUFELAND).

---

16) *Rusts* Magazin Bd. 16. 1824. S. 417. „Man hat gesehen, daß auf bloßes
Erdbeerenessen 20 Ellen Bandwurm abgingen".
17) *Dioscorides*, Euporista L. II. c. 71.
18) *v. Frorieps* Notizen. Bd. V. 1823. S. 144.

9 Osiander

56) Einige Schlucke Branntwein auf *Wermut* aufgegossen leisten gute Dienste gegen die Beschwerden des Bandwurms, Beklemmung. Schwindel und heftige Reizung des Magens [19]).

57) DEMOKRITUS hielt die Abkochung der *Minze* (Mentha) für heilsam zur Austreibung des Bandwurms [20]).

58) Stutenmilch und [21])

59) Gestoßene *Holzkohle* sind isländische V. M. [22]).

60) Abkochung der *Granatapfelwurzel* [23]).

61) Damit das Pulver der *Farnkrautwurzel*, frühmorgens zu ca. 8,30 g genommen, nicht Brechen erregt, lassen die Genfer Ärzte eine Tasse schwarzen Kaffee so heiß als möglich nachtrinken.

62) In Ägypten, wo der Bandwurm eine allgemeine Plage sein soll, ist *Petroleum* das allgemeine Gegenmittel. Man nimmt es drei Tage nacheinander tropfenweise ein, dann ein Purgiermittel [24]).

63) Teer mit gleichen Teilen Milch vermischt, 7 Tage nacheinander morgens zu einem Eßlöffel voll zu nehmen (Schwed. V. M.).

64) Teer in Pillen [25]).

65) Terpentinöl mit Wasser vermischt zu einem halben Eßlöffel voll gegen den Bandwurm [26]).

---

19) *Sparrmanns* Reise nach dem Vorgeb. der guten Hoffnung, v. *Forster* 1784. S. 475.

20) *K. Sprengel*, Apol. des Hippocr.' Th. I. S. 56.

21) Med. chir. Zeitung 1821. Bd. I. 102.

22) *Pallas* Neue nord. Beitr. Th. I. S. 57.

23) Bulletin de pharm. 1815. p. 520. — *Celsus* IV. 17.

24) Dr. *Hasselquists* Reise nach Palästina. etc. p. 590.

25) Dict. des sc. méd. T. 19. p. 32.

26) Salzburg. med. chir. Zeitung 1816. IV. S. 99.

## XX.

### Epilepsie

Mehrere der gleich zu nennenden empirischen Volksmittel gegen die Epilepsie, so ungereimt sie auch zu sein scheinen, haben gleichwohl das Zeugnis guter Ärzte für sich und verdienen auf jeden Fall wenn auch nur historisch gekannt zu werden. Solche sympathetische Volksmittel beweisen die Herrschaft des Geistes über körperliche, zumal Nervenübel, und sind nicht ganz zu verwerfen. „So lächerlich dergleichen Kuren sein mögen", sagt ein vortrefflicher Hamburger Arzt [1]), „so finden wir doch oft, daß die empirisch gegen die Krankheit (die Epilepsie) angewandten Mittel mehr leisten, als die rationellen"; welchem auch Virey [2]), indem er die Ekel und Abscheu erregenden alten Mittel wie Krötenpulver, geraspelten Menschenschädel etc., zu entschuldigen sucht, beizustimmen scheint.

1) Man hat gesehen, daß epileptische Anfälle aufhörten, sobald man dem Kranken einen Schlüssel oder ein anderes Stück Eisen in die Hand gab oder auch den Körper sanft mit einem eisernen Stabe oder künstlichen Magnete strich [3]).

2) Um einen epileptischen Anfall zu verhüten, läßt man die größte Seelenruhe beobachten, viel kaltes Wasser trinken und den Kopf mit kaltem Wasser waschen [4]).

3) Pinel läßt Epileptische beständig eine Riechflasche mit Salmiakgeist bei sich tragen, um, sobald sie die Annäherung des Übels merken, sie zu öffnen und unter die Nase zu halten [5]). Der Eindruck auf die Geruchsnerven ist so stark, daß der Anfall dadurch oft gänzlich verhütet wird.

---

1) *Rambach* Versuch einer phys. med. Beschreibung von Hamburg. 1801. S. 325.
2) Journ. de pharmacie 1815. p. 319.
3) *Jos. Frank,* Praxeos med. univ. praecepta P. II. Vol. 1. 1821. p. 305.
4) *Jahn* Klinik der chron. Krankh. S. 272.
5) *Ph. Pinel,* Nosographie philos. T. III. 1807. p. 77.

4) Quarin sah, daß eine junge Frau durch Musik ihre Anfälle verhütete.

5) Festes Binden des Gliedes, von dem die aura ausgeht, ist zuweilen imstande, den Ausbruch der epileptischen Zuckungen abzuwenden; nur will man gefunden haben, daß der nächste Anfall alsdann mit größerer Heftigkeit eintritt.

6) Herm. Boerhaave kurierte eine unter den Kindern einer Armenanstalt in Harlem überhand nehmende ansteckende Epilepsie dadurch, daß er Pfannen mit glühenden Kohlen und Brenneisen ins Zimmer setzen ließ und den Kindern mit Anwendung des glühenden Eisens drohte.

7) Die Indianer am Orinoko bringen epileptischen Kranken einen kleinen grünen Stein (Nephrit) in eine absichtlich geschnittene Hautwunde und lassen ihn da einheilen. Das Mittel ist auch in Deutschland mit Erfolg versucht worden.

8) In Rußland pflegt man denen, die an Konvulsionen leiden, eine Kupfermünze in die Hand zu geben, einen Messingring an den Finger zu stecken oder ein Stück Schwefel um den Hals zu hängen.

9) In Bengalen setzt man Epileptischen zwei Blutegel in den Nacken, und brennt die Stirnhaut mit einem glühend gemachten metallenen Knopf bis auf den Knochen [6].

10) Schon bei den Römern [7]), sowie noch jetzt bei uns, gehört es zu den antiepileptischen Volksmitteln, von dem Blute eines hingerichteten Verbrechers zu trinken.

11) Auch von dem Blute einer trächtigen Eselin läßt man die Kranken trinken; oder man tränkt Leinwand da-

---

6) Lettres édifiantes Recueil XV. Paris 1722. p. 412.
7) *Aretaeus,* Diut. morb. cur. L. I. c. 4. „Nonnullos vidi nuper jugulati hominis vulneri fiolam subjicientes atque inde haustum cruorem bibentes."

mit, trocknet diese, gießt weißen Franzwein darauf, und gibt diesen ein (Berliner V. M.) ⁸).

12) Asche von einer verbrannten Maus (Hamb. V. M.) ⁹).

13) Getrocknete und gepulverte menschliche Nachgeburt zu 1,65 g jedesmal in geistigem Vehikel (B. ALBIN).

14) Kalbsnachgeburt (Litauisch. V. M.) ¹⁰).

15) Einen Maulwurf mit Essig übergossen in einem unglasierten fest verschlossenen Topf zu verbrennen und nach und nach gepulvert mit Lindenblütenwasser einzunehmen (Franz. V. M.) ¹¹).

16) Asche von einer verbrannten Schwalbe mit Rautensaft einzunehmen (Engl. V. M.) ¹²).

17) Verbrannter schwarzer Samt (Poln. V. M.) ¹³).

18) Gepulverte Elensklaue (Russ. V. M.) ¹⁴).

19) Das Pulver vom getrockneten Penis des Kaiman (Alligator) gegen Starrkrampf ¹⁵).

20) Die *Eichenmistel* (Viscum album) gehört zu den ältesten gegen die Epilepsie gebrauchten Mitteln ¹⁶), deren Wirkung unter andern DE HAEN lobt. Man gibt 0,83 g der sorgfältig getrockneten ganzen Pflanze, die am häufigsten auf Apfelbäumen wächst.

21) Ebenso wird die *Päonienwurzel* (Paeonia offic.) eingenommen und zugleich die frische Wurzel am Halse getragen ¹⁷).

---

8) *Formey* Versuch einer med. Topographie von Berlin 1796. S. 193.
9) *Rambach* a. a. O.
10) *J. Frank* a. a. O.
11) *Quesnot*, Plusieurs secrets rares et curieux. Paris 1708. p. 124.
12) *Lower* a. a. O. p. 28.
13) *J. Frank* a. a. O.
14) Ders. „Das Mittel half in einem sehr hartnäckigen Fall".
15) *Fischers* Reise von Livorno nach London 1819. S. 303.
16) *D. le Clerc*, Histoire de la méd. 1723. p. 29.
17) *P. Camper*, Diss. II. p. 12.

22) Die Wurzel der *Zaunrübe* (Bryonia alba) zu einem Scrupel (1,25 g), oder der frische mit Zucker versüßte Saft zu 1 bis 2 Quenten (1,65—3,30 g). Man hat gesehen, daß Epileptische, die einige Wochen lang mit diesem Saft purgiert waren, von ihrem Übel befreit wurden [18]. In einigen Gegenden höhlen die Bauern die dicke Wurzel aus, gießen Bier hinein, lassen dies über Nacht stehen und trinken es dann.

23) Mit der frischen Wurzel des *Selinum palustre* soll ein Bauer in Kurland die Epilepsie schnell und vollkommen geheilt haben [19].

24) *Lunaria rediviva* (Russ. V. M.) [20].

25) Die Blumen der *Wiesenkresse* (Cardamine pratensis) zu 0,83 g jedesmal (Engl. V. M.) [21].

26) *Orangenblätter-Tee* [22].

27) Saft von unreifen Trauben mit Wasser vermischt. Ein griechischer Geistlicher soll sich durch dies Mittel von seiner Epilepsie befreit haben [23]. Man trinkt eine halbe Obertasse des ausgepreßten sauren Saftes mit einem Glase Wasser verdünnt viermal des Tages. — Nach Dr. SIBERGUNDI half es einem vollblütigen Epilepticus von Stund an [24].

28) Den ausgepreßten Saft des gelben *Labkrauts* (Galium verum) eßlöffelweise, zumal gegen Konvulsionen und Epilepsie der Kinder [25].

---

18) *Murray*, App. Vol. I. p. 600.
19) Med. chir. Zeitung 1818. III. 174.
20) Russ. Samml. für Naturw. etc. Bd. II. S. 248.
21) Medical Transact. of the col. of phys. in London Vol. I.
22) *Murray*, Vol. III. 293.
23) *Ludw. Frank* in d. med. chir. Zeitung 1820. III. 272.
24) *Hufelands* Journ. 1822. St. 4. 130.
25) *C. Ch. Gmelin*, Flora Badens. Carlsr. 1805. T. 1. p. 343.

29) Die Wurzel von *Tussilago petasites* zu 30 g mit ¹/₂ Liter Honigwasser aufgegossen eine Zeitlang zu trinken und 2—3mal im Monat ein Abführungsmittel zu nehmen [26]).

30) Das Pulver der getrockneten Blätter des *Mauerpfeffers (Sedum acre)*, zu 1,25 g zweimal des Tags.

31) Den Aufguß von frischer *Gartenraute* verordnete BOERHAAVE häufig in der Epilepsie, und ließ dabei einmal alle Monate drei Tage vor dem Vollmond, ein drastisches Purgiermittel nehmen [27]).

32) Ausgepreßter *Zwiebelsaft* zu 90 g auf den Tag (Franz. V. M.).

33) Vor und während des Anfalls zwei Eßlöffel voll *Baumöl* mit halb soviel gepulvertem Zucker [28]).

34) Das neueste, gegen die Epilepsie gerühmte Mittel ist die Wurzel des *Beifuß* (Artemisia vulgaris). Nach Dr. BURDACH soll man die Wurzel im Oktober oder im Frühjahr sammeln, im Schatten trocknen, pulvern und davon Erwachsenen ¹/₂ Stunde vor dem Anfall, einen gehäuften Teelöffel voll mit gewärmtem schwachem Bier eingeben. Man läßt das Pulver einen Tag um den anderen nehmen und den danach ausbrechenden Schweiß im Bett abwarten [29]).

35) Unter den diätetischen Ratschlägen gegen die habituelle Epilepsie verdienen das größte Zutrauen Reisen und Milchdiät [30]). Ein junger Mann, der seine Krankheit von einem erlittenen heftigen Schrecken herleitete, kurierte sich vollkommen dadurch, daß er einen großen Teil von Europa zu Fuß durchwanderte und eine Zeitlang fast bloß von Milch und Brot lebte.

---

26) *Crantz*, Mater. med. Vien. 1762. P. II. 104.
27) *H. Boerhaave*, Consult. etc. p. 18.
28) Reichsanzeiger v. 1796. S. 6202.
29) *Hufelands* Journ. 1824. St. 4.
30) „I believe a total milk and vegetable diet as absolutely necessary for a total cure of the Epilepsy" *G. Cheyne*. The english malady 1734. p. 254.

36) Eselinnenmilch empfahl CAEL. AURELIANUS.

37) In neueren Zeiten will man auch den beständigen Aufenthalt im Kuhstall in der Epilepsie nützlich gefunden haben.

38) Warme Bäder, zumal Schwefelbäder, sind in der Epilepsie sowie in anderen Nervenkrankheiten zuweilen von großem Nutzen.

## XXI.

### HYSTERIE / VEITSTANZ
### KOLIK / WADENKRAMPF

1) Bei hysterischen Ohnmachten, Zuckungen und anderen krampfhaften Symptomen hysterischer Frauen leisten einige Eßlöffel voll Weinbranntwein innerlich neben der äußerlichen Anwendung des kalten Wassers in der Regel weit mehr als *Kastoreum*, *Asand* und andere Stinkmittel; zumal aber mehr als angebrannte Federn, Wolle und ähnliche Dinge, welche die Alten [1]) vor die Nase zu halten rieten in der sonderbaren Meinung, den rebellischen, aufsteigenden und Erstickung drohenden Uterus dadurch zurückzutreiben.

2) Frisches, kaltes Brunnenwasser ist unter den äußerlich anzuwendenden Hilfsmitteln gegen hysterische Ohnmachten und Krämpfe eines der zuverlässigsten und besten. Man taucht die Hand in kaltes Wasser und schleudert das sich ansaugende Wasser der Kranken ins Gesicht, legt nasse Kompressen auf die Schoß- und Magengegend und flößt mittels eines Teelöffels eiskaltes Wasser in den Mund, oder wenn dieser fest geschlossen ist in ein Nasenloch ein.

---

1) *Aretaeus* Curat. diut. II. c. 10. — *Pauli Aegin.* Opp. Lugd. 1589. p. 410.

Die meisten hysterischen Ohnmächtigen erwachen, sobald
das kalte Wasser den Schlund berührt.

3) Ein vortreffliches einfaches Erweckungsmittel ist auch
der Weinessig, den man auf den Knoten eines Schnupf-
tuches geschüttet, vor die Nase hält.

4) Einige Tassen *Kamillen-* oder *Pfefferminztee,* oder
Tee von dem Kraut und den Blumen des *Mutterkrauts*
(Matricaria parthenium) neben ähnlichen Klistieren ge-
hören zu den besten antihysterischen Mitteln.

5) Der Geruch des Juchtenleders wird in Rußland bei
hysterischen Anfällen für heilsam gehalten.

6) Einreibungen von *Olivenöl* und *Kampfer* in die
Genitalien sollen bei hysterischen Konvulsionen erweckend
wirken.

7) Durch festes Binden des Leibes, soll das Gefühl, als
ob eine Kugel in den Hals stiege, gehoben werden [2]).

8) In einigen Gegenden der Levante, wo hysterische
Beschwerden überhaupt sehr häufig vorkommen, wird folgendes Verfahren nützlich gefunden: Man stößt *Mastix* zu
Pulver und füllt damit eine ausgesteinte Dattel an, die
man auf glühenden Kohlen brät. Die Leidende stellt sich
über das Feuer, zieht den aufsteigenden angenehmen Geruch in die Nase und ißt dann die Dattel [3]).

9) Sanftes Reiben oder Streichen des zuckenden Gliedes
mit der Hand, oder bei allgemeinen hysterischen Krämpfen
das Auflegen der einen Hand auf die Magengegend, während die andere auf dem Rücken ruht. ist oft wie durch
Bezauberung von der schnellsten beruhigenden Wirkung.

10) In einzelnen Fällen hat man aber auch von Kant-
schuhieben in solchen Fällen den nützlichsten Gebrauch ge-

---

2) *Herm. Boerhaave* prael. de morb. nervos. L. B. 1761. p. 459. „Feminae
hystericae dicant, se sentire globum adscendentem; sed si abdomen ipsis
stringatur cingulo, illo tempore certissime curantur".

3) *Hasselquist* a. a. O. S. 586.

macht [4]) und zwar durchaus nicht bloß bei simulierten Zuk-
kungen, sondern wahren, hysterischen Krämpfen, die nicht
selten aus Nachahmung oder durch eine Art von Ansteckung
entstehen und dadurch habituell werden, daß die Kranken
sich selbst gehen lassen, und ihre Umgebung versäumt, auf
den Willen und die Gemütskräfte der Verweichlichten ein-
zuwirken [5]).

11) Die Radikalkur der Hysterie ist nur von diätetischen
Einflüssen und Veränderung der Lebensordnung zu hoffen;
pharmazeutische Mittel wie *Valeriana, Asa foetida* und andere Stinkmittel sind von geringerer Bedeutung. Als eines
der größten antihysterischen Mittel hat man zu allen Zeiten die natürliche Geschlechtsbefriedigung angesehen [6]).

12) Landwirtschaftliche Beschäftigungen, weite Reisen,
kalte See- und Flußbäder, Friktionen der ganzen Oberfläche mit rauhen Tüchern gehören außerdem noch zu den
besten diätetischen Gegenmitteln der Mutterbeschwerden.

13) Im Veitstanz werden die zuckenden Glieder beruhigt durch Friktionen mit wollenen Tüchern, durch das
bloße Streichen mit der Hand, durch Ansetzen von trockenen
Schröpfköpfen (wozu jedes Weinglas dienen kann) und
durch Eisen [7]), was man dem Kranken in die Hand gibt.

14) Zu den kräftigsten Beruhigungsmitteln gehört ferner das Waschen mit kaltem Wasser, Friktionen des zuk-
kenden Gliedes und des Rückens mit Eis oder Schnee, Anspritzen und Baden mit kaltem Wasser.

4) Med. chir. Zeitung 1819. Bd. IV. S. 91.
5) *B. Rush* med. inq. etc. p. 223 versichert, daß die Stürme der amerikanischen
   Revolution die meisten hysterischen Frauen kuriert hätten. — Andere haben gesehen, daß, so oft ein Kind der hysterischen Mutter erkrankte, diese
   von ihrem Übel befreit wurde.
6) „Optimum est, ut mulier in utero gestet, et virgo cum viro simul habitet"
   *Hippocr.* de morb. mul. II. 19. — „Pro medico maritum", *R. Mead* monita
   et praec. p. 251. — „o medicina gravis" *Martial.* Epigr. XI. 72.
7) *J. E. Wichmann,* Ideen zur Diagnostik 1800. Bd. I. S. 159.

15) Zur Radikalkur ist auch meiner Erfahrung nach sehr oft nichts weiter erforderlich, als die fortgesetzte Anwendung von gelinden Purgiermitteln [8]) neben einem Aufguß des mexikanischen *Traubenkrauts* (Chenopodium ambrosioides). PLENK erklärt letzteres für die wirksamste Arznei in dieser Krankheit.

16) Zum Gebrauch empfiehlt sich auch im Veitstanz eine Mandelmilch aus gleichen Teilen süßen und bitteren Mandeln.

17) Einige haben günstige Wirkung von der Musik und vom Tanzen selbst gesehen. Die günstige Wirkung des Tanzens erklärt ein neuerer italienischer Arzt [9]) auf eine sehr auffallende Weise.

18) Ein Mädchen das am Veitstanz litt, wurde dadurch kuriert, daß man, sooft sie den Anfall bekam, zwei Trommelschläger kommen ließ, welche den Wirbel schlagen mußten [10]).

19) Einer gründlichen Kur durch Spinatessen erwähnt RUST mit folgenden Worten: „Mit Vergnügen erinnere ich mich eines Falles, wo ich, ich weiß selbst nicht wie, auf den sonderbaren Einfall kam, einer Dame um nur etwas zu raten was ihr noch nicht geraten worden war, nichts als Spinat zu essen befahl, eine Speise die sie noch nie genossen hatte und wodurch ich sie ganz allein bei einem zehn Wochen lang fortgesetzten Genuß von einer Chorea S. Viti befreite, die bis in ihr 22stes Jahr durch kein Mittel gebändigt werden konnte" [11]).

8) *James Hamilton*, Observ. on the utility and administration of purgative medicines in several diseases. Ed. 5. Edinb. 1815. p. 135.
9) *Papini* sull' uso della musica nella Chorea S. V. *S. Omodei.* Annal. di med. 1822.
10) Salzburger med. chir. Zeitung 1817. I. S. 287.
11) *Rusts* Magazin etc. Bd. IV. C. 157.

20) Kolikschmerzen oder unbestimmte schmerzhafte Empfindungen in den Gedärmen, so wie sie sehr verschiedene Ursachen haben können, erfordern auch eine sehr verschiedene Behandlung, die der Beurteilung des Arztes anheim gehört. Recht oft sind aber auch einfache Volksmittel vollkommen hinreichend, die besonders in der habituellen Kolik nützliche Anwendung finden. Dahin gehört das öftere Auflegen auf dem Ofen oder einer Wärmeflasche, heißgemachter Servietten, Federkissen, blauer Schürzen etc. Die trockene Wärme übertrifft in solchen Fällen oft alle anderen äußerlichen Mittel an Wirksamkeit.

21) Gestoßenes und erhitztes Kochsalz zwischen Leinwand auf den bloßen Leib zu legen (Franz. V. M.).

22) Erwärmten Rum in den Bauch einzureiben.

23) Von herrlicher Wirkung ist in vielen Arten des Bauchwehs, namentlich in der oft so furchtbar schmerzhaften Hämorrhoidal- und Menstrualkolik ein Stück Flanell in heißen *Kamillentee* getaucht, auszuwringen und auf den Leib zu legen.

24) Das Mittel der Indianer in der Nähe des Hudsonsmeerbusens gegen Kolik und alle Schmerzen in den Gedärmen bestehe darin, daß sie eine große Menge *Tabaksrauch* niederschlucken, wodurch sie, wie sie ausdrücklich behaupten, große und geschwinde Erleichterung bekommen [12]).

25) Ein vormals berühmter Rechtsgelehrter in Berlin wurde dadurch von seinen zehnjährigen Kolikanfällen befreit, daß er auf den Rat eines gemeinen Mannes ein Weinglas voll Kornbranntwein, worin eine Lichtschere voll Lichtschnuppen verrührt war, austrank.

26) In der Levante werden Pillen aus ausgebranntem Lichtdocht und deutscher Seife für das bewährteste Mittel wider die Kolik angesehen.

---

12) *Heinr. Ellis* Reise nach Hudsons Meerbusen 1750. S. 203.

27) Der weinige Aufguß auf frische *Buchsbaumblätter* wird gegen habituelle Kolikanfälle empfohlen (Französ. V. M.).

28) *Pfefferminztee* und eingemachter *Ingwer* sind in manchen Arten des Bauchwehs und Magenkrampfs sehr wohltätig.

29) Im Wadenkrampf, der manche Menschen oft, zumal bei Nacht befällt, wobei die Waden- und zuweilen auch die Schenkelmuskeln unter furchtbaren Schmerzen zusammengezogen und hart werden, habe ich Einreibungen von heißgemachtem Rum in die leidenden Teile und einige Tassen heißen Tee mit Rum schnell lindernd gefunden.

30) Für manche ist es schon hinreichend, daß sie, sobald der Anfall droht, aus dem Bett aufstehen oder die Füße gegen das Fußbrett anstemmen, um den Wadenkrampf zu verhüten. Einer an heftigen Krampfschmerzen in den Füßen leidenden Kreißenden riet eine Dorfhebamme, die Füße gegen eine kleine Bank, die sie ins Bett legte, zu stemmen. Von dem Augenblick an hörten alle Klagen über Schmerzen in den Beinen auf.

31) Andere raten gegen den habituellen Wadenkrampf einen Schwefelfaden auf der bloßen Haut wie ein Strumpfband zu tragen (STARK).

32) Andere empfehlen Strumpfbänder von Scharlachtuch (Franz. V. M.).

33) Kleine Bündel *Rosmarin* bei Nacht um die Füße und Kniee zu binden (Engl. V. M.).

34) Das Bügeln mit einem warmen Plätteisen soll gegen Krämpfe einzelner Muskeln, sowie gegen rheumatische Rückenschmerzen sehr wirksam sein.

## XXII.

### WECHSELFIEBER

Hartnäckige Wechselfieber, die der methodischen Behandlung widerstanden, sind oft einem unbedeutend scheinenden Volksmittel gewichen; daher eine Aufzählung
dieser so mannigfaltigen Fiebermittel nicht ohne einigen
Nutzen zu sein scheint.

1) Ein Reisender teilte mir folgende sonderbare Kur
mit, die ihn vom kalten Fieber befreite, nachdem er lange
vergeblich Arzneien eingenommen hatte. Ein Quacksalber
riet ihm einen lebendigen Frosch, dem die Haut abgezogen
worden, auf die Handwurzel innen fest zu binden. Die
Fieberanfälle seien danach von Stund an ausgeblieben.

2) Einige sind durch Schläge vom viertägigen Fieber
befreit worden [1]);

3) andere durch Schrecken. Ein beherzter Mann, der
lange Offizier gewesen, fürchtete sich vor Ratten. Da er
einst am viertägigen Fieber litt, kommt er in ein Zimmer
und sieht in der Ecke eine Ratte sitzen, die, da sie nicht
entfliehen konnte, auf ihn zulief, jedoch ohne ihn zu beißen.
Er erschrak heftig und das Fieber verließ ihn [2]).

4) Manche sind dadurch vom Fieber befreit, daß sie
absichtlich unversehens ins Wasser geworfen wurden. PARÉ
erzählt ein solches Beispiel. Ein Kranker wandert am Ufer
eines Stroms und wird von einem Freunde, der ihn begleitet, absichtlich (er wußte, daß jener schwimmen konnte,
und war selbst ein guter Schwimmer) hineingestoßen. Von
dem Augenblick an hörte das Fieber auf.

1) *Seneca,* De beneficiis L. VI. c. 8. — quomodo quorundam flagellis quar-
tana discussa est, et metus repentinus animum in aliam curam avertendo
suspectas horas fefellit.
2) *Rob. Boyle,* some considerations touching the usefulness of experimental
natural philosophy. Oxford. 1664. p. 218.

5) Fabius Maximus, der am viertägigen Fieber litt, genas in der Hitze einer Schlacht an der Isar ³).

6) Starke Körperbewegung wurde in den ältesten Zeiten schon als Heilmittel des kalten Fiebers angesehen. Ein neueres Beispiel ihrer guten Wirkung erzählt Oehlenschläger: „Unser dänischer Bediente hat ein paar Anfälle vom kalten Fieber gehabt, ist es aber losgeworden, indem er einem Besessenen gleich auf den Boulevards umherrannte. Ein Arzt, den wir ihm in den ersten Tagen hielten, ließ ihn ein halbes Anker (ca. 17,175 Liter) lauwarmes Wasser mit Zitronenscheiben trinken". ⁴).

7) Celsus, der zur Kur des Quartanfiebers fast nur diätetische Mittel wie warme Bäder, Friktionen und Weintrinken angibt ⁵), empfiehlt auch starke Motion, besonders in der Zeit, wo der Anfall einzutreten pflege ⁶).

8) Die Alten ließen Öl stark einreiben. In neueren Zeiten hat man dagegen Friktionen mittels eines in Weingeist getauchten wollenen Tuchs, eine halbe Stunde lang über den ganzen Körper vor dem Paroxysmus zu machen angeraten ⁷).

9) Auch das Eintauchen in die See hat man in neueren Zeiten in England wieder versucht und bei zwei hartnäckigen Tertianfiebern hilfreich gefunden. Es wurde bei den ersten Symptomen des Frostes angewandt, darauf die

---

3) *Plinius,* H. n. VII. c. 50.
4) *Oehlenschlägers* Briefe in die Heimat auf einer Reise durch Deutschland und Frankreich a. d. Dänischen v. *Lotz.* 1820. S. 215.
5) „In ejusmodi valetudine, medicamenta sunt oleum, frictio, exercitatio, cibus, vinum". L. III. c. 15.
6) Quo die vero febrim expectabit, ante surgere et exerceri, dareque operam oportet, ut in ipsam exercitationem tempus febris incurrat: sic enim saepe illa discutitur. ib.
7) Acta reg. soc. med. Havn. Vol. 2. De frictionum usu in febrib. interm.

Kranken trockengerieben und ins Bett gelegt [8]). Das Mittel ist auch in Persien gebräuchlich [9]).

10) Warme Bäder, die CELSUS besonders empfiehlt, werden noch jetzt zur Kur benutzt. Man läßt *Thymian, Kamillen* und andere aromatische Pflanzen im Wasser abkochen.

11) ROSENSTEINS warme Bähungen bestehen in einem wollenen Tuche, welches in heißen Essig und Butter getaucht, ausgedrückt und kurz vor dem Frostanfall auf den Magen gelegt wird [10]).

12) Um den erstarrenden Fieberfrost früher zu heben, Wärme und Leben zurückzurufen, läßt man eine Blase mit heißem Wasser oder Wein gefüllt, auf die Magengegend legen; oder

13) Kompressen mit warmem Branntwein angefeuchtet; oder

14) die Milz eines frisch geschlachteten Tiers auflegen.

15) Das Fiebermittel der nordamerikanischen Indianer besteht in Erregung profuser Schweiße durch ihre Schwitzhütten oder Schwitzöfen.

16) In heißen Tropenländern vergraben sich Fieberkranke in den heißen Sand, um zu schwitzen, und tauchen gleich darauf in einem Flusse oder in der See unter [11]).

17) In der Gegend von Rom setzen sich die Landleute, wenn sie am kalten Fieber leiden, vor dem Eintritt des Paroxysmus der heißen Sonne aus in der Absicht, den Anfall dadurch gelinder zu machen oder ihm ganz zu entgehen.

---

8) Med. chir. Zeitung 1819. Bd. 4. S. 91.
9) *Chardin*, voy. en Perse. Amsterd. 1735. T. III. p. 281.
10) Kinderkrankh. 1798. S. 480.
11) *B. Moseley*, a treatise on tropical diseases Ed. 4. p. 72.

18) CHLADNI befreite sich durch festes Umlegen von Bändern um die Extremitäten vom kalten Fieber [12]).

19) Die Anlegung von Tourniquets an die Gliedmaßen beim Eintritt des Frostes fanden KELLIE, VAN GEUNS und andere nützlich [13]).

20) Als Hausmittel gegen kalte Fieber sind ferner starke Hautreize, die gewöhnlich auf die Handwurzeln, da wo man den Puls fühlt, angebracht werden, gebräuchlich. Man wendet sie einige Stunden oder kürzer vor dem Eintritt des Frostes an, den sie dann oft verhüten. Sie erregen Schmerz, Hitze und Schweiß, wodurch zuweilen schon der nächste Fieberanfall vermindert oder auch ganz gehoben werden soll. Dahin gehören:

21) Senfmehl und Essig;

22) Zerquetschter *Knoblauch.*

23) In Persien bedient man sich in dieser Absicht eines Pflasters aus dem Fett der Schafschwänze, Zimt, Nelken und Kardamom, welches auf die Stirne, den Magen und die Füße gelegt wird (CHARDIN).

24) Schießpulver mit etwas Essig zu einem Brei gemacht, auf Leinwand gestrichen, um den linken Ringfinger fest zu binden (Franz. V. M.).

25) 16 g Sauerteig, 8 g Weihrauch und Essig vermischt, auf beide Handwurzeln 3 Stunden vor dem Eintritt des Fiebers zu binden [14]).

26) Ruß, *Salbeiblätter,* Eiweiß und *Knoblauch.*

27) Frische, innere grüne Rinde von *Holunder*zweigen geschabt.

28) Zerquetschte Spinnen und *Tabak* (Engl. V. M.) [15]).

---

12) *Hufelands* Journ. Febr. 1816.
13) *van Baerle,* Diss. de valde multiplici febr. interm. curatione. Utrecht 1809.
14) *Jo. v. Beverwyck,* Allgem. Arznei. Frankf. 1674. fol. S. 279.
15) *James Lind,* Essay on diseases incidental to European in hot climates. Lond. 1768. p. 297.

29) Ein hartgesottenes, noch heißes, durchschnittenes Ei;
30) *Mauerpfeffer* mit Essig und Salz.

31) Frisches, zerquetschtes Kraut des giftigen *Hahnen-fußes* (Ranunculus acris und flammula) [16]).

32) *Ingwer*, Ofenruß, Salz und Eidotter;

33) Pfeffer, Spinnweben, Ruß und *Terpentin;*

34) Geschnittener *Tabak* und saures, zerriebenes Brot mit Essig angefeuchtet (ROSENSTEIN).

35) Zerquetschte Blätter des *Hauslauchs* (Sempervivum tectorum).

36) Frische Blätter des *Schöllkrauts* (Chelid. m.) mit Salz und Essig (Dän. V. M.) [17]).

37) Korinthen, Hopfen und Seesalz zusammen gestoßen [18]).

38) *Bocksgeranium*, Blumen der *Caltha*, *Holunder*blätter, *Salbei*, *Raute* mit Salz und Wein (Franz. V. M.).

39) *Bauernsenf* (Thlaspi arvense) und *Wegerich*blätter mit Essig (FELIX PLATER).

40) Schwarzbrot in Weinessig getaucht (ders.).

41) Kaminruß und *Terpentin* (Engl. V. M.).

42) Schwarze Seife, Schießpulver, *Tabak* und Branntwein zu gleichen Teilen [19]).

43) *Gartenraute* 60 g und Senf 2 Quenten (ca. 3,3 g) zusammengestoßen [20]).

---

16) *Murray*, Apparat. med. T. 3. p. 86. Weder dieses, noch andere blasenziehende sog. Epicarpia, die unter den älteren Fiebermitteln eine so große Rolle spielen, dürfen über einige Stunden liegen bleiben, weil sie sonst tiefe Entzündung, selbst Brand, erregen können.

17) *Thom. Bartholinus*, De med. Danorum domestica Hafn. 1666. p. 147.

18) *B. Boyle* a. a. O. p. 210. „I myself was strangely cured of a violent quotidiana, which all the wondred method of physic had not so much as abated, by applying to my wrists a mixture of two handfuls of bay salt, the freshest hops and blew currants".

19) *Lower* a. a. O. S. 30.

20) *Ant. de Haen*, Rat. med. P. XI. 1767. p. 66 u. 71. „An revera omnia haec

44) *Schafgarben* in einem leinenen Beutel gewärmt auf die Herzgrube und die Füße zu legen (Engl. V. M.)

45) *Kampfer, Safran* und *Asant* in einem Beutel auf der Herzgrube zu tragen.

46) *Fenchel-* und *Kamillenöl* in den Rücken einzureiben (FORESTUS).

47) Klistiere von *Majoran*absud und *Lorbeeröl* (PR. ALPIN).

Unter den innerlichen Fiebermitteln, die meistens alle kurz vor dem Frostanfall einzunehmen sind, können folgende als Volksmittel angesehen werden:

48) Eine Tasse starken Kaffee mit Rum [21]).

49) Ein Glas starken Wein, Branntwein oder Punsch vor dem Anfall zu trinken.

50) Dreißig *Pfefferkörner* mit einem Glase Rum eingenommen befreiten einen deutschen Offizier, der kurz nach dem Rückzug aus Rußland im Jahre 1812 am kalten Fieber litt, von ferneren Anfällen.

51) Der *Pfeffer* (Piper nigrum), längst als Volksmittel gebräuchlich, wurde in neueren Zeiten besonders von Dr. LUDW. FRANK in Parma wieder empfohlen. FRANK hat damit allein viele Wechselfieberkranke schnell geheilt, indem er 10 bis 16 Pfefferkörner zweimal täglich nehmen ließ. Das Fieber blieb meistens schon den 5. oder 6. Tag aus [22]).

52) Gleiche Teile Kornbranntwein und Zitronensaft vertrieben einem zehnjährigen Mädchen ein Tertianfieber,

---

epicarpia febrium interm. absolvere curationem? — Videtur haud contemnenda ea esse irritatio."

21) *Horns* Archiv 1812. Bd. I. S. 512.

22) Med. chir. Zeitung 1821. Bd. I. S. 144. — Die neueste Bestätigung des Nutzens dieses einfachen Mittels durch drei verschiedene Ärzte s. m. in *Rusts* Magazin 1824. Bd. 16. S. 116.

das der methodischen Behandlung durch Brechmittel, *Caryophyllata* und ähnliche Arzneimittel widerstanden [23]).

53) Ebenso eine Mischung von Wasser, Essig und altem Wein.

54) 0,12 l Wacholderbranntwein mit einem Teelöffel voll Pfeffer vor dem Frost zu trinken (Engl. V.M.) [24]).

55) Eine zerriebene große *Muskatnuß*, oder:

56) 3,3 g *Schwefel*, oder:

57) *Austerschalenpulver* in einem Glase Branntwein zu trinken [25]).

58) Fünf bis sechs Tropfen *Wacholderöl* mit Branntwein [26]).

59) *Krumholzöl* (ol. Pini) mit Branntwein.

60) Frisches Eigelb in einem halben Schoppen weißeı Wein gerührt (Franz. V.M.).

61) Ein Eßlöffel voll Saft von *Hauslauch* mit Wein;

62) Ein Eßlöffel voll Terpentinöl;

63) Vier Eßlöffel *Rautensaft;*

64) Starke Abkochung des *Pfefferminzkrauts* in Milch;

65) Heißer Aufguß von Bier auf *Meerrettich;*

66) Lichtschnuppen mit *Muskatnuß* (Engl. V.M.) [27]).

67) Zerstoßener *Lauch* (porrum) mit Branntwein (Dänisches V.M.) [28]).

68) Essig, worin ein Ei, bis es schwarz geworden, gelegen hat (Dänisches V.M.).

23) *de Meza*, Obs. circa quorundam medicaminum partim contemtorum etc. bonos effectus: in Actis reg. soc. med. Havn. Vol. 3. 1792. p. 392.

24) *Lind* a. a. O.

25) *Hengstmann* praes. *Heister* Diss. de medicamentis Germaniae indigenis, Germanis sufficientibus 1730. 4. p. 13.

26) *Lange* de remed. Brunsw. domest. p. 123.

27) *Lind* a. a. O.

28) *Bartholin* l. c. p. 144.

69) Seewasser als Brech- und Purgiermittel [29]).

Alle die genannten Mittel werden vor dem Frostanfall eingenommen. Während des Paroxysmus selbst passen sie nicht. Alles, was da der Kranke in gewöhnlichen Fällen nötig hat, ist ein warmer Tee während des Frostes und Zuckerwasser oder Limonade während der nachfolgenden Fieberhitze. — Es sind jetzt noch die Mittel zu nennen, welche in den guten oder fieberfreien Tagen empfohlen werden.

70) In Gegenden, wo kalte Fieber endemisch sind, scheint der mäßige Genuß des Branntweins als Prophylacticum zu wirken. Um sich gegen das in manchen Gegenden von Brasilien einheimische Fieber zu schützen, soll Branntwein durchaus nötig sein [30]).

71) Starker Kaffee mit Zitronensaft in den guten Tagen morgens nüchtern zu trinken [31]).

72) Abkochung von ungebranntem Kaffee. Man läßt 32 g grüne Kaffeebohnen mit einem halben Liter Wasser bis auf die Hälfte einkochen und alle Stunden zwei Eßlöffel voll davon nehmen [32]).

73) Fünf geschälte Pfirsichkerne alle Morgen zu essen [33]).

74) Fünf bittere Mandeln morgens nüchtern [34]).

75) Gepulverte *Lorbeeren* zu 1,65 g dreimal des Tages (Engl. M.).

76) Kalter, wäßriger Aufguß auf *Ignazbohnen* [35]).

29) „Prodest et potus, sed mulsus, Doridis humor" *Q. S. Samonici* de med. praec. saluberrima v. 913.
30) *Max*, Prinz zu Wied-Neuwied, Reise nach Brasilien. Bd. 1. Frankf. 1820. S. 320.
31) *Fritze*, med. Annalen. 1. 322.
32) Med. chir. Zeitung 1822. IV. S. 168.
33) *W. Trnka*, Historia febr. intermittent. Vol. 1. Vindob. 1775.
34) *Hufelands* Journal 1809. VIII. 111 und Salzburger med. chir. Zeitung 1818. S. 147.
35) Salzburger med. chir. Zeitung 1817. II. 107.

77) *Eichenmistel*, die ganze getrocknete Pflanze von Viscum album, gepulvert zu 0,82 g dreimal des Tags.

78) Die innere *Ulmenrinde*.

79) Die Rinde der Wurzeln des *Schwarzdorns* in Pulver zu 1,65 g dreimal des Tages.

80) 15 g Senf in 0,12 l Wacholderbranntwein, drei Morgen nacheinander (Engl. V. M.).

81) Drei Blumen der *Herbstzeitlose* (Colchicum autumnale) zu essen (Provencal. V. M.) [36]).

82) Blätter von *Eupatorium perfoliatum* in Pulver und Aufguß (Nordamerikan. M.) [37]).

83) *Artemisia coerulescens* wird ein herrliches Fiebermittel genannt. Die Pflanze wächst an den Seeküsten Italiens [38]).

84) *Birkenrinde* mit Branntwein aufgegossen (Russisches V. M.).

85) *Wermut* und *Bitterklee* in wäßrigem oder spirituosem Aufguß.

86) Ein saturiertes Decoct der getrockneten *Löwenzahnwurzel*,

87) des *Calmus*, und

88) der Rinde des *Tulpenbaums* wurde in der Zeit der Kontinentalsperre und des hohen Preises der *Chinarinde* allen anderen Surrogaten im Wiener allgemeinen Krankenhause vorgezogen [39]).

89) *Kamillenblumen*, unter den deutschen Volksarzneimitteln das allergebräuchlichste und erste, zog F. HOFFMANN im Wechselfieber selbst der *China* vor. Er ließ sie gepulvert dreimal des Tags zu 1,65 g in den fieberfreien Tagen nehmen.

36) Journ. de pharmacie 1817. p. 221.
37) Journal de pharmacie 1815. p. 520.
38) Bulletin de pharmacie 1813. p. 338.
39) *Val. ab Hildenbrand,* Ratio medendi. P. II. Viennae 1814. p. 196.

90) *Wandflechte* (Lichen parietinus).

91) Rinde des *Perückenbaums* (Rhus cotinus) (Ungarisches M.) [40]).

92) Wurzeln des *Schöllkrauts* in Pulver zu 1,65 g (Niedersächsisches V. M.) [41]).

93) Blätter der *Stecheiche* (Ilex aquifolium) in Pulver [42]).

94) *Lycapus europaeus* (Italien. M.) [43]).

95) *Steinkresse* (Lepium ruderale) in Tee, wovon morgens und abends einige Tassen genommen werden (Russ. V. M.) [44]).

96) Bittere Mandelmilch von 1,65 bis 3,30 g bitteren Mandeln vor dem Fieberanfall zu nehmen. Den Nutzen des Mittels bestätigt K. MYLIUS in Petersburg.

97) *Centaurea calcitrapa.* Zwei Hände voll werden mit rotem Wein gekocht und davon 3 bis 4 Tassen voll im Anfang des Paroxysmus gegeben (Franz. M.).

98) Die bittere gelbe Haut, welche die Walnußkerne überzieht, in Pulver (Franz. V. M.) [45]).

99) Ein Pulver aus gleichen Teilen *Muskatnuß, Alaun* und *Kochsalz* jeden Morgen genommen, hatte in einem Fall so günstige Wirkung, daß die dritte Portion nicht nötig war. (Dänisches M.) [46]).

100) Saturierte Auflösung von Bouillontafeln in heißem Wasser [47]).

---

40) m. Nachr. von Wien 1817. S. 25.
41) *Lange* tentamen etc. p. 126.
42) *Gmelin*, Flora Badens. I. 378.
43) Med. chir. Zeitung 1820. II. 317.
44) Russ. Samml. etc. Bd. II. Heft 4. S. 660.
45) Bullet. des sc. méd. T. 2. p. 376.
46) Act. reg. soc. med. Havn. III. p. 249.
47) *Séguin*, Obs. sur l'usage de la gélatine animale dans les f. interm. S. Rec. period. T. 19. 336.

101) Eiweiß von drei frischen Eiern, in lauem Wasser und etwas Zucker verrührt vor dem Anfall zu nehmen [48]).

102) Getrocknete Kristallinsen aus Rindsaugen zu 15 g auf 120 g Wasser [49]).

103) Spinneweben, durch Klopfen auf einem Rohrstuhl gereinigt, mit Butter klein gehackt und auf Brot gestrichen, zu verzehren. 1,8 bis 2,4 g sollen oft hinreichend gewesen sein, nach ein- oder zweimaliger Anwendung hartnäckige Fieber zu vertreiben (FAUST).

104) Die gedörrte innere Haut aus dem Hühnermagen gepulvert, morgens in einem Glase starken Wein einzunehmen.

105) Calcinierte Schnecken mitsamt dem Tier in Pulver (Wiener V. M.).

106) Zu den einfachen, nicht pharmazeutischen Fiebermitteln, die in neueren Zeiten vielfach gerühmt sind, gehört auch die gepulverte *Holzkohle.* Man läßt davon in der Apyrexie alle ein bis zwei Stunden 1,65 g nehmen und soll oft nur 60 g zur Vertreibung der Anfälle nötig haben. Das Mittel scheint aus Sizilien abzustammen, wo nach neueren Nachrichten 105 Fieberkranke ohne einen Arzt zu Hilfe zu rufen sich damit vom Fieber befreit haben sollen [50]).

107) Zuletzt werden noch eine Menge verschiedenartiger Substanzen, wie gepulverte Sägespäne, Flußsand, Ziegelsteinmehl, Hunde-, Sperlings-, Gänsekot, Tischlerleim etc., als Fiebermittel gebraucht. Alle diese Dinge scheinen durch ihre nauseose, den Magen belästigende Eigenschaft in der Tat zuweilen antifebrilisch zu wirken.

108) Gegen die Vergrößerung der Milz nach Wechselfiebern soll man die Milzgegend mit Löschpapier, welches

---

48) Ders.
49) *Thilow* in Allgem. med. Annalen 1816.
50) Journal de pharmacie 1815. p. 217. — *Horns* Archiv 1815. S. 169. — Med. chir. Zeitung 1818. II. S. 243.

in Butter getränkt ist, bedecken und zwei- bis dreimal des Tages mit Ruten eine viertel bis halbe Stunde lang klopfen (Italien. V. M.) [51]).

109) FABR. AB AQUAPENDENTE erzählt, er habe einen Mann von scirrhus lienis befreit durch den fortgesetzten Gebrauch mit Kalkwasser angefeuchteter Badeschwämme, die auf die geschwollenen Teile ausgedrückt und auf der Milzgegend getragen wurden [52]).

## XXIII.

### GELBSUCHT

1) Die Anwendung des rohen Eidotters in der Gelbsucht ist so allgemein [1]), daß man vermuten muß, sie gründe sich auf mehrfache Beobachtung von guter Wirkung desselben, nicht bloß auf trügerische Farbenähnlichkeit. Man läßt alle Morgen zwei bis drei Eidotter verschlucken oder unter Zuckerwasser verrührt trinken neben *Cremortartariwasser* oder *Weinsteinmolken*. In vielen Fällen ist zur Kur weiter nichts erforderlich.

2) Der Saft aus zerriebenen gelben Wurzeln wird, unter dem Namen: tisane de carottes, in Paris häufig in der Gelbsucht getrunken.

3) Den frischen Gurkensaft zu 4 bis 5 Tassen auf den Tag empfiehlt besonders STARK.

4) Obst, namentlich Erdbeeren. QUARIN.

5) Abkochung von Korinthen. ALBERTI.

---

51) *J. Frank* Prax. I. p. 86. etc. nennt das Mittel: „remedium in Italia vulgare atque interdum praestantissimum."

52) *Rob. Boyle* some consid. etc. p. 209.

1) Laudatur a quibusdam ovi vitellum ut minime fallax, quotiescunque hepar ipsum non laborat. *P. Camper* Diss. II.

6) Andere haben Orangen- und Zitronensaft zu 120 bis 180 g auf den Tag in der Gelbsucht wirksam gefunden ²).

7) Gestoßener *Hanfsamen* mit Milch abgekocht gehört zu den holländischen Volksmitteln. Der Hanfsamen wurde aber auch schon in älteren Zeiten in der Gelbsucht gerühmt ³) und als Tee oder Emulsion getrunken. Die gute Wirkung des Mittels soll man namentlich auch in Göttingen in einer epidemischen Gelbsucht erfahren haben ⁴).

8) *Gerstentisane* mit Honig und Abkochung trockener *Queckenwurzel* (Franz. V. M.).

9) In hartnäckigen Fällen: den Milchsaft aus den Stielen der *Wolfsmilch* (Euphorbia cyparissias) zu einem Teelöffel voll morgens zu nehmen.

10) *Tanacetum vulgare* in Aufguß (Russ. V. M.).

11) Ein Engländer will dadurch viele Gelbsüchtige kuriert haben, daß er den Urin der Kranken sammelte, und ihn in einer heißgemachten Feuerschaufel verrauchen ließ.

12) Sogar das Ansehen mit unverwandten Augen eines Gefäßes voll Teer soll die Gelbsucht vertreiben.

13) Getrockneten Gänsekot in weißem Wein aufgelöst zu trinken ⁵), und

14) Schafläuse auf Butterbrot zu essen, sind ekelhafte Bauernmittel, die jedoch noch immer Anwendung finden.

15) Warme Bäder mit dem Wasser beigemischtem Gersten- oder Bohnenmehl, und sanfte Friktionen des ganzen Körpers, besonders der Lebergegend.

16) Künstliche Schwefelbäder mit einem Zusatz von Kochsalz sind zur Nachkur der Gelbsucht sehr zu empfehlen.

---

2) *Murray*, Apparatus etc. III. 277.
3) Oeconomia rur. et domestica a *Joh. Colero* Francof. 1680. fol. T. II. p. 169.
4) *Murray*, l. c. IV. p. 619.
5) *Laz. Riverii*, Praxis medica Lugd. 1660. II. p. 41.

17) Gegen Gallensteine hat man, gestützt auf die Beobachtung an Haustieren, daß sich solche Konkremente in
der Gallenblase besonders im Winter bei trockenem Futter
erzeugen, im Sommer aber bei grünem Futter wieder verschwinden, geraten: Spinat, Sauerampfer, roten Kohl, Petersilie, Kerbel, Zichorien, Endivia etc. als Gemüse, mit
Fleischbrühe abgekocht; und saftige Früchte: Himbeeren,
Erdbeeren, Kirschen, Stachelbeeren, Maulbeeren in Menge
essen und daneben im Frühjahr Molken mit Honig versüßt
trinken zu lassen [6]).

18) Der Abgang der Gallensteine wird befördert durch
den täglichen Genuß von 3 bis 4 rohen Eidottern und einigen Gläsern Bitterwasser.

## XXIV.

### WASSERSUCHT

1) Man hat gesehen, daß *Holundermus* die kopiöseste
Harnausleerung bewirkte, wodurch eine Wassersucht gehoben wurde. P. FRANK, der diese Beobachtung anführt [1]),
macht dabei die Anmerkung, daß es in der Kur der Wassersucht nicht gerade auf die stärksten urintreibenden Mittel
und große Dosen derselben ankomme, sondern daß man
abwechseln müsse und gerade oft von den schwächsten die

---

6) „ — usus erit mirifici, quum nil aliud efficacius, simulque mitius fundat
coactam materiae duritiem, temperet bilem, expediat meatus, laxet alvum,
ducat in debitas naturae vias fellis inversum iter." *H. Boerhaave*, Consultationes medicae Goetting. 1752. I. 73.
1) Epitome L. VI. Tubing. 1811. p. 408. Nulla in adulto hydrope auxilia
profuerunt, cum, ut vir celebris Viennensis refert, medicus, ne nihil agere
videretur, roob sambuci praescripsit: unde secuta copiosissima urinae secre-
tione, aeger convaluit. — Zur Bestätigung des Satzes: „scheinbar unbedeutende Mittel helfen, wo bedeutende nichts helfen."

erwünschte Wirkung erfolgen sähe, selbst nachdem stärkere lange vergebens angewandt worden seien.

2) Die von manchen als unwirksam angesehene Wurzel der *Hauhechel* (Ononis spinosa) wird von FRANK in Verbindung mit *Bitterklee* und *Wermut* ihrer harntreibenden Eigenschaft wegen in der Wassersucht gelobt. Sie ist ein altes Volksmittel.

3) Zu den wirksamsten antihydropischen Hausmitteln gehören die *Wacholderbeeren*. Sie wirken am besten in Pulver, zumal mit Weinsteinrahm gemischt; aber auch der *Wacholdertee* und *Wacholderbranntwein* sind urintreibend.

4) Zerschnittene frische *Meerrettichwurzeln* mit Bier aufgegossen oder der Saft aus zerriebenem Meerrettich mit Zucker.

5) Ungestoßener *Senf*, morgens und abends zu einem Teelöffel voll.

6) *Knoblauch* [2]). Man läßt ihn roh oder den ausgepreßten Saft mit Fleischbrühe genießen. Er soll besonders in der Brustwassersucht nützlich sein.

7) Der Saft aus reifen *Vogelbeeren* (Sorbus aucuparia) wurde früher von SELLE und neuerdings wieder sogar als spezifisch in der Wassersucht empfohlen.

8) Zu den ältesten, gegen die Wassersucht angewandten Mitteln gehört die *Holunderwurzel* in Abkochung [3]) oder der aus der inneren Rinde ausgepreßte Saft [4]). Ein wassersüchtiger Mann nahm 8.25 g von diesem Safte morgens

---

2) „Allium hic adeo conducit; cum eo solo, missis evacuantibus hydropem, ex aliorum praescripto, non meo, depulsum noverim" *Sydenham* Opp. L. B. 1754. p. 500.

3) *Q. Sereni Samonici,* De medicina praec. salub. Ed. *Ackermann* Lips. 1786. vers. 505. „Convenit tenera radix decocta sambuci. In geminis calidi cyathis potanda Lyaei."

4) *Io. Wieri,* Medicar. observ. rarar. L. I. Basil. 1567. 4. p. 67.

nüchtern ein und bekam kopiöse Stuhl- und Harnausleerungen, die ihn erleichterten [5]).

9) Dahin gehört auch der ausgepreßte Saft von Kellerasseln (Oniscus asellus) in weißem Wein.

10) 1,2 g Ofenruß sollen Schweiß und Urin treiben.

11) Tabakasche, zweimal des Tages zu 0,82 g (RICHTER).

12) Asche von verbrannten Kröten, in weißem Wein eingenommen [6]).

13) Feldbohnen-Kaffee (Göttinger V. M.).

14) Tee von dem frischen oder getrockneten *Gnadenkraut* (Gratiola offic.) gehört gleichfalls zu den hiesigen Bauernmitteln in der Wassersucht. 1,2 g des trockenen, gepulverten Krautes bewirken Brechen und häufige Stuhlausleerungen.

15) Die Wurzel der blauen *Schwertlilie* (Iris germanica) wurde vormals häufig in der Wassersucht gebraucht. Ein Eßlöffel voll des frisch ausgepreßten scharfen Saftes bewirkt schon viele wäßrige Stühle. Man ließ ungefähr 16 g desselben mit Molken trinken [7]).

16) Auf ähnliche Weise wurde die Wurzel der gemeinen *Wolfsmilch* (Euphorbia cyparissias) verwendet. 1,25 g der gepulverten trockenen Wurzel purgiert stark.

17) Die Wurzel des *Schöllkrauts* (Chelidonium majus) soll in Warschau, mit Bier aufgegossen, besonders in der Wassersucht der Branntweintrinker gegeben werden [8]).

18) *Ballota lanata* in Decoct, tassenweise eingenommen, ist sehr urintreibend und heilte eine allgemeine Wassersucht vollkommen (Sibirisches V. M.) [9]).

---

5) Med. chir. Zeitung 1820. 1. S. 83.
6) *Jos. Lieutaud,* Synops. univ. praxeos med. T. I. 1777. 4. p. 85. „Pulvis bufonum ad scrup. unum, cum vino albo nonnullis optime cessit."
7) *Joh. Wittichius* Arzneibuch für alle Menschen etc. Leipzig 1596. 4. S. 124.
8) *Murray,* Ap. II. 375.
9) *A. Crichton* etc. Russ. Samml. Bd. I. Heft I. p. 73.

19) Einige (8 bis 10) Beeren des *Seidelbastes* (Daphne
mez.) mit Branntwein einzunehmen und den Körper mit
frischem Birkenlaub zu überschützen, um Schweiß zu erregen (Russ. V. M.) [10]).

20) In einem englischen Arzneibuch finde ich den Aufguß von einer Flasche Rheinwein auf ein Pfund zerstoßenen Senf, wovon nach 24 Stunden das Klare abgegossen,
und dies eßlöffelweise genommen werden soll, als sehr
wirksam empfohlen.

21) Viele weiße Weine selbst, namentlich Mosel- und
Rheinwein, und ein feuriger, junger französischer Wein,
den die Pariser vin de Chabely nennen, wirken ausgezeich-
net diuretisch und können in manchen Wassersuchten zur
Unterstützung der Kur benutzt werden [11]).

22) Unter den Nahrungsmitteln befördern die Nieren-
sekretion und können in der Kur der Wassersuchten benutzt werden: *Spargel, Petersilien, Sellerie, Brunnenkresse.*

23) AVICENNA führt den Fall an: daß eine an Ascites
leidende Frau sich durch den Genuß einer unglaublichen
Menge Granatäpfel von dem Übel befreite.

24) Ebenderselbe und in späteren Zeiten französische [12])
und italienische Ärzte benutzten den Urin von Tieren wie
von Schafen und Rindern in der Wassersucht. Die Harn-
sekretion soll dadurch angetrieben werden. Ein Kranker
von MORGAGNI [13]) trank täglich 210 bis 390 g Kuhharn.

10) *v. Attenhoffer,* med. Topographie von Petersburg. S. 252.
11) Wie jene Weine, so wirken große Dosen von Naphthen diuretisch. Ein auffallendes Beispiel davon erzählte *Richter* in seinen therapeutischen Vorlesungen. *Lafontaine* gab einem brustwassersüchtigen Polen, einem Trinker,
dem er nichts mehr zu verschreiben wußte, 60 g Naphtha vitrioli, wovon
dieser zuweilen einen Teelöffel voll nehmen sollte. Der Kranke nahm aber
die ganze Portion auf einmal, und bekam danach die kopiöseste Harnausleerung mit Erleichterung aller Beschwerden. Er lebte nachher noch 2 Jahre.
12) *Lemery,* in den Mem. de l'acad. des sc. A. 1707.
13) *Morgagni* de sed. et caus. morbor. Venet. 1762. L. III. Ep. 38. art. 30. —

25) Die diuretischen *Mineralwässer* von Spaa, Eger, Karlsbad, Selters, Pyrmont, Wildungen.

26) Selbst bloßes kaltes Wasser wirkt zuweilen in dieser Krankheit auffallend diuretisch. P. FRANK sah eine Bauchwassersucht durch bloßes Wassertrinken heilen [14]).

27) Ein an allgemeiner Hautwassersucht Leidender wandte sich an einen Quacksalber in Straßburg, der ihm mit der größten Bestimmtheit baldige Heilung versprach. Dieser ließ ihn in eiskaltem Wasser, dem er ein Pfund Bleiessig zusetzte, baden. Gleich danach fing der Kranke an, eine ungeheure Menge Urin zu lassen (prodigiose mingere coepit) und wurde vollkommen geheilt [15]).

28) CELSUS empfiehlt in solchen Fällen das Baden in offener See, wenn es die Jahreszeit erlaube.

29) Zu den ältesten antihydropischen Mitteln gehört auch das heiße Sandbad. Der Kranke wurde mit gewärmtem Sande überschüttet der Sonne ausgesetzt [16]).

30) Solche sog. trockene Bäder, die noch jetzt im Ödem benutzt werden, befördern die Resorption des angehäuften Serums und erregen Schweiß. Man füllt Beutel mit heißem Sande, Asche oder Salz, in die man das geschwollene Glied einhüllt, oder läßt z. B. die Füße in jene Beutel oder Säcke stecken.

31) Durch dichtes Einwickeln des Gliedes in *Birkenlaub* werden wohltätige Schweiße erregt und die Wasseranhäufung vermindert. Man will dadurch, daß man den Bauch so einhüllte, sogar die Bauchwassersucht geheilt haben [17]).

---

„audiverat aeger ex *Michelotto*, juvencae urinam sibi feliciter, nec semel, adversus anasarcam cessisse."

14) „Solo aquae frigidae potu, cum nec paracentesis abdominis conduxisset, urina plurimum mota, et ascites sanatus fuit."

15) *P. Frank,* Epit. L. VI. p. 400.

16) *Trilleri,* Clinotechnia medica antiqua 1774. p. 139.

17) *Rusts* Magazin. Bd. 17. 1824. S. 332.

32) Friktionen der Haut mit Flanell, der mit *Wacholderbeeren* oder *Mastixrauch* durchdrungen ist, gehören gleichfalls hierher.

33) Einreibungen von gewärmtem *Oliven-* oder *Leinöl* in den Unterleib, tägl. 3—4 mal ¹/₂ Stunde lang, vermehren den Harnabgang und werden besonders in der Bauchwassersucht gerühmt.

34) Auch *Terpentinöl* zum Einreiben in die Nierengegend.

35) Gegen gewisse schmerzhafte Fußgeschwülste wird in Rußland Rettichbrühe eingerieben. Ein Russe von Go-lownins Gefährten in Japan litt an schmerzhaft angeschwollenen Beinen, wogegen ihm vormals in Rußland *Rettichsaft* (radish-juice) eingerieben worden war. Die japanischen Ärzte hingegen setzten ihm Moxen und wollten nicht an das von dem Kranken vorgeschlagene Mittel. Endlich aber willigten sie doch ein, und die Geschwulst verlor sich. Die Beine magerten nun aber ab [18]).

## XXV.

### Seekrankheit

1) Gegen die fortwährende Neigung zum Erbrechen mit Schwindel und Flimmern vor den Augen, durch die schwankenden Bewegungen des Schiffes, zumal bei unruhiger See, erzeugt, schafft freie Luft die größte Erleichterung. Manche Menschen schützen sich durch fast beständigen Aufenthalt auf dem Verdeck vor dem Anfall [1]).

---

18) Capt. *Golownin*, Narrative of my captivity in Japan. Lond. 1818. Vol. II. p. 83.

1) *A. van Berkels* Reise nach Rio de Berbion und Surinam in (*Benekes*) Sammlung seltener und merkwürdiger Reisegeschichten, mit einer Vorrede von

2) Andere jedoch sind genötigt, sich sogleich niederzulegen, und finden in ruhiger Lage mit geschlossenen Augen
die einzige Erleichterung. Manche raten selbst, sobald man
auf das Schiff komme, sich niederzulegen, um sich liegend
die schwankenden Bewegungen anzugewöhnen ²).

3) Ein englischer Reisender fand, daß, wenn er auf dem
Verdeck die stoßenden Bewegungen beim Reiten eines tra-
benden Pferdes auf einem Stuhle nachmachte, dies ihn sehr
erleichterte, die Übelkeit vertrieb, und Appetit verschaffte.
„Es fiel mir auf, daß eine tätige Bewegung der Muskeln
der des Fahrzeugs entgegen wirken, oder dem Magen und
den Eingeweiden doch eine solche mitteilen könne, durch
welche die Wirkung der Bewegungen des Schiffes neutrali-
siert, oder vielmehr ganz aufgehoben würde. Ich setzte mich
auf dem Verdeck auf einen Stuhl und fing an, meinem
Körper eine heftige stoßende Bewegung zu geben, wie dies
beim Traben der Fall ist, und nach wenigen Minuten ließ
der Ekel nach" ³).

4) Allgemein wird geraten, des Ekels ungeachtet dem
Magen leichte Speisen und Getränke zu bieten. Schon CEL-
SUS gibt diesen Rat ⁴). Einige finden Rauchfleisch und ein
Glas starken Wein, andere Punsch, Limonade, Tee oder
schwarzen Kaffee dienlich.

5) Hering mit Knoblauch und Essig ist für Matrosen
die zu empfehlendste Arznei in dergleichen Fällen; auch
SIEBER gesteht, daß er sich sehr gut dabei befunden habe.

---

*Blumenbach*. Memmingen 1789. S. 7. „Sobald ich die Nase in den Wind
  steckte und der See ins Gesicht schaute, wurde ich mit einem Male wieder
  besser."
2) *F. W. Sieber*, Reise nach der Insel Kreta. Bd. I. 1823. S. 10.
3) v. *Frorieps* Notizen etc. Bd. 3. S. 350.
4) L. l. c. 3. „Si pituitam acidam effudit, utique sumere cibum. sed assueto
  leviorem."

6) Schon in älteren Zeiten empfahl man in Essig eingeweichtes Brot, saure Früchte, oder in Essig eingemachte
Vegetabilien, sog. Pickels, zu essen.

7) *Selleriesamen* (Sem. Apii graveol.) zum innerlichen
Gebrauch gegen die Schiffskrankheit [5]).

8) Die Engländer bedienen sich zuweilen auf Seereisen
gegen die Seekrankheit und auch als Fiebermittel eines
Bechers aus *Quassiaholz,* der dem Wein oder Wasser ein
bis zwei Monate lang von seiner Bitterkeit mitteilt.

9) Große Erleichterung gewährt ein Teelöffel voll
*Schwefeläther* (Naphtha vitrioli) unter ein Glas Wasser
gemischt, auch daß man Äther an die Schläfen wischt und
in die Nase einzieht [6]).

10) Anstatt dessen verdiente Kirschengeist (Kirschwas-
ser) versucht zu werden.

11) Ein altes, noch jetzt übliches Verfahren der Matro-
sen gegen die Seekrankheit besteht darin, daß sie einige
Schlucke Seewasser zu sich nehmen, welches, nachdem es
Abführen erregt hat, gut bekommen soll.

12) Eine Binde um den Leib getragen, soll Linderung
verschaffen sowie auch als Vorbeugungsmittel dienen.

13) Durch Einreibung von Rum oder Rosmarinspiritus
in die Magengegend, und

14) Durch das Tragen eines Säckchens mit *Safran* auf
dem Magen soll man die Übelkeit und das Erbrechen verhüten. Letztere Bemerkung soll ein Mensch gemacht haben,
der Safran einschwärzen wollte [7]).

5) *P. Forskål,* Materia med. ex officina pharmac. Kahira descripta — Anhang
zu dessen Descript. animal. quae in itinere orientali obs. Havn. 1775.
„Semina haec sistere posse ajunt, vomitum navigantibus ortum ex agita-
tione maris et navigii."
6) *Benj. Molety,* A treatise on tropical diseases. Ed. 4. Lond. 1803. p. 19.
7) Journal de pharmacie 1817. p. 335.

# XXVI.

## SKORBUT

1) Die kräftigsten Vorbeugungsmittel gegen den Skorbut sind Reinlichkeit, warme Kleidung, mäßige aktive Bewegung, Aufmunterung, trockene warme Luft, zumal Landluft [1]) und frische vegetabilische und animalische Nahrungsmittel.

2) KRUSENSTERN sagt in der Einleitung zu KOTZEBUES Entdeckungsreise [2]) bei Gelegenheit der in England von DONKIN gemachten Erfindung, Fleisch, Gemüse und andere Speisen durch hermetische Verschließung in zinnerne Büchsen jahrelang frisch zu erhalten: „Durch eine kräftige Suppe oder durch irgendeine nahrhafte Speise kann oft das Leben eines Kranken gerettet werden, wenn Arzneien keine Hilfe mehr bringen; dies ist besonders bei skorbutischen Kranken der Fall, deren es freilich jetzt auf den Schiffen wenige mehr gibt, seitdem man die Erfahrung gemacht hat, daß es nicht der Gebrauch des Salzfleischs, auch nicht die Seeluft ist, die den Skorbut hervorbringt, sondern der Mangel an gesunden Lebensmitteln, Mangel an Wäsche und Kleidungsstücken, der es den Leuten unmöglich macht, die oft durchnäßten Kleidungsstücke zu wechseln; Mangel an Reinlichkeit und frischer Luft in ihren Wohnungen, besonders aber Mangel an gehöriger Vorsorge und Teilnahme, welche immer bei den Leuten eine traurige Stimmung hervorbringt, daher eine entgegengesetzte Behandlung in der Tat als das wirksamste Mittel gegen den Skorbut anzusehen ist".

---

1) Der skorbutische Seefahrer sehnt sich instinktmäßig nach Landluft, die durch die Ausdünstung der Erde und der Pflanzen ganz anders riecht, als die Seeluft, welche sich wie die Landluft im Winter, wenn alles mit Schnee bedeckt ist, verhält.

2) *Otto v. Kotzebue*, Entdeckungsreise in der Südsee. Bd. I. Weimar 1821.

3) Der mächtige Einfluß des Geistes auf das körperliche Wohlbefinden ist in der Entstehung des Skorbuts durch traurige, niederschlagende Gemütsstimmung besonders einleuchtend. PARRY suchte daher seine Gefährten in den langwierigen Polarexpeditionen, während die Schiffe im Eise eingefroren waren, sogar durch theatralische Vorstellungen aufzuheitern [3]).

4) Eine Zeitlang hielt man den Malztrank (sweetwort) [4]) und das Sauerkraut [5]) für die größten Schutzmittel der Schiffsmannschaft gegen den Skorbut, da COOK beides auf seinen Weltreisen versucht hatte und so glücklich in Vermeidung des Skorbuts gewesen war. — Den Malztrank tadelt aber schon BACHERACHT als zu sehr blähend und abführend; und die BROWNische Schule leugnete geradezu, daß Sauerkraut und ähnliche Dinge die Gefährten COOKS vor dem Skorbut geschützt haben. Jetzt scheint man allgemein der Meinung zu sein, daß die größte Reinlichkeit durch öfteres Waschen der Schiffsräume, ferner Sorge für beständige Erneuerung der Luft, zweckmäßige Tätigkeit und gute, gesunde Nahrungsmittel die wahren Schutzmittel sind.

5) Unter den diätetischen Mitteln, die als Schutz- und Heilmittel des Skorbuts die meisten Zeugnisse für sich haben, steht der *Zitronensaft* obenan. Nach DUPINS britischem Marine-Proviantwesen hat man es sich seit dem Jahre 1796 zur Regel gemacht, auf langen Seereisen mit jeder Rumration etwas Zitronensaft zu mischen, wovon die Wirkung alle Erwartungen übertreffen soll.

3) W. Edw. Parry, Journal of a voy. for the discovery of a North-west passage. Ed. 2. 1821. Ch. V.
4) Macbride, A methodical introd. to the theory and pr. of phys. 1772. app.
5) J. R. Forster, Observ. made during a voy. round the world 1777. p. 628.

6) *Zitronensaft* mit Zucker und Wasser erklärt TROT-
TER ⁶) für ein Spezifikum gegen den Scharbock und führt
zur Bestätigung die glaubwürdigsten Zeugnisse vieler
Schiffsärzte an ⁷). Jetzt nehmen die englischen Schiffe große
Quantitäten ausgepreßten Zitronensaft, der sich mit Branntwein vermischt lange erhält, unter dem Proviant mit. Die
skorbutischen Kranken erhalten davon 60—90 g auf den
Tag. Kapitän PARRY ließ seiner Mannschaft täglich eine
Portion Zitronensaft mit Zucker und Wasser vermischt
reichen und diese in Gegenwart eines Offiziers gleich aus-
trinken.

7) Schon viel früher aber haben holländische Ärzte ⁸)
den *Zitronensaft* mit rotem Wein vermischt, jedoch nicht
so allgemein und ausschließlich, im Skorbut empfohlen.

8) *Orangensaft* mit Zucker und rotem Wein wird von
französischen Seefahrern und Ärzten für das beste Antiscorbuticum erklärt. „Gegen den Skorbut leisten nicht
vegetabilische Kost, nicht antiskorbutische Pflanzen das
meiste, sondern warme trockene Luft wie auf St. Helena
und den kanarischen Inseln etc., leichte nahrhafte Speisen
wie Bouillons und Gemüse von *Sauerampfer, Kohl* und
*Zwiebeln* usw. Die beste Arznei aber ist ca. 120 g *Orangensaft*, 1 Liter guter roter Wein, 120 g Zucker, dies in 24 Stunden zu trinken".

9) *Birkensaft* mit Branntwein ⁹) ließ COOK während
seines Aufenthalts in Kamtschatka seine Mannschaft
trinken.

---

6) *Th. Trotter*, An essay on the diseases of seamen. Lond. 1797. p. 405.
7) In einem solchen Bericht eines Mr. *Scott* heißt es: „He concluded with the
uniform testimony of others, by saying, that the lemons were a certain
cure."
8) *Ludw. Ruppe*, De morbis navigantium. L. B. 1754. p. 193.
9) *Beckers* Versuch einer Nahrungsmittelkunde. 2. T. 2. Abtg. Stendal 1822.
S. 104.

10) Gutes Bier, zumal Porter und Braunschweiger Mumme, werden als Heilmittel des Skorbuts häufig auf Seereisen benutzt.

11) *Fichtenbier* (spruce beer). ELLIS in seiner Reise nach der Hudsonsbay sagt: „Die Engländer, welche beständig hier wohnen, sind dem Skorbut wenig oder fast gar nicht unterworfen. Dies schreiben sie dem beständigen Gebrauch des Fichtenbiers zu. Sie bereiten es auf folgende Weise: Sie kochen die Spitzen von amerikanischen Fichten, oder in deren Ermangelung von kleinen Tannen so lange in Wasser, bis dieselben gelb werden und die Rinde abgeht. Sodann nehmen sie solche aus dem Wasser und tun zu ungefähr vier Maßen des abgekochten Wassers 1 Liter Sirup. Mit diesem wird es noch einmal gekocht bis sich ein Schaum daraufsetzt und dann in ein Faß gegossen, worin zuvor etwas kaltes Wasser getan wird. Ist dies voll, so feuern sie eine Flinte in das Spundloch ab, wodurch die Gärung befördert wird. Innerhalb 24 Stunden ist der Trank fertig" [10]).

12) Ein jenem ähnliches antiskorbutisches Bier bereitet man jetzt auf Schiffen aus Fichtensprossen-Essenz, Zucker und Wasser. KRUSENSTERN z. B. ließ auf ein Faß, worin noch die Hefe von ausgetrunkenem Bier enthalten war, Wasser, Melasse und Sprossen-Essenz schütten, woraus nach 24 Stunden schon ein angenehmes Getränk entstand, das sich aber nicht über 48 Stunden hielt.

13) Auch der *Quas* der Russen aus Mehl von nicht ganz gekeimtem Roggen, mit heißem Wasser aufgegossen, und bis der Trank säuerlich geworden an einem warmen Orte stehen gelassen, ist hierher zu rechnen.

14) Um die Schiffskost schmackhaft zu machen und ihr antiskorbutische Kräfte zu erteilen, läßt man sie mit viel Senf und Essig bereiten.

---

10) *Heinr. Ellis* Reise nach Hudsons-Meerbusen. Göttingen 1750. S. 224.

15) Eine Mischung aus Madeirawein, *Zitronensaft* und Zucker gehört zu den besten Stärkungsmitteln in dem gesunkenen Zustande der Lebenskräfte, der die skorbutische Kachexie begleitet.

16) Absud von *Zirbeltannensprossen* (Pinus cembra).

17) *Unreife Äpfel* in Ermangelung von Zitronen [11]).

18) *Johannisbeeren, Kirschen, Himbeeren, norwegische Brombeeren* (Rubus chamaemorus).

19) Den ausgepreßten Saft der *Moosbeere* (Vaccinium oxycoccos) nehmen die russischen Seefahrer auf langen Reisen mit.

20) Einige rohe Kartoffeln täglich gegessen, sollen den Scharbock verhüten [12]).

21) Der eingedickte *Karottensaft* wurde auf Cooks Reisen versucht. R. Forster, der dies anführt, sagt aber zu seiner Empfehlung nur, daß er den Stuhlgang befördere.

22) Den frisch ausgepreßten Saft des *Klebkrauts* (Galium aparine) gab einst ein Engländer [13]) für untrüglich aus.

23) *Rettichsaft* aus zerriebenen Rettichen eßlöffelweise zu nehmen (Russ. V. M.) [14]).

24) 30 g frische, zerschnittene *Meerrettichwurzeln* in einem Schoppen Wasser zu mazerieren und dies auf den Tag zu trinken (Franz. H. M.).

25) Eine Handvoll frisches *Löffelkraut* (Cochlearia offic.) mit einem Schoppen heißer Bouillon übergossen morgens zu trinken [15]).

26) Frisches *Löffelkraut* roh und als Kohlsuppe gegessen, fand unter andern Dav. Cranz an sich selbst

11) *Th. Trotter* a. a. O. p. 420.
12) *Arnemann*, Mater. med. Ausg. 5. S. 24.
13) *J. Edwards* a short treatise on the plant called Goose-grass. Lond. 1784.
14) *W. M. Richter* Geschichte der Medizin in Rußland T. 1. 1813. S. 106.
15) *J. G. N. Jadelot*, De l'art d'employer les médicaments. Paris 1805. p. 19.

äußerst wirksam zur Verhütung des Skorbuts; er versichert
aber dabei, daß die Grönländer sich dessen gar nicht bedienten, weil sie einen unüberwindlichen Abscheu vor allen
Kräutern hätten, die auf ihren Dungplätzen wüchsen [16]).
27) *Brunnenkresse* mit Essig und Öl als Salat lobt FR.
HOFFMANN [17]); mit Milch HASSELQUIST [18]).
28) *Sauerampfer* (Rumex digynus L.) nennt PARRY ein
wirksames Antiscorbuticum.
29) *Wilder Knoblauch* (Allium ursinum) roh gegessen.
gehört zu den russischen Volksmitteln. In Kamtschatka bereitet man daraus mit *Quas* ein Getränk, welches zwar ab-
scheulich riechen aber sehr heilsam sein soll [19]).
30) Die Wurzeln von *Pastinak, Spargel, Petersilie,
Quecken, Fenchel, Zichorien* mit einem alten Huhn oder
Kapaun zu kochen und die Brühe alle Morgen zu trinken
(FR. HOFFMANN).
31) Den *roten Kohlkopf* gab KAAW BOERHAAVE im
Skorbut in allen Gestalten; roh als Salat, als Gemüse gekocht und die Brühe als Getränk [20]).
32) Überzuckerte *Wacholderbeeren* bei skorbutischer
Anlage zu essen (Franz. H. M.).
33) *Holundermus* mit spanischem Wein (Franz. H. M.).
34) Honigkuchen mit viel Gewürz. Man läßt den Kuchen
mehreremal backen, damit er hart wird und sich auf Seereisen besser hält. Englische Seefahrer sollen ihn als Präservativ mit sich nehmen [21]).

16) *Cranz* Historie von Grönland S. 298.
17) Opp. T. V. p. 370.
18) Reise nach Palästina, S. 169.
19) Russische Sammlung etc. 1816. Bd. I. S. 509.
20) *Blumenbachs* med. Bibliothek III. S. 47.
21) Diction. des sc. médic. T. 39. p. 86. „— il porte dans tout l'organisme une
excitation salutaire qui contribue puissament à éloigner et à prévenir cet
état de pesanteur et d'adynamie qui précède et présage la prochaine inva-
sion du scorbut.

35) *Teerwasser*, d. h. Wasser mit Teer geschüttelt, geschlagen und abgegossen, wirkt diuretisch und schweißtreibend im Skorbut (Nordamerikan. Mittel) [22]).

36) Ein Trank aus einem Absud von ca. 5 g englischem Senf, 30 g Honig und etwa einem halben Liter Wasser abends vor dem Schlafengehen genommen, bewirkt starke Transpiration, worauf sich die Kranken gleich morgens erleichtert fühlen [23]).

37) In Rußland und anderen nordischen Ländern, wo der Skorbut am meisten herrscht, sieht man die Dampfbäder für wichtige Heilmittel desselben an.

38) Gegen das schwammige, leichtblutende Zahnfleisch, woran manche 'Menschen auch ohne alle weitere Symptome des Skorbuts leiden, ist *Tabakrauchen* heilsam.

39) Das *Tabakkauen* (Pruyntje) halten die holländischen Matrosen nicht nur für ein sicheres Mittel wider den Scharbock, sondern überhaupt für eine wahre Panacee.

40) Um die im Skorbut lose gewordenen Zähne wieder zu befestigen, wendet man in Frankreich zum Ausspülen des Mundes roten Wein an, der mit *Wacholderbeeren* abgekocht ist.

41) Eine Abkochung der Wurzel der *Seerose* (Nymphaea alba) als Mundwasser soll das Bluten des Zahnfleisches beseitigen (Russ. V. M.) [24]).

---

22) *Quellmalz*, Progr. de infuso picis liquidae aquoso.
23) *Bacheracht*, Mémoire sur le scorbut. Reval. 1787.
24) Russ. Sammlung für Naturwissensch. etc. Bd. II. S. 391.

# XXVII.

## PEST / TYPHUS

1) Um die Luft in Krankenzimmern zu verbessern, ließen schon die Alten [1]) grüne Zweige von Reben, Myrtèn, Eichen, in Gefäße mit Wasser gestellt, ins Zimmer setzen. CAMPER [2]) empfiehlt dazu Linden und Weiden, und SCHÄFER [3]), der das Mittel gleichfalls, namentlich im ansteckenden Typhus billigt, frische Birkenzweige.

2) Die größten Mittel aber. die Luft in Krankenzimmern zu verbessern und die Kontagien des Fleckfiebers, des gelben Fiebers und anderer pestartigen Fieber daraus zu vertreiben, sind Reinlichkeit und Kälte [4]). Durch sorgfältiges Abwaschen und Reinigen des Zimmers und aller Gegenstände in demselben sowohl als durch den Winterfrost, dem es bei offenen Fenstern ausgesetzt wird, kann man das in ihm haftende Kontagium am gewissesten daraus verscheuchen [5]).

3) Dahin gehört auch das von HOWARD als das kräftigste Tilgungsmittel aller pestartigen Gifte empfohlene mehrmalige Anstreichen der Wände mit Kalk oder das Übertünchen, wovon selbst mehr zu erwarten ist, als von den salzsauren oder salpetersauren Räucherungen, die nach der Erfahrung berühmter Männer wie v. HILDENBRAND, HUFELAND und PARISET, auf Kontagien, wenigstens das Fleck-

---

1) *Coelius Aurelianus* p. 160.
2) *Camper*, Diss. T. II. p. 236.
3) Hufelands J. 1819. I. S. 21.
4) Nach *J. J. Reuß:* Über das Wesen der Exantheme S. Salzb. med. chir. Ztg., Ergänz. B. XX. S. 97 — ist die Kälte das direkte, gleichsam spezifische Gegenmittel des Fleckfiebers. — Das gelbe Fieber aber verschwindet nach *Pariset* mit jedem ersten Frost.
5) *W. M. Richter*, Gesch. der Med. in Rußland. T. 2.. S. 163.

fieberkontagium und das Miasma des gelben Fiebers⁶),
nicht so spezifisch einwirken, wie man früher glaubte.

4) Mehrere französische Hospitalärzte, unter andern
CHAUSSIER, ziehen gemeine Schwefelräucherungen durch
auf Kohlen gestreuten Schwefel jenen MORVEAUschen sauren
Dämpfen vor. In dem Krankensaal des Hospitals der
Maternité zu Paris wird mit Schwefel geräuchert, selbst
ohne die Patienten vorher aus dem Zimmer zu entfernen.
Von solchen Räucherungen ist schon in der Odyssee die
Rede⁷).

5) Das gewöhnliche Verfahren, um Kleider vom Pestkontagium zu reinigen, besteht darin, daß man sie in einem
verschlossenen Kasten mit auf glühende Kohlen gestreutem
Schwefel durchräuchert.

6) Starke Seifensiederlauge wird sowohl zum Reinigen
der Kleider solcher Kranken als auch zum Abwaschen des
Fußbodens und anderen Holzwerks benutzt⁸).

7) Manche raten öfter ein Flammfeuer in einer Glut-
pfanne durch das Krankenzimmer zu tragen. Dies Mittel
pflegte BOER anzuwenden. Es wurde täglich bei der Mor-
genvisite im Wiener Hospitale ein durch Wacholderholz
unterhaltenes, loderndes Flammfeuer hin- und hergetragen,
wodurch allerdings die Luft in den Sälen der Wöchnerinnen, mehr jedoch, durch das übliche sorgfältige Lüften
und Reinigen, verbessert zu werden schien. Das Kindbett-
fieber herrschte gleichwohl sehr oft auf eine furchtbare
Weise in diesem Hospitale.

---

6) *Pariset*, Observ. sur la fièvre jaune. Paris 1820. p. 135. Er nennt die salzsauren Räucherungen: petites ressources beaucoup trop vantées".
7) „Bringe mir Glut, o Mutter, und Fluch abwendenden Schwefel,
   daß ich durchräuchre den Saal." Ges. 22. Vers 481.
8) *J. Frank*, Prax. m. I. p. 173. „Nihil magis contagium pestilentiale destruere
   videtur, quam lixivium causticum".

8) Schon in älteren Zeiten hat man es vielfältig in Pestepidemien versucht, durch Holzstöße, die man in den Straßen anzündete, der Seuche Einhalt zu tun. Das Mittel hat sich aber nicht bewährt.

9) Bei uns ziehen es die Ärzte vor, zur Verbesserung der Luft im Krankenzimmer Essig verdunsten zu lassen. Ein offenes Arzneiglas mit Weinessig und einigen Gewürznelken wird auf den heißen Ofen oder auf Kohlen gestellt, damit der Essig allmählich verdunste und den Raum mit sauren Dämpfen erfülle.

10) Die Schutzmittel gegen die Pestansteckung, welche die in Ägypten, Syrien und der Türkei lebenden Europäer anwenden und erprobt finden, bestehen hauptsächlich in strenger Isolierung zur Zeit der Epidemie. Sie verschließen sich daher in ihren Häusern und unterbrechen so viel wie möglich alle Gemeinschaft mit den Ortsbewohnern. Die nötigen Nahrungsmittel lassen sie sich durch eine Öffnung in der Haustüre hereinreichen, tauchen sie in frisches Wasser, worin z. B. Brot, Fleisch, Früchte abgewaschen werden; Briefe hingegen werden, ehe man sie erbricht, mit Essig besprengt und mit Schwefel durchräuchert [9]).

11) Auf die Volksmeinung, welcher unter anderen PRIESTLEY und SAVARAY beistimmen, daß das Pestkontagium vom Wasser absorbiert werde, gründet sich der Gebrauch, zur Zeit der Seuche die verunreinigten Gegenstände in Wasser einzutauchen, und dieser Gebrauch scheint dadurch besonders gerechtfertigt zu werden: einmal, daß die ägyptische Pest mit der Überschwemmung des Nils in der Regel aufzuhören pflegt [10]), und daß die Wasserträger,

---

9) *Russel*, Nat. history of Aleppo T. II. p. 382.
10) *Noah Webster*, A brief history of epidemic and pestilential diseases. Vol. II. Lond. 1800. p. 381. „The cessation of the plague in Egypt, on the in-

wie VOLNEY ausdrücklich dies von Kairo erzählt, die von
frischem Wasser, welches sie in ledernen Schläuchen auf
dem Rücken tragen, beständig durchnäßt sind, niemals
von der Pest ergriffen werden.

12) Vielleicht, daß eine absichtlich bewirkte kurzdau-
ernde Überschwemmung der Straßen einer Stadt zu den
vorzüglichen allgemeinen Vorkehrungen gehörte, der Pest
Einhalt zu tun.

13) Um das Pestkontagium von sich abzuhalten, rät
HOWARD, oft mit Weihrauch zu räuchern und beständige
Ventilation im Zimmer zu unterhalten.

14) BARTHOLDY, der sich längere Zeit in der Türkei
aufgehalten, sagt, es gebe keine andere Art von Vorkeh-
rung gegen die Pestansteckung, als daß man sich vor un-
mittelbarer Berührung fremder Personen hüte. Es scheint
ihm daher am sichersten, eine Art von weitem Mantel mit
Ärmeln zu tragen, den man sogleich von sich wirft, wenn
man zu Hause angekommen ist, ohne ihn jedoch mit den
Händen auszuziehen [11]).

15) Gegen das gelbe Fieber aber schützt man sich,
PARISET [12]) zufolge, nur durch die Flucht; wo diese nicht
stattfinden kann, vermindert man die Gefahr dadurch,
daß man mit äußerster Mäßigkeit lebt.

16) HEISTER empfiehlt bei herrschenden pestartigen
Krankheiten denjenigen, welche sich nicht isolieren und den
Umgang mit Kranken fliehen können, wie den Ärzten,
folgende einfache Schutzmittel: 1. alle schwächenden Einflüsse, wohin auch Aderlassen, Purgiermittel und Fontanelle

---

undation of the Nile, is no small evidence of the same principle. The water
changes the state of the air, both by absorption and by extricating a quan-
tity of fresh air".

11) *Bartholdy*, Bruchst. zur nähern Kenntnis des heutigen Griechenlandes. T. I.,
1805. S. 93.

12) Observ. sur la f. jaune p. 135.

gehören, als schädlich zu meiden; 2. Mut zu haben; 3. nicht
nüchtern zu Kranken zu gehen, sondern vorher Brot mit
Butter zu essen und spanischen Wein zu trinken; 4. den
Speichel nicht zu verschlucken; 5. den Mund mit Essig aus-
zuspülen und die Hände damit zu waschen; 6. regelmäßig
zu leben, ne quid nimis; 7. bei üblem Geruch einen
Schwamm mit Essig vor die Nase zu halten, und 8. mit
Schwefel oder Essig zu räuchern [13]). — Ich finde nicht, daß
Neuere etwas anderes oder besseres angäben.

17) Frische *Gartenraute* mit Butterbrot gegessen rühmt
F. HOFFMANN [14]) als Präservativ; und ich kannte einen
Geistlichen, der sich dadurch immer von aller Ansteckung
frei gehalten zu haben glaubte, daß er jedesmal vor seinen
Krankenbesuchen viel Brot aß.

18) *Knoblauch,* in Menge gegessen, soll vor der Pestansteckung schützen [15]).

19) Die Griechen und Juden sehen Knoblauch, Zwiebeln, Weinessig und besonders Branntwein als Schutzmittel
gegen die Pest an [16]).

20) Welchen Einfluß auf Abwendung der Ansteckung
Furchtlosigkeit hat, beweisen die vielen Beispiele von Menschen, die aus Gleichgültigkeit und selbst aus Lebensüberdruß absichtlich Tag und Nacht unter Pestkranken ver-
weilten, ohne den Tod finden zu können; während andere,
Furchtsame, selbst durch die Flucht und alles ängstliche
Vermeiden des Umgangs mit Kranken ihm nicht entgehen
konnten [17]).

---

13) *Laur. Heister,* Institutiones chirurgicae. Amst. 1739. p. 303.
14) Opp. T. V. p. 365. „Panis butyro illitus, non sine ratione et experientia
   commendari meretur".
15) *Moritz v. Kotzebue,* Reise nach Persien. Weimar 1819, S. 21.
16) *G. A. Olivier,* Voyage dans l'empire Othoman. T. I. Paris an 9. p. 148.
17) *Z. Platner,* Oratio de aegris meticulosis curandis. in ej. Opusc.

21) Daher auch hauptsächlich die schützende Wirkung des Wein- oder Branntwein-Trinkens zu erklären ist. Leuten, die in Furcht sind, daß sie angesteckt sein möchten, etwa weil sie einen Kranken gesehen oder berührt haben, rät PLATNER Wein zu trinken, quod curas pellit, et spem reducit mentibus anxiis viresque.

22) Die Heilsamkeit des Spazierengehens in freier Luft und der dadurch bewirkten Hautausdünstung in Fällen, wo die Ansteckung eben erst stattgefunden hat, beweist VOGEL durch ein sehr lehrreiches Beispiel. „Ich erinnere mich noch mit Schrecken", erzählt er [18]), „wie ich vor etwa acht Jahren von einem Faulfieberpatienten, der mich, als ich seine mit schwarzen Petechien besetzte Brust zu genau besah, mit seinem pestilenzialisch stinkenden Atem so plötzlich ansteckte, daß mir sogleich alle Glieder zitterten und ein betäubender Schmerz wie ein Blitz in den Kopf fuhr. In der vollen Überzeugung, daß ich angesteckt war, eilte ich schleunigst auf das offene Feld, wo ich mich durch starkes Gehen sehr bald in einen fließenden Schweiß setzte, worauf ich mich nach Hause begab, meine Wäsche wechselte, einige Tassen Tee trank, und von allen Folgen der Ansteckung befreit blieb".

23) Manche pflegen beim Besuchen ansteckender Kranken etwas Aromatisches zu kauen wie Nelken, Cubeben, Kalmus, Zitronen- oder Pomeranzenschalen.

24) Andere *Tabak* zu rauchen.

25) Den Atem durch ein mit Essig angefeuchtetes Schnupftuch zu ziehen.

---

18) *S. G. Vogel*, Handb. der prakt. Arzneiwissenschaft T. 2. Stendal 1789. S. 66. — M. s. darüber auch *Meinhard* in Carus etc. Zeitschrift Bd. 3. p. 144, wo noch der Rat gegeben wird, nachdem man den Typhuskranken verlassen hat, die Luft mehreremal kräftig aus den Lungen auszustoßen und sich zu schnauben.

26) Nach beendigtem Krankenbesuch ein warmes Bad, mit etwas Essig versetzt, zu nehmen, und die Kleider bis aufs Hemd zu wechseln.

27) Sehr zu beachten sind auch die Regeln: Vor dem Eintritt in dumpfe, mit verpesteter Luft erfüllte Krankenstuben Fenster und Tür einige Augenblicke öffnen zu lassen, sich nicht zu lange aufzuhalten, und, wovor RICHTER besonders zu warnen pflegte, die Bettdecke nicht zu lüften.

28) Das kalte Bad oder wiederholtes kaltes Waschen des ganzen Körpers oder Reiben desselben mit Schnee sah HILDENBRAND für das zuverlässigste Vorbeugungsmittel des Typhus an. Man könne die Kälte mit dem größten Nutzen noch in Anwendung bringen wenn schon deutliche Zeichen der erfolgten Ansteckung sichtbar seien [19]).

29) Andere lassen den Typhuskranken in der Höhe der Krankheit an den vier Enden des Bettuchs aus dem Bett heben, drei bis viermal hintereinander bis an den Hals in eine Badewanne mit kaltem Flußwasser eintauchen, schnell abtrocknen und wieder ins trockene Bett legen. Das ganze Verfahren soll nur 3 Minuten dauern und nach mehrfacher Erfahrung augenscheinliche Besserung bewirken [20]).

30) Die Anwendung der Öleinreibungen in der Pest gründet sich auf die Volkserfahrung, daß in Ägypten unter den an der Pest Verstorbenen höchst selten Ölträger sich befinden. Man hat daher geraten, gleich im Anfang der Anfälle den ganzen Körper vermittels eines Schwammes mit warmem *Baumöl* stark und schnell einzureiben, *Fliedertee* trinken und in einer warmen Stube den Schweiß, der darauf zu erfolgen pflegt, abwarten zu lassen [21]).

---

19) *J. Val. v. Hildenbrand*, Über den ansteckenden Typhus. Wien 1810. S. 276.
20) Russ. Samml. für Naturw. u. Heilk. Bd. 1. S. 599.
21) *Reil*. Über die Erkenntn. und Kur der Fieber. Halle 1799. T. 1. S. 546.

31) Auch zum innerlichen Gebrauch wird das *Baumöl* in der Pest empfohlen. Ein portugiesischer Konsul machte zuerst darauf aufmerksam. „Von 200 Personen, die in guter Zeit und hinreichender Dosis Baumöl getrunken, sind kaum zehn dem Tode als Opfer heimgefallen". Sobald man sich angesteckt fühlt, soll man sogleich und auf einmal 120 bis 240 g Baumöl trinken, wonach reichlicher Schweiß ausbricht, den man durch Fliedertee unterhält [22]).

32) Zur Kur des gelben Fiebers sind oft die einfachsten, unbedeutendsten Hausmittel hinreichend, der Krankheit einen glücklichen Ausgang zu verschaffen. Nach PARISETS Versicherung behandelten in Cadix Frauen, die die Polizei duldete, die meisten Pestkranken sehr glücklich durch milde, kühlende, säuerliche und leicht diaphoretische Getränke, leichte Nahrungsmittel, Klistire und Fomentationen [23]).

33) Die Mexikaner behandeln das gelbe Fieber im ersten Zeitraum auf folgende Weise: Gleich zu Anfang geben sie ein oder zwei Ölklistire und lassen dann Öl gläserweise bis zu einer Flasche trinken und erregen auf diese Weise Erbrechen. Darauf wird der ganze Körper mit Öl eingerieben, in eine Decke gewickelt und zu Bett gelegt. Ein oder zwei Stunden darauf, nachdem der Kranke gut geschwitzt hat, wird auf diese Weise von neuem angefangen, und das Öl in Klistiren, Tränken und Einreibungen bis zum Ende des ersten Zeitraums oder vielmehr der Krankheit fortgegeben. Dann, wenn diese hiermit nicht aufhört, halten sie den Kranken für unheilbar und überlassen ihn

---

22) Med. chir. Zeitung 1819. Bd. 4. S. 79.
23) „Les Moyens les plus simples leur suffisaient; des boissons douces, temperantes, acidules, légèrement diaphoretiques; des lavemens; la fomentation du lit; des alimens doux; moyens à la faveur desquels la maladie était le plus souvent conduite à la solution la plus heureuse". Obs. p. 35.

den Ärzten, unter deren Händen er dann auch, wie man gestehen muß, gewöhnlich stirbt [24]).

34) Bei der Seuche zu Cadix im Jahre 1819 rettete Mo-
reno seinen gefährlichsten Kranken, einen französischen Schiffskapitän, durch eine ungeheure Menge geschlagenes Eiweiß, wonach die heftigen Schmerzen in den Eingeweiden, an denen er litt, wie durch einen Zauberschlag vergingen [25]).

35) Ein Offizier, der in Westindien am gelben Fieber litt, glaubt seine Erhaltung einem Mittel zu verdanken zu haben, was zwei Laien bei ihm anwandten. Sie legten den Kranken in einen Trog, drückten den Saft von 50 Zitronen auf ihn aus, und rieben diesen anhaltend mit den Händen in die Haut ein.

## XXVIII.

### Krankheiten der Kinder

Verschiedene Ursachen machen, gerade bei den Krankheiten der Kinder, die Bekanntschaft mit einfachen, diätetischen, nicht pharmazeutischen Heilmitteln sehr wünschenswert. Schon der fast unüberwindliche Abscheu vieler Kinder vor dem Einnehmen erweckt bei den Angehörigen das Verlangen nach Mitteln, die sie ihnen leichter beibringen könnten. Dazu kommt, daß in der Tat viele Kinderkrankheiten als Entwicklungszustände der künstlichen Therapie nicht bedürfen; in andern, wie der Rachitis und den Skrofeln, die langsame Beförderung der Ausbildung der natürlichen Kräfte durch ein zweckmäßiges diätetisches Verhalten von weit größerem Wert ist, als der rasche Eindruck

---

24) *Kéraudren*, de la fièvre jaune, observée aux Antilles etc. 1823.
25) *Gerson* und *Julius*, Magazin etc. Bd. 1. 1821. S. 260.

pharmazeutischer Mittel, die auch, wenn man sie während
der jahrelangen Dauer jener Übel beständig fortbrauchen
wollte, damit endigen würden, den Magen zu ruinieren
und jene natürliche Entwicklung, von der alles Heil in solchen Fällen abhängt, aufzuhalten.

1) Die Mittel, scheintote oder in ohnmächtigem Zustande geborene Kinder wieder zu beleben, sind größtenteils einfache Hilfeleistungen, die wir hier als Hausmittel
ansehen. Sie bestehen: a) im warmen Bade; b) im Reiben
der ganzen Oberfläche mit der Hand oder der Bürste; c) im
Einblasen von Luft, mit auf den Mund des Kindes dicht
aufgesetztem Munde dessen, der Hilfe leistet; d) im Kitzeln in der Nase, mittels einer Hühnerfeder; e) Herausziehen des verschluckten Schleims aus dem Halse, mittels
des Fingers oder einer Feder; f) Waschen, Anspritzen oder
Anschleudern mit kaltem Wein, und g) Auf- und Abbe-
wegen des aus dem Bade genommenen Kindes in frischer
Luft.

2) Das zuverlässigste Stärkungsmittel eines schwächli-
chen, zu frühzeitig geborenen oder durch unzweckmäßiges
diätetisches Verhalten entkräfteten Neugeborenen ist eine
gute Ammenbrust.

3) Zum Auffüttern des Neugeborenen, entweder neben
einer schwachen Mutterbrust oder ohne alle Muttermilch,
ist tierische Milch, die das Kind aber saugen muß, der beste
Ersatz. Das Kind hat das lebhafteste Bedürfnis zu saugen
von der Natur erhalten; nichts beruhigt es so sehr, als die
Befriedigung dieses Bedürfnisses; daher der Löffel oder
die Tasse oder das sog. Schiffchen der Wiener, womit man
die Milch eingibt, ihm durchaus keinen Ersatz für die
Brustwarze gewährt, wohl aber ein längliches Stück Badeschwamm, welches mit dünner Leinwand überzogen in der
Mündung eines eau de Cologne Glases befestigt ist. Die

Milch muß gekocht, mit etwas Zucker versüßt, und in der ersten Zeit mit Wasser verdünnt sein; bald kann man sie aber unvermischt, jedoch immer gekocht saugen lassen.

4) In den ersten Monaten bedarf das Kind keiner weiteren Nahrung. Die konsistenteren Speisen, die man ihm alsdann reicht, bestehen am zweckmäßigsten in Gries, Nudeln (die man in Frankreich in Körnern, unter dem Namen „simouille" allgemein dazu benutzt), in Weißbrot oder Reis, Grütze mit Milch oder Fleischbrühe gekocht. Eine sehr unpassende Kinderspeise ist aber der in unserer Gegend so häufig mißbrauchte Zwiebackbrei aus gestoßenem Zwieback, Zucker und Wasser, bei dem die Kinder selten gedeihen.

5) Anstatt des Saugglases läßt man noch jetzt in Rußland [1]) und Schweden, wie vormals in der Schweiz [2]) Neugeborene aus einem Horn Kuhmilch saugen. An das schmale abgesägte Ende des Rindshorns wird die zubereitete Haut von der Zitze einer Kuh, oder eine andere dünne Haut, in die man kleine Löcher sticht, befestigt.

6) Noch einfacher ernähren die Isländer [3]) ihre Kinder mit warmen Molken, nachdem ihnen die Mütter kaum 14 Tage lang die Brust gereicht haben. Sie legen das Kind auf die Erde, stellen ein kleines bedecktes Gefäß mit lauwarmen Molken, in welches ein mit Zwirn umwundenes Röhrchen oder dicker Federkiel befestigt ist, neben dasselbe. Wenn das Kind erwacht oder Zeichen des Hungers von sich gibt, kehrt man es nach dem Gefäß und gibt ihm das Röhrchen in den Mund. So sorglos, sagt ANDERSON, werden die Kinder gehalten; dennoch sieht man bei den Isländern selten einen gebrechlichen Menschen.

1) *J. F. Erdmann*, med. Topographie der Stadt Kasan. 1822. S. 65.
2) Thomas Platers Leben, herausg. v. *Baldinger*. Marb. 1793. S. 16.
3) *J. Anderson*, Nachricht von Island. Hamb. 1746. S. 116.

7) Man hat auch vorgeschlagen und es namentlich in Italien [4]) ausgeführt, die Kinder unmittelbar an Ziegen saugen zu lassen; es scheint aber nicht, daß dies Verfahren größere Vorteile als das Saugglas gewährt.

8) Nach der Meinung eines englischen Arztes [5]) soll Eselsmilch für Neugeborene die Muttermilch am besten ersetzen. Da diese aber selten zu haben ist, soll man abgerahmte Kuhmilch mit $2/3$ Graupen- oder Hafergrütze-Schleim geben, was gewiß sehr zweckmäßig ist.

9) Arrow-root, die jetzt in England beliebte Kranken- und Kinderspeise, besteht aus dem glänzend weißen, mit Zucker in heißem Wasser verrührt, angenehm schmeckenden Satzmehl einer westindischen Pflanze (Maranta). Nach Prof. WENDT in Kopenhagen kommt ihm die Kartoffelstärke sehr nahe.

10) Unruhige Kinder werden am besten dadurch beruhigt, daß sie die Mutter zu sich ins Bett nimmt. Schon der alte JAC. RUEFF [6]) gibt den Rat, nachdem das Kind gewaschen und gewickelt sei, es der Mutter ins Bett zu geben: „zu irer lingken Syten, gegen dem Hertzen siner Muter." Nur darf die Mutter freilich nicht einschlafen, während sie das Kind neben sich liegen hat.

11) Auch das warme Bad befördert den Schlaf der Kinder.

12) Wenn Kinder in die lästige Gewohnheit verfallen sind, bei Nacht wach und unruhig zu sein, geben ihnen die Wärterinnen in manchen Gegenden des nördlichen Deutschlands abends einen Löffel voll Mohntee, aus einem zerstoßenen trockenen Mohnkopf mit einer Tasse heißem

---

4) *E. v. Loder*, Bemerk. über ärztl. Verfahren in Italien. Leipz. 1811. S. 240.
5) *J. Clarke*, Commentaries on some of the most important diseases of children. London 1815. P. I. p. 56.
6) **Schön lustig Trostbüchle von Empfängknussen etc.** 1554. Blatt. XL.

Wasser aufgegossen. Dieses von vielen zu hart getadelte schlafbefördernde Hausmittel ist in manchen Fällen sehr passend; es darf aber nur so lange fortgesetzt werden, bis der Schlaf regelmäßig geworden ist.

13) Dahin gehört auch die sanfte Bewegung der Wiege. Höchst einfach und zweckmäßig ist die russische oder lappländische Wiege [7]. Diese besteht aus einem viereckigen hölzernen Rahmen, über welchen ein Stück Leinwand schlaff befestigt ist. An den 4 Ecken des Rahmens sind Stricke angebracht, die oben vereinigt an eine unter der Decke der Stube festgebundene elastische Stange reichen. Die Wiege schwebt über dem Bette der Mutter.

14) Die Ausleerung des Meconiums zu befördern und das Kind, wenn es Verlangen nach Nahrung äußert, ehe die Mutter noch Milch in den Brüsten hat, zu befriedigen und zu beruhigen, gibt man ihm in hiesiger Gegend sehr passend einige Teelöffel voll mit viel Zucker versüßtem *Kamillentee*.

15) In eben der Absicht gibt man im südlichen Frankreich einen Löffel voll *Olivenöl*. Dies scheint weniger zweckmäßig zu sein. BAUMES [8] leitet von dem Mißbrauch öliger Abführungsmittel zum Teil die Häufigkeit der Gelbsucht der Neugeborenen her.

16) In anderen Gegenden Frankreichs gibt man dem Kinde als Abführungsmittel ein Stück ungesalzener, in gepulvertem Zucker gerollter Butter.

17) Im Findelhaus von Paris erhielten im Jahr 1810 alle Neugeborenen einige Löffel voll von einer Mischung aus 150 g Honig und 120 g Wasser.

18) Zu den mancherlei Gebrechen der Neugeborenen, in welchen die einfache Behandlung durch Hausmittel oft

---

7) *Murray*, in den Götting. Unterhaltungen etc. vom Jahr 1769.
8) *Baumes*, Mémoires sur l'ictère des nouv. nés. 1788.

vollkommen hinreichend ist, gehört auch die Kopfgeschwulst, eine durch Druck während der Geburt entstandene Beule, die gewöhnlich auf einem Scheitelbeine ihren Sitz hat und zuweilen die Größe eines halben Hühnereis übersteigt. Die Geschwulst vergeht gewöhnlich unter beständigem Auflegen von Läppchen, die in kalten Wein getaucht worden; in mehreren Fällen aber, wo sie länger anhielt und sie eine kleine chirurgische Operation zu erfordern schien, ja wo diese selbst schon ohne Erfolg angestellt war, fand ich das von einer alten Dame einst ohne mein Wissen mit Erfolg versuchte Waschen und Auflegen von starkem, gewärmtem Kornbranntwein hilfreich ⁹).

19) Die angeschwollenen Brüste neugeborener Knaben und Mädchen, welche die Wärterinnen durch Ausdrücken des in ihnen enthaltenen Tropfens Serum behandeln zu müssen glauben und dadurch oft heftige Entzündung und Eiterung verursachen, erfordern nichts als das Auflegen mit Zucker durchräucherter Baumwolle; oder in hartnäckigen Fällen eines Pflasters aus geschabter Seife und Holunderblumen mit warmem Wasser angemacht.

---

9) Der Fall ist nicht nur als Bestätigung der Wahrheit: „unbedeutende Mittel helfen ab", sondern auch an sich lehrreich, daher er hier eine Stelle finden mag. Ein den 26. Mai 1821 geborener Knabe brachte eine starke Geschwulst auf dem linken Scheitelbeine mit, gegen die ich Wein auflegen ließ. Ein anderer Arzt empfahl einen Absud von aromatischen Kräutern, die zugleich angewandt wurden. Da sich dadurch aber die Kopfgeschwulst nicht verminderte, stach ich sie am 31. mit der Lanzette auf und ließ einen Eßlöffel dunkles Blut ausfließen. Schon wenige Stunden nachher war der Tumor wieder zur vorigen Höhe angewachsen und fühlte sich heiß an, daher ich *Bleiwasser* auflegte. Bis zum 3. Juni verlor sich die Hitze, und da die Geschwulst sich weicher anfühlte, stach ich sie zum zweiten Male tief bis auf den Knochen auf. Es drangen aber nur einige Tropfen helles, seröses Blut hervor, das Kind äußerte Schmerzen und die Geschwulst nahm gar nicht ab. Jetzt verschrieb der Hausarzt Umschläge von *Arnika*, wodurch jedoch bis zum 16. das Übel um nichts vermindert wurde. Da verfiel jene Dame auf die Idee, die Beule mit warmem Branntwein zu waschen, wodurch in wenigen Tagen alles besser wurde und die Geschwulst gänzlich verschwand.

20) Gegen die ödematöse Anschwellung des Hoden-
sacks neugeborener Knaben finde ich das Auflegen mit
Zucker oder gewöhnlichem Räucherpulver durchräucherter
Baumwolle, Wolle oder Flanell sehr wirksam.

21) Die Kur der Klumpfüße kann gleich nach der Geburt von der Mutter selbst schon dadurch eingeleitet werden, daß sie öfters Gänsefett in den einwärts gerichteten
Fuß und den Waden einreibt, den Fersen anhaltend herab-
streicht und den Fuß oft auswärts dreht. Auch die Anlegung der einfachen Brücknerschen-Binde, wozu sich jedes
kleine Schnupftuch schickt, kann manchen Müttern überlassen werden.

22) Nachblutungen aus dem dicht am Leibe abgerisse-
nen oder abgefallenen Nabelrest werden durch ein Stück
Zunder, welches man auf die Stelle aufdrückt und dann
festbindet, am besten gestillt.

23) Gegen das schmerzhafte Wundsein, woran viele
Kinder, auch reinlich gehaltene, zu leiden haben, sind
Kleienbäder (von abgekochter Kleie) und das Bepudern der
roten, nässenden Hautstellen mit gewöhnlichem Haarpuder
sehr lindernd.

24) Die Landleute streuen trockenen Lehm auf, den sie
von den Wänden ihrer Häuser abkratzen (G. V. M.).

25) In anderen Gegenden benutzen sie durchgesiebtes
Wurmmehl aus einem zernagten Brett geklopft, anstatt
Schlangenpulvers.

26) Walkererde, in heißem Wasser aufgelöst, gegen
Excoriation der Kinder (Engl. V. M.).

27) In der Gelbsucht der Neugeborenen sind einige
warme Bäder oft zweckmäßiger als Purgiersäfte. Leider
sind aber die Frauen fast allgemein im nördlichen Deutschland dem Baden der Kinder entgegen.

28) Gegen Schwämmchen im Munde läßt man den Mund mit einem feuchten, mit Zuckerstaub bestreuten Läppchen, das um den Zeigefinger gewickelt wird, auswischen (G.V.M).

29) Dazu paßt auch der *Salbeitee* mit Honig [10]).

30) Den gekochten mit Zucker versüßten Rübensaft empfiehlt R. A. Vogel gegen Aphthen.

31) In der Kolik, einer der frühesten und häufigsten Kinderkrankheit, die gewöhnlich mit übermäßiger Luftentwicklung oder Säure im Darmkanal zusammenhängt, kauen manche Menschen Knoblauch und hauchen das Kind mit dem übelriechenden Atem an (Schwed. V. M.) [11]).

32) Mehr zu empfehlen ist eine Tasse *Anistee* aus einem Teelöffel zerstoßenem Anis mit heißem Wasser aufgegossen.

33) Reiben des Leibes mit der bloßen warmen Hand; und

34) Klistiere aus *Kamillentee* oder *Haferschleim*.

35) In der Zellgewebsverhärtung hat man das Einhüllen der starren und kalten Glieder in erwärmte, frische, fette Wolle und das Bedecken mit Wachstaft dienlich gefunden [12]).

36) Warme *Salbeibäder* und Dunstbäder, innerlich *Pfefferminztee* und Wein, sind die Mittel, deren man sich noch jetzt [13]) im Pariser Findelhause gegen das Übel bedient, welches dort von Erkältung hergeleitet wird, der die Findelkinder in einem Lande, wo warme Öfen zu den Seltenheiten gehören, in der Tat mehr als in nördlichen Ländern ausgesetzt sind.

10) *Murray*, App. med. II. 202.
11) *Linné*, amœn. acad. II .p. 70.
12) Journ. de méd. p. Leroux etc. T. 39. p. 173.
13) Die Mittel werden von *Chaussier* und *Reydellet* sowie früher von *Auvity* empfohlen.

37) Konvulsionen der Kinder sind gewöhnlich mit Mundklemme und behindertem Schlingen verbunden, so daß man dem Kinde Arzneimittel kaum eingeben kann. Da passen warme Kräuterbäder und Klistiere.

38) Die Landleute in hiesiger Gegend pflegen in solchen Fällen, um die von ihnen mit Recht so sehr gefürchteten „Scheuerchen" (in Süddeutschland „Gichter" genannt) zu verhüten oder zu heilen, die beiden Trauringe der Eltern an eine Schnur um den Hals des Kindes zu hängen; oder

39) sie geben dem Kinde etwas von der gereinigten, im Ofen getrockneten und gepulverten inneren Haut eines Hühnermagens mit *Kamillentee* ein.

40) Im Bremischen: den ausgepreßten Saft des *Vogelkrauts* (Alsine media).

41) Den vorgefallenen Mastdarm läßt man mit rotem Wein waschen, und damit angefeuchtete Schwämme auf den After binden.

42) PLINIUS [14]) Angabe nach soll der vorgefallene Mastdarm auf die Berührung mit Brennesseln sich zurückziehen; CAMPER erklärt die Sache aber für fabelhaft.

43) Gegen Urinverhaltung, woran zuweilen Kinder schon früh leiden, soll man eine gebratene Zwiebel auf den Schoßhügel legen.

44) Gegen langwierige Diarrhoe habe ich einigemal mit gutem Erfolg Reis mit Milch oder Fleischbrühe gekocht und mit viel Muskatnuß bestreut essen lassen.

45) Mehrere sehr eigensinnige am Durchfall leidende Kinder, denen weder mit List noch Gewalt Arzneien beizubringen waren, hat man in beinah hoffnungslosem Zustande durch ein starkes *Zimtdecoct* mit Milch oder Fleischbrühe und Eigelb allein gerettet.

---

14) Hist. nat. II, L. 22. c. 15.

46) Bei Zufällen von beschwerlichem Zahnen läßt man das entzündete Zahnfleisch mit kaltem Wasser bestreichen [15]).

47) Gegen das nächtliche Einpissen der Kinder, was bei manchen weit über das siebente Jahr dauert, hat man *Eichenlaubwasser* zu trinken empfohlen [16]).

48) Die Hauptsache ist aber, daß man das Kind wenigstens einmal in der Nacht aufwecken und an die Befriedigung der Harnausleerung erinnern läßt. Ferner: daß man ihm abends keinen Tee oder andere wäßrige Getränke in Menge gibt und ihm Reinlichkeit lieb zu machen sucht dadurch, daß man sorgfältig vermeidet, es längere Zeit im Schmutz verweilen zu lassen. Gelingt es nicht, das abgestumpfte Gefühl dadurch wieder zu beleben, so bleibt nichts übrig als angemessene Bestrafung [17]).

49) Bei hartnäckiger Verstopfung in der Nase, woran zumal skrofulöse Kinder leiden, muß man das Kind daran gewöhnen, zuweilen eine Prise Schnupftabak zu nehmen.

50) Manche blasen Zuckerstaub in die Nase, was ROSENSTEIN im Schnupfen der Kinder lobt.

51) Um saugenden Kindern Stuhlgang zu verschaffen, ist Haferschleim mit Honig, oder:

52) Aufgewundener Zucker (saccharum penidii) in *Anis*- oder *Fencheltee* gelöst, zu zwei Teelöffelvoll alle Stunden, gewöhnlich hinreichend. Der diesem Zucker beigemischte Haarpuder soll vieles zu der abführenden Wirkung beitragen, die nach BUCHHOLZ viel geschwinder als auf Mannalatwerge erfolgen soll.

---

15) *Rusts* kritisches Repertorium. Bd. II. S. 420.
16) *Laweri*, Engl. Arzneib. p. 210.
17) *Lodemann* im Neuen Hannov. Magazin 188. p. 178.

53) Bei Anlage zum Wasserkopf wird geraten, das
Kind so viel als möglich aufrecht zu halten, daher man ihm
das Bett so zurichten soll, damit der Kopf hoch liege [18]).
Eine Engländerin, die das furchtbare Unglück gehabt hat,
neun Kinder am Wasserkopf zu verlieren, soll die drei
letzten dadurch gerettet haben, daß sie dieselben fast beständig eine gerade Stellung beobachten ließ.

54) Zugleich wird häufig noch ein kühles Verhalten zumal des Kopfes empfohlen. Ich habe aber in zwei Fällen
gefunden, daß das entgegengesetzte warme Verhalten
durch sorgfältige Flanellbekleidung, Begünstigung freier
Hautausdünstung neben öfterer Umlegung von Blasen-
pflastern hinter die Ohren und *Seidelbast* auf die Arme von
erwünschter Wirkung war.

55) Die Dörrsucht (Atrophia infantium), wobei der
Leib anschwillt, während der übrige Körper abmagert,
eine häufige Krankheit derjenigen, die ohne Mutterbrust
aufgefüttert werden, findet in einer guten Ammenbrust ihr
sicherstes Heilmittel.

56) Wo diese nicht anzuschaffen ist, kann die Ernährung mit einer Mischung von Kuhmilch und guter Rind-
fleischbouillon nützlich sein. Es wird versichert, daß nach
Einführung dieser Ernährungsart im Findelhause zu Tours
die Krankheit, welche beinah alle Findlinge wegraffte,
verschwunden sei [19]).

57) Der *Eichelkaffee* ist in solchen Fällen von großem
Nutzen und wird besonders von AUTENRIETH dringend
empfohlen. Man schält die getrockneten Eicheln, schneidet
sie in 4 Stücke und röstet und mahlt sie wie Kaffee. Um
den Trank weniger herb schmeckend zu machen, kann man
die durchschnittenen Eicheln über Nacht in Wasser legen

---

18) *J. Clarke*, Commentaries etc. P. 1, p. 162.
19) Nouv. Journ. de Méd. 1818.

und dann auf dem Ofen dörren, bevor man sie röstet. Das Pulver wird wie Kaffee gekocht, ungefähr 16 g auf 3 bis 4 Tassen Wasser. Mit Milch und Zucker trinken die Kinder den Eichelkaffee gern; man hat nur darauf zu sehen, daß das Abgekochte nicht alt wird, denn es verdirbt leicht, wird sauer.

58) Das *Lorbeerpulver*, von GOELIS in der Atrophie der Kinder häufig angewandt, wird auf folgende Weise bereitet. Lorbeeren werden in Brotteig eingewickelt und im Ofen gebacken, wodurch ihr scharfer Geschmack sich mildert. Zu ca. 1,65 g Lorbeeren wird ebensoviel Muskatnuß und gebranntes Hirschhorn gesetzt und das Ganze mit ca. 7,5 g Süßholzwurzel zu einem feinen Pulver gestoßen. Davon erhält das Kind zweimal des Tags eine bis zwei Messerspitzen voll. Nach 14 Tagen bis 3 Wochen soll man gewöhnlich schon auffallende Besserung bemerken.

59) In der Rachitis haben diätetische Einflüsse den größten Wert. Durch eine gesunde, südliche Wohnung, durch Aufenthalt auf dem Lande, häufige Bewegung in freier Luft, warme Flanellkleidung, Bäder, Fleischkost und Wein ist man oft noch imstande eine Kachexie zu heben, die, wenn sie vernachlässigt wird, zwar selten tötet, aber den Körper schmählich verunstaltet. Der Eichelkaffee ist auch hier ein gutes tonisches Mittel.

60) Weiche Eier bekommen Rachitischen besonders gut. BUCHHOLZ versichert den besten Erfolg davon gesehen zu haben, wenn die Kinder alle Morgen einen Eidotter, mit Milch und Wasser verrührt, erhielten; der saure Geruch aus dem Munde sowie die heftige Begierde zum Essen verlor sich danach und die gesunkene Ernährung hob sich wieder.

61) In England werden in dieser Krankheit vorzüglich kalte Bäder, zumal Seebäder und das sog. Regenbad (shower bath) in Anwendung gebracht. Letzteres besteht darin, daß man aus einem mit Löchern versehenen blechernen Kasten, von einer gewissen Höhe herab, kaltes Wasser auf den nackten Körper strömen läßt.

62) Unter der täglichen Anwendung eines warmen Bades aus einer Abkochung von ca. 64 g *Kastanienrinde* (Aesculus hippocast.) bekam ein rachitisches Kind den Gebrauch seiner Glieder wieder und die verkrümmten Füße wurden gerade.

63) Es ist für solche Kinder besser, daß sie auf Pferdehaarmatratzen schlafen als auf Federkissen. In England und Holland läßt man Rachitische auf Matratzen, die mit trockenem *Farrenkraut* (Filix mas) gefüllt sind, schlafen.

64) Auch *Hopfensäcke* hat man ihnen untergelegt [20]).

65) Sehr zu empfehlen ist das öftere Auflegen der Betten an die Sonne.

66) Wein, den die meisten Kinder lieben [21]), bekommt Rachitischen vorzüglich gut.

67) Selbst Branntwein ist oft in solchen Fällen dienlich. Die Dänen sollen sogar Säuglingen zuweilen Kaffee mit Branntwein geben. RAMBACH, der dieses Gebrauchs tadelnd gedenkt, gesteht doch einen Fall beobachtet zu haben, wo Branntwein einem Kinde nicht nur unschädlich, sondern offenbar heilsam war. „Ein elternloser Knabe von 4 Jahren hatte die englische Krankheit. Diesen nahm ein alter Säufer zu sich und stellte ihn durch Branntwein in kurzer Zeit so vollkommen her, daß alle, die das schwache Kind vorher gekannt und ihm alle Hoffnung zur

---

20) *F. Jahn,* Klinik der chronischen Krankheiten. 2. Bd. 1817.

21) „Vinum omnes quotquot novi infantes amant; naturae igitur convenientem esse potum existimo: concedo idcirco pueris vinum, sed parca dosi" *P. Camper* Diss. Vol. I. p. 48.

Genesung abgesprochen hatten, darüber sich verwunderten.
Nur hat sich der Knabe dabei an das Branntweintrinken
gewöhnt und trinkt jetzt, wo er 6 Jahre alt ist, täglich ein
Spitzglas voll. Er befindet sich indes sehr wohl dabei und
ist eines der lebhaftesten und naivsten Kinder, die ich je
gesehen habe" [22]).

68) Die gute Wirkung des in Paris als Hausmittel allgemein gegen Rachitis und Skrofeln gebrauchten sog.
Elixir antiscrophuleux de Peyrilhe scheint vorzüglich vom
Branntwein abzuhängen; denn die Tinktur besteht nur
aus ca. 5,5 g *Pottasche* und 3,75 g *Enzianwurzel* auf ca. ein
Liter Weinbranntwein, wovon man des Tags 3 Teelöffelvoll nehmen läßt.

69) In Italien wird der eingedickte Saft aus grünen
jungen *Weinranken* (Extr. pampinorum vitis viniferae)
auch als Hausmittel in der Rachitis und Coxalgie benutzt.
P. FRANK und RUST sahen gute Wirkung davon.

70) Bäder von abgekochtem *Heusamen* werden in
Wien oft rachitischen Kindern verordnet.

71) Anfangende Verkrümmungen des Rückgrats, des
Thorax, der Schultern, denen besonders junge, schwächliche und rachitische Mädchen unterworfen sind, werden
oft schon dadurch beseitigt, daß man ein gut anschließendes Korsett mit einer dichten Reihe Fischbeinstäben beständig tragen und im Schlafen eine völlig horizontale
Lage auf einer Pferdehaarmatratze beobachten läßt.
Spirituöse Einreibungen z. B. von Weinbranntwein, das
Schwingen der Halter mit mäßigen Gewichten und das
Tanzenlernen unterstützen die Kur.

---

22) *J. J. Rambach*, Versuch einer phys. med. Beschreibung von Hamburg. S. 152.

## XXIX.

### Skrofelkrankheit / Kropf

1) Den großen unschätzbaren Wert der Luftveränderung und des Aufenthalts auf dem Lande in dieser Krankheit wird folgende Erzählung von neuem bestätigen. Ein sehr gebildeter Mann teilte mir einst bei Gelegenheit meiner geäußerten Vorliebe für einfache, diätetische Mittel seine eigene Krankheitsgeschichte mit. Er litt als Knabe an Skrofeln und besonders 6 Jahre lang an Karies des linken Oberarms. Seine Ärzte, unter andern berühmten Männern Richter und Althof, verschrieben ihm jahrelang *Schierlingextrakt, Asant, China* und ließen ihn lange Zeit täglich einen halben Liter Kalkwasser trinken, nur Weißbrot und leichte Speisen essen usw. Endlich konnten die Eltern die Kurkosten nicht mehr bestreiten und man überließ den abgezehrten, aller Lebensfreuden beraubten Knaben seinem Schicksale. Da lud ihn ein dem Hause verwandter Offizier ins Lager zu N. ein, um ihn dem dortigen Feldchirurgen zu zeigen. Er wurde hingefahren, trieb sich drei Wochen lang im lustigen Lager herum, aß mit den Soldaten Fleisch, Gemüse und Schwarzbrot, genoß den ganzen Tag freie Luft und Sonnenschein, wurde durch die neuen heiteren Gegenstände zerstreut und aufgeheitert, und dadurch so gestärkt und so zu seinem Vorteil verändert, daß ihn die Seinigen bei seiner Rückkunft kaum wiedererkannten.

2) Jedes Rezept für Skrofelkranke sollte mit der Verordnung anfangen: die Luft und den bisher gewohnten Aufenthalt zu verändern, womöglich aus der Stadt aufs Land zu ziehen und täglich regelmäßig sich Bewegung im Freien zu machen. Es ist jedoch nicht nötig, daß der Kranke gerade die Himmelsgegend verändere, aus einem kalten

Klima in ein wärmeres sich begebe, da die Skrofeln in
nördlichen europäischen Ländern keineswegs häufiger vorkommen als in südlichen. Sondern es kommt dabei nur auf
Vertauschung einer eingeschlossenen Stadt- oder Stubenluft mit der freien Luft und auf Bewegung und Zerstreuung in der heiteren, sonnigen, überall schönen und erquik-
kenden freien Natur an. Daß Drüsenanschwellung, Krankheiten des Lymphsystems, Skrofeln durch den schädlichen
Einfluß gewisser Luftverderbnis, namentlich durch den anhaltenden Aufenthalt in dumpfer Stubenluft erzeugt werden, sehen wir deutlich teils an der furchtbaren Frequenz
dieser Übel in großen, überfüllten Städten wie London,
Wien, Paris, teils an den zur Schau eingesperrten Tieren,
die fast alle skrofulös sterben. Ich habe bei Sektionen von
solchen in Menagerien gehaltenen Tieren (Affen, Kamelen,
Fasanen) die unzweideutigsten Spuren der Skrofelseuche
in den vergrößerten und degenerierten Drüsen der Lungen
und des Mesenteriums wahrgenommen.

3) Bei Anlage zur skrofulösen Lungenschwindsucht,
bei habituellen Brustschmerzen, trocknem Husten, öfteren
Anfällen von Lungenentzündung; ja wenn der zerstörende
Vereiterungsprozeß und die Dekomposition des ganzen
Organismus durch hektisches Fieber und Auswurf schon
angefangen hat, leistet eine Luftveränderung zuweilen
noch Wunder. Eine nur vierwöchige Entfernung von Hause,
eine Badereise wirkt da sehr oft mehr als pharmazeutische
Mittel.

4) Skrofulöse Geschwüre, die jeder Behandlung widerstanden, habe ich in kurzer Zeit heilen sehen, wenn die
Kranken sich entschlossen, ihren gewohnten Aufenthalts-
ort mit einem andern zu vertauschen, aus der Stadt aufs
Land, oder auch aus einer Stadt in eine andere zu ziehen.

13 Osiander

5) Die Kur aller skrofulösen Zufälle wird zweckmäßig unterstützt durch Reinlichkeit, warme Flanellkleidung, warme Bäder, täglich trockene Friktionen der ganzen
Oberfläche, leicht verdauliche, frische, animalische und vegetabilische Kost und etwas Wein. Ferner durch Vermeidung des zu langen Aufenthalts im Bett und durch aktive
Beschäftigung in freier Luft. Für Kinder ist das Herum-
fahren im Freien in einem Kinderwagen schon ein sehr
heilsames Antiscrofulosum.

6) Zu den besten Hausmitteln in dieser Krankheit gehört der *Eichelkaffee* mit Milch.

7) Die *Hopfentisane* der Franzosen. — Der bittere, gewürzhafte Trank aus trockener Hopfenblüte mit heißem
Wasser aufgegossen, wird kalt getrunken und von DUBOIS,
ALIBERT und den meisten Pariser Ärzten dringend empfohlen.

8) *Schlehenblütentee,* wodurch alle Exkretionen gelinde
angetrieben werden [1]).

9) *Selters-* oder auch *Pyrmonterwasser* mit Milch.

10) *Schwefelwasser* zum innerlichen Gebrauch lang
fortgesetzt [2]).

11) *Birkensaft* als Frühlingskur, tags zu $1/4$ bis $1/2$ Liter
getrunken;

12) Abkochung des *Huflattichs;*

13) *Seewasser* täglich zu $1/4$ bis $1/2$ Liter; oder

14) *Kochsalzauflösung* mit etwas *Glaubersalz* [3]).

15) Die Pariser sehen ihren sog. antiskorbutischen
Sirup aus *Löffelkraut, Bitterklee, Brunnenkresse, Meerrettich,* bittern *Pomeranzen, Zimt,* weißem Wein und

---

1) *Christiani,* praes. *Alberti* Diss. de cura per domest. 1727. 4.
2) *Benj. Bell,* Lehrb. d. Wundarzn. T. 4. S. 342.
3) *Langenbeck,* Nos. u. Th. der Chirurg. Krankheiten. II. 440.

Zucker bestehend [4]) für ein vorzügliches antiskrofulöses Mittel an, was sie auch als Hausmittel bei skrofulösen Kindern, die den Sirup gern einnehmen, benutzen.

16) Kataplasmen von zerquetschtem *Seetang* (sea tang) auf skrofulöse Geschwülste (Engl. V. M.).

17) Anstatt dessen werden auch Umschläge von *Hafermehl*, mit Seewasser zu einem Brei angemacht, empfohlen [5]).

18) Seifenbrei als kräftiges zerteilendes Pflaster auf angeschwollene Drüsen.

19) Zur Zerteilung nicht zu alter Skrofeldrüsen empfiehlt ARMSTRONG den ausgepreßten Saft der Wurzel der *gelben Schwertlilie* (Iris pseudacorus) 2 bis 3 mal des Tags einzureiben [6]).

20) Als vorzüglich wirksames Zerteilungsmittel verhärteter Skrofeldrüsen rühmt man in England und Frankreich den heißen Wasserdunst, den man mittels eines biegsamen Rohrs oder gewöhnlichen Trichters an den geschwollenen Teil leitet. Der warme Dunst erregt ein sehr angenehmes Gefühl und kann auch in der skrofulösen Ophthalmie, rheumatischen Taubheit etc. benutzt werden [7]).

21) Gebratene *Zwiebeln.*

22) Umschläge von Urin und Küchensalz [8]).

23) Die grüne innere Rinde des *Holunders* auf Skrofeldrüsen (Hiesiges Bauernmittel).

24) Wiederholtes Reiben und Drücken gehört noch außerdem zu den einfachen Mitteln, Skrofeldrüsen und selbst Balggeschwülste zu entzünden und zu zerteilen.

---

4) Codex medicamentarius. Paris 1818. p. 156.
5) *Cooper*, Dict. of surgery p. 220.
6) *Schäffers* Kinderkrankh. S. 420.
7) „Nous recommendons ce moyen à nos lecteurs comme l'un des plus énergiques et des plus innocents en même temps, d'ont puisse l'enrichir la médecine pratique". Dict. des sc. méd. T. 50. p. 385.
8) *Richter*, Anfangsgr. der Wundarz. Bd. I. p. 302.

25) In England hält man kalte Seebäder für eines der wichtigsten Mittel, der skrofulösen Anlage entgegenzuwirken und Drüsenanschwellung zu zerteilen [9]).

26) Auf offene skrofulöse Geschwüre ließ PINEL mit gutem Erfolg Blätter des *Gartensauerampfers*, leicht unter heißer Asche gebraten, legen. Die alten Geschwüre werden dadurch gelinde exzitiert, geben konsistenteren Eiter und heilen [10]).

27) Künstliche Wärme mittels einer glühenden Kohle, die man so nah, als es ohne Schmerzen ertragen wird, ans Geschwür hält und darauf bläst, soll zur Heilung skrofulöser Geschwüre beitragen.

28) Bier auf *Meerrettich* aufgegossen, zum innerlichen Gebrauch (Franz. V. M.).

29) Gegen den Kropf oder die schmerzlose Anschwellung der Schilddrüse, solange diese noch keinen hohen Grad erreicht hat, sind öftere und anhaltende Friktionen mit der bloßen Hand oder mittels eines wollenen Handschuhs, und Einreibungen von warmem Oliven- oder Mandelöl oft sehr wirksam.

30) Nachts läßt man dicken Seifenbrei, auf Leinwand gestrichen, um den Hals tragen.

31) Ein Pulver aus trockener Seife. Kochsalz und etwas Kampfer mit Wasser täglich in den Kropf eingerieben gehört zu den besten äußeren Mitteln.

32) Schwache Lauge von Buchenasche;

33) Frischer Saft des *roten Fingerhuts* (Digitalis purp.) für sich oder mit Butter eingekocht in den Kropf einzureiben.

---

9) *Bell* a. a. O.; *J. Burns* princ. of midw. Ed. 3. p. 465.
10) *Ph. Pinel*, Nosogr. philis. T. III. p. 371.

34) Ein Pflaster aus *Hauswurz* (Sempervivum tectorum), Schafunschlitt und Salz miteinander gestoßen aufzulegen[11]).

35) Häufiges Waschen und Begießen des dicken Halses mit kaltem Wasser ist zuweilen schon imstande, den Kropf zu mindern.

36) Zum innerlichen Gebrauch dreimal des Tags eine Messerspitze voll kalzinierte und gepulverte Eierschalen in einem Glase roten Wein oder

37) Eierschalen und Scharlachtuch zusammen verbrannt.

38) Die Alpenbewohner halten das trübe, milchige, etwas zusammenziehend schmeckende Gletscherwasser für ein Bewahrungsmittel vor dem Kropf[12]).

39) Junge enthaltsame Menschen werden oft durch die Ehe vom Kropf befreit[13]).

40) Einem Mädchen riet VALISNERI gegen den Kropf, Kellerasseln in Wein einzuweichen und von diesem zu trinken[14]). Das Mittel wirkte auf den Urin und der Kropf verschwand.

41) Gegen skrofulöse Gelenkgeschwülste wie die Kniegeschwulst läßt man das Glied in einer Abkochung von gemeiner Holzasche baden (ALIBERT).

42) In Brasilien, wo zumal in feuchten Gebirgstälern und unter den Frauen der Kropf so häufig vorkommt wendet man dagegen im Anfang Umschläge von warmem Kürbisbrei an und läßt Wasser, welches mehrere Tage lang über der gestampften Masse von großen Ameisenhaufen gestanden, trinken[15]).

11) Apotheke für den gemeinen Mann etc. Nürnb. 1529. 4. Blatt IV.
12) *Storr*, Alpenreise v. J. 1781. 1. T. p. LVI.
13) „Juvenes coelibes strumosi fiunt, postea vero matrimonio sponte curantur" *Warthon* Adenograph. Lond. 1636.
14) Vinum tenue sumendum in quo insecta, quae Asellos vocant, essent macerata. *De Haen* rat. med. P. VII. p. 134.
15) *Spix* und *Martius* Reise in Brasilien. München 1823. T. I. S. 211.

43) Die Neger brauchen in Brasilien sowie in Afrika gegen den Kropf mit Erfolg schleimige Substanzen, namentlich auch das arabische Gummi, innerlich.

## XXX.
### Augenkrankheiten

1) Um fremde Körper aus dem Auge zu entfernen, z. B. kleine Insekten, rät SABATIER: ein Stückchen Papier aufzurollen, an der Spitze zu befeuchten und damit den belästigenden Körper wegzunehmen [1]).

2) FABRICIUS HILDANUS empfahl zu diesem Zweck: kurz vor dem Einschlafen einige Krebssteine unter die Augenlider zu bringen.

3) Die Frau des FABRICIUS soll einen Menschen, dem ein abgesprungenes Stückchen Stahl ins Auge gesprungen, dadurch davon befreit haben, daß sie bei von einander entfernten Augenlidern einen Magnet vor das Auge hielt.

4) Heiße beim Feueranschlagen oder Schmieden abgesprungene Stückchen Eisen schmelzen sich gleichsam in die Konjunktiva ein und sind schwer zu entfernen. In solchen Fällen sollen sich die Messerschmiede eines zusammengelegten Pferdehaars als Schlinge bedienen, welche sie über den Augapfel führen [2]). Zweckmäßiger möchte der Versuch sein, den fremden Körper behutsam mit einem Ohrlöffel wegzunehmen.

5) Das Auswaschen und Baden der Augen mit kaltem Wasser gehört zu den besten örtlichen Mitteln, schwache Augen zu stärken, der übermäßigen Empfindlichkeit gegen

---

1) *Sabatier*, De la médecine opératoire. Ed. 2. T. III. p. 1.
2) *Autenrieth* in *Himly's* und *Schmidt's* ophthalmologischer Bibliothek. Bd. 2. 1804. S. 72.

das Licht, Schmerzen und Anlage zu Kongestionen und Entzündung entgegenzuwirken. Auch bei ausgebildeter Augenentzündung leistet es oft vortreffliche Dienste, jedoch wird es nicht in allen Fällen ertragen.

6) ASSALINI fand in der ägyptischen Ophthalmie zu Kairo und in einer ähnlichen, die unter einem Regiment zu Vicenza herrschte, nicht nur Kataplasmen und Kollyrien, sondern auch das Auswaschen mit reinem Wasser schädlich; hingegen das Reinigen der triefenden Augen mit trockenen gewärmten Tüchern neben Salzabführungen heilsam [3]).

7) Im ersten und zweiten Stadium der akuten, katarrhalischen Augenentzündung empfiehlt RUST äußerlich nichts als kaltes Wasser anzuwenden [4]).

8) Die einfache Behandlung der Augenentzündung der Neugeborenen, welche BOER in der geburtshilflichen Abteilung des Wiener allgemeinen Krankenhauses eingeführt hat, ist folgende: Wenn ein Kind entzündete Augen bekommt, stellt man der Mutter zwei Schalen mit kaltem Brunnenwasser vor das Bett. Die eine Schale enthält Läppchen von weicher Leinwand, die andere dient dazu, die gebrauchten auszuwaschen. Solche nasse Läppchen werden, je öfter desto lieber, auf die Augen gelegt, wodurch die Entzündung vermindert, das Zusammenkleben der Augenlider verhütet und dem Übergang in Blennorrhoe nicht selten vorgebeugt wird [5]).

9) Lauwarmen *Fliedertee* zum Auswaschen der entzündeten Augen zieht SCHMITT dem kalten Wasser vor und hat dies Mittel in der geburtshilflichen Abteilung des Hospitals der Josefinischen Akademie eingeführt.

---

[3] *P. Assalini*, Ricerche sulle pupille artificiali. Milano 1811. p. 48. „Faceva pulire gli occhi e tenerli asciutti con pannoli caldi e secchi."
[4] *Rusts* Magazin etc. Bd. 6. 1819. S. 16.
[5] *J. F. Osianders* Nachrichten von Wien über Gegenstände der Medizin, Chirurgie und Geburtshilfe 1817. S. 132.

10) Im Findelhause von Wien soll man jetzt, nach Direktor RAIMANNS mündlicher Versicherung, reines laues Wasser allen anderen topischen Mitteln (die unter BEERS vormaliger Anordnung sehr komponiert waren, viel *Opium*tinktur enthielten) in der Ophthalmia neonatorum vorziehen.

11) Ein auffallendes Beispiel vom Nutzen des kalten Wassers bei hartnäckigen Augenentzündungen gibt CAMPE in dem Bericht über seine eigene Krankheit und ihre glückliche Heilung. CAMPE litt in früher Jugend nach den Blattern häufig an Gerstenkörnern, welche, wie es scheint, unpassend durch Weinumschläge behandelt wurden. Es entstand ein Hagelkorn, welches man ihm operierte. Als Jüngling litt er an chronischer Augenentzündung und lange Zeit an der größten Empfindlichkeit und Lichtscheu, die, indem er dadurch an der Fortsetzung seiner Studien durchaus behindert wurde, ihn höchst unglücklich machte. Es wurden dagegen von verschiedenen Ärzten Aderlässe, Abführungen und viele andere Mittel vergebens verordnet. Endlich, da der Kranke schon anfing an seiner Wiedergenesung zu zweifeln, half ein Hausmittel, welches ihm ein gemeiner Mann anempfahl. Er mußte eine frische Semmel durchschneiden, in einen Eimer voll kaltes Wasser werfen und mit der angeschnittenen Seite aufs Auge legen. — CAMPE versichert, dadurch völlig hergestellt worden zu sein [6]).

12) Ein im nördlichen Deutschland und in Rußland bekanntes Volksmittel gegen Augenentzündungen ist folgendes: Von einem frischen Lindenzweig wird die äußere braune Rinde entfernt und die darunter liegende weiße bis aufs Holz abgeschabt. Auf eine Handvoll dieses Bastes gießt man ungefähr $1/4$ Liter reines kaltes Wasser und

---

6) *Campe:* Geschichte meiner Augenentzündung, im deutschen Museum v. J. 1778. Bd. 2. S. 67.

schlägt dies so lange mit einem Messer, bis das Wasser sich in einen dicken, eiweißartigen Schleim verwandelt, den man auf doppelt zusammengelegte Leinwand gestrichen aufs Auge legt [7]).

13) GALEN gibt unter seinen remediis facile parabilibus auch Frauenmilch an, die man in das entzündete Auge melken soll [8]).

14) Frische Kuhmilch mit einem trockenen Mohnkopf abgekocht und mit Läppchen warm aufgelegt, gehört zu den empfehlenswerten Linderungsmitteln entzündeter, schmerzhafter, zusammenklebender Augenlider.

15) Eine Tasse Regenwasser mit 10 Tropfen *Bleiessig* vermischt zum Baden, Eintröpfeln und Bähen der Augen ist unter allen Augenwassern dasjenige, was die ausgebreitetste Anwendung findet.

16) STELLERS Hausmittel gegen Blutkongestion und Entzündung der Augen ist folgendes. Er nimmt das Weiße von einem frischen Ei, vermischt es mit etwas feingestoßenem Zucker und etwas *Kampfer*, reibt dies auf einem zinnernen Teller so lange, bis alles zu Schaum geworden und legt diesen mit Kompressen auf die Augen. Schon nach 6 Stunden soll dadurch oft Röte und Schmerz sich verlieren [9]).

17) In einigen Gegenden soll man das Auflegen von frischem Fleisch, z. B. Rindfleisch, zur Linderung roter und entzündeter Augen anwenden.

18) Ebenso das Weiche aus gebratenen oder faulen Äpfeln.

---

[7]) *P. F. Körber*, Versuch, die gewöhnl. Krankheiten bei dem gem. Mann, und besonders denen Livländischen Bauern auf eine leichte Art zu heilen. Reval 1761. S. 110.

[8]) *Galeni*, Opp. Ed. *Charter*. T. X. p. 384. „Lac muliebre ex mammis ipsis in oculos emulsum."

9) *Stellers* Beschreibung des Landes Kamtschatka. S. 63.

19) Dicke Milch (Franz. V. M.) [10]).

20) Galle vom Bär, Adler oder Schwan zum äußerlichen Gebrauch (Lappl. M.).

21) In der katarrhalischen und skrofulösen Augenentzündung der Kinder soll man die Augen mit gesundem Atem anhauchen, nachdem man eben *Fenchelsamen* oder *Anis* gekaut hat.

22) Der Schatten von grüner Seide gehört nach COOPER zu den vorzüglichsten topischen Mitteln in der skrofulösen Ophthalmie und Lichtscheu [11]).

23) Alle mir bekannten Heilmittel der skrofulösen, oft so quälenden, langwierigen Augenentzündung übertrifft die ganz kunstlose Anwendung des *Seidelbastes*. Man bindet täglich ein Zoll langes in Essig eingeweichtes Stück *Seidelbast* auf den Oberarm, bis die Haut davon entzündet, wund und nässend geworden. Dann legt man ein Kohlblatt auf und fährt so nach Umständen mehrere Wochen lang fort.

24) In manchen Fällen, wo nasse örtliche Mittel nicht ertragen werden, leistet ein Kräuterkissen von zerriebenen *Kamillenblumen*, öfter gewärmt und nur locker aufs Auge gebunden, gute Dienste.

25) Durch die Gewöhnung an den *Schnupftabak* verliert sich zuweilen die Anlage zu Augenentzündungen und anderen Fehlern des Gesichts. „Seitdem die Grönländer", sagt CRANZ, „den *Schnupftabak* so stark brauchen, leiden sie weniger an Augenschmerzen" [12]).

26) Das alte Mittel, den Augapfel zu scarifizieren, indem man die Grannen von Kornähren in einer den daran befindlichen Häkchen entgegengesetzten Richtung über die

---

10) *Cadet*, Remèdes de bonne femme im Bulletin de pharmacie. 1812. p. 508.
11) *S. Cooper*, Diction of surgery. p. 790.
12) *D. Cranz*, Historie von Grönland S. 297.

Bindehaut zieht, empfiehlt ODIER in neuen Zeiten wieder [13]). Es ist aber die Ophthalmoxysis längst vom ersten deutschen Augenarzt verworfen [14]).

27) Zur Zerteilung des anfangenden Gerstenkorns soll man nach BEER Leinwandläppchen mit kaltem Wasser befeuchtet [15]),

28) nach COOPER [16]) und RICHERAND [17]) zerstoßenes Eis auflegen; oder

29) die Stelle mit einem kalten Metall z. B. einem eisernen Schlüssel oft berühren [18]).

30) Salzwasser hörte ich in Wien zu diesem Zweck empfehlen.

31) Kölnisches Wasser zum Einreiben in das aus dem Gerstenkorn entstandene sog. Hagelkorn.

32) Ein Stückchen rohe *Zwiebel*, oder

33) Honigkuchenteig mit *Zwiebeln* zum Auflegen.

34) Aus eigener Erfahrung [19]) weiß ich, daß die einzige rationelle und wirksame Behandlung des Gerstenkorns in

---

13) *L. Odier*, Manuel de méd. pratique Ed. 2. 1811.
14) *Richter*, Anfangsgründe der Wundarzn. Bd. 3. S. 30.
15) *G. Jos. Beer*, Lehre von den Augenkrankh. Wien 1813. Bd. I. S. 329.
16) *Cooper*, Dict. of surg. p. 588.
17) *Sprengel*, Geschichte der Chirurgie T. 2. S. 158.
18) *A. Scarpa*, Traité des maladies des yeux T. I. p. 149.
19) Ich litt in Wien im Jahr 1814 zum erstenmale an einem Hordeolum, welches der verstorbene Prof. *Beer*, den ich deshalb um Rat fragte, mit kaltem Wasser zu behandeln riet. Es wurde ein Hagelkorn daraus, wogegen mir, genau gezählt, sechzehn verschiedene Mittel angeraten wurden, und welches mehrere Augenärzte zur Operation reif hielten. Prof. *Rust* riet Empl. diach. comp.; *Hildenbrand:* Merkurialsalbe mit Kampfer; *Jäger:* Kölnisches Wasser; ein ungarischer Arzt: Cicutapflaster; Andere: Seifenspiritus; Cantharidentinctur; Linimentum volatile usw. — Prof. und Leibarzt *Fänger* aus Kopenhagen meinte dagegen: ein dänisches Sprichwort sage: „das Auge sei ein zartes Ding und ertrage keine Arzneien." Er riet mir daher die Sache der Natur zu überlassen. Nach einem halben Jahr entzündete sich der Tumor von selbst, brach auf und verschwand. Da sagte mir eine sehr gebildete Dame voraus: das Ding werde zwanzigmal wiederkommen und

warmen Breiumschlägen von Semmel, Milch und Safran besteht, die man einige Stunden lang bei Tage aufs Auge bindet, während man die übrige Zeit und bei Nacht Diachelpflaster, auf schwarzen Taft gestrichen, aufs Augenlid legt. Es ist gleichgültig, ob das Übel im Entstehen oder schon ausgebildet ist; die warmen Umschläge sind in jedem Stadium den kalten und tonischen vorzuziehen. Mit dieser einfachen Behandlung ist RICHTER [20]) einverstanden, indem er lehrt: „Je mehr man die Eiterung befördert, desto geschwinder befreit man den Kranken von allen Beschwerden".

Alle Versuche das Gerstenkorn (den Furunkel) zu zerteilen sind fruchtlos, heben bloß die Entzündung und lassen die kalte Verhärtung zurück, die man das skirrhöse Gerstenkorn (Hagelkorn) nennt. — Gegen dieses empfiehlt er: Abwarten der Zeit wenn es sich entzündet und dann erweichende Mittel.

35) Das GALENische Hausmittel, einen zerquetschten Fliegenbauch in das Gerstenkorn einzureiben [21]), scheint zu den absurden zu gehören.

36) Vielleicht hat dagegen ein Göttingisches Volksmittel mehr Wert: bei Anlage zum Gerstenkorn täglich eine schwarze Wegschnecke auf das Augenlid zu legen.

37) Zur Stärkung der zu Entzündung und Drüsenverstimmung geneigten Augenlider soll man öfter dieselben

---

vergehen; daher man das Gerstenkorn im Bremischen „eine Stiege" nenne und mit nichts als Semmel und Milch, zu Umschlägen, behandle. — Nachdem ich sehr viel über das Hordeolum gelesen und erfahren habe, versichere ich: nichts besseres über die Krankheit und ihre Kur gehört zu haben, als die paar Worte jener Dame.

20) Wundarzn. Bd. I. S. 502.

91) *Galeni* Op. T. X. p. 587. „Muscae reliquum corpus, praeciso capite, hordeolo infricato." — Andere lassen den Kopf der Fliege einreiben. *S. Pauli Aeginetae* Op. Lugd. 1589. p. 274. „Crithe, parvulum abscessus tuberculum etc. ld cera alba foveri oportet. muscae capite, abjecto corpore reliquo infricari."

mit kaltem Teeaufguß von chinesischem Tee bestreichen (Engl. V. M.).

38) Gegen Röte und Verschwärung der Augenlidränder soll man Papier in einem zinnernen Löffel verbrennen und die Asche mit einigen Tropfen Wein vermischt mittels eines Pinsels auftragen (Franz. V. M.) [22]).

39) In der ophthalmologischen Klinik BEERS wurde einer Frau, die an krebshafter Verschwärung der Augenlidränder litt, geraten, den frischen Saft des *Mauerpfeffers* (Sedum acre) äußerlich anzuwenden.

40) Ebenda ließ man bei Sugillation unter der Bindehaut, die während eines heftigen Stickhustens entstanden war, Kompressen, in lauwarmen *Rosmarintee* getaucht, auflegen.

41) Auf Geschwüre der Hornhaut soll man *Honig*, worin Ameisen gekocht worden, aufstreichen [23]).

42) Hornhautflecke oder Verdunkelungen, die nach Entzündungen zurückgeblieben, behandelte man in älteren Zeiten hauptsächlich mit Fischgalle [24]), namentlich der Galle vom Hecht, der Barbe und Aalraupe [25]), die man einigemal täglich ins Auge einstrich.

43) Auch Rinds- und Schafgalle [26]), die nach SCARPA reizender als Fischgalle sein soll, wurde vielfältig benutzt.

44) Ferner: Asche von Menschenkot [27]).

45) Gepulvertes Kochsalz mit Hilfe des Pinsels ins Auge gebracht gegen Leukome. Der Oberarzt KRANZ

22) *Cadet*, im Bulletin de pharm. 1812. p. 508.
23) *Platner*, De chirurgia ocularia Opusc. II. p. 57. „Adversus corneae ulcera valet etiam mel puriss. quo formicae exceptae sunt. et in Clibano vel sole coctae."
24) *Mauchart* in *Halleri* Diss. chirurg. T. 2.
25) Z. *Platner*, Instit. chirurg. Ed. *Krause* p. 161. „Bilem hepaticam Anguillae fluviatilis (Aalraupen.)". S. auch *de Haen*, rat. med. T. IX.
26) *Plinius*, Hist. nat. L. 28. c. 25.
27) *Sprengel*, Geschichte der Chirurgie T. 2.

wandte es in den preußischen Spitälern in Paris mit dem besten Erfolg an [28]).

46) Blut aus dem Flügel einer jungen Taube bei Hornhautflecken ins Auge zu bringen (Franz. V. M.) [29]).

47) Dahin scheint auch das alte als Orakelspruch auf einer antiken Votivtafel aufgezeichnete Mittel gerechnet werden zu können: „Das Blut eines weißen Hahns mit Honig vermischt soll man drei Tage lang aufs Auge streichen" [30]).

48) Neuere empfehlen, zumal wo das Auge sehr empfindlich ist, Eieröl; oder

49) bloßes Malvendecoct einzutröpfeln.

50) Auch hat man den breiartigen Abgang, der sich beim Glasschleifen erzeugt, auf die Hornhaut gestrichen [31]).

51) Für eines der besten einfachen Mittel bei Verdunkelungen der Hornhaut halte ich das *Walnußöl*, wovon einige Tropfen mehreremal des Tags ins Auge gebracht werden. Ich habe davon namentlich bei Kindern die schleunigste Aufhellung erfolgen sehen. Das Öl braucht nicht gerade, wie SCARPA will, ranzig zu sein.

52) Wenn nach Ophthalmien eine Verdunkelung zurückbleibt, soll man Kellerasseln, die sich unter trockenen Steinen aufhalten (nicht solche die unter faulem Holz leben), in einem steinernen Mörser zerstoßen und mit Rosenkonserve einnehmen; erst 5, nach und nach aber bis zu 25 zweimal des Tags [32]).

---

28) *Rusts* Magazin etc. Bd. I. S. 497.
29) *Pierre Franco*, Traité des hernies. Lyon 1561. 8. p. 276. „Macules ou taches. Pour la curation, aucuns louent grandement le sang tiré du bout de l'aile d'un jeune pigeon ou colombe ou tourterelle, mis dessus la macule."
30) *Sprengel*, Geschichte der Arzneik. I. S. 133.
31) *Richter*, Anfangsgr. Bd. 3. S. 131.
32) *Burggravii*, de aere, aq. et locis urbis Francofurtanae. p. 88. „Omnibus aliis hactenus tentatis remediis praefero."

53) Gegen das Schielen der Kinder wird der Rat gegeben, die Wiege so zu stellen, daß das Auge durch den Reiz des Tageslichts in eine der falschen entgegengesetzten Richtung gelockt wird. Dies soll man noch dadurch unterstützen, daß man abends ein Licht an die entgegengesetzte Seite des Bettes stellt [33]).

54) BEER empfiehlt gegen das sog. Zusammenstechen der Augen oder diejenige Art des Schielens oder Schiefsehens, wobei die Pupillen gegen die Nase gekehrt werden, an beide Schläfen ein Stück glänzenden, steifen Taft nach Art der Blenden bei den Pferden zu befestigen [34]).

55) Das alte Hausmittel, durchlöcherte Walnußschalen vor die Augen zu binden verwirft CAMPER, es verschlimmere das Übel. Hingegen rät er gleichfalls, etwas Buntes an der entgegengesetzten Seite anzubringen, um das Auge dahin zu gewöhnen [35]).

56) Gegen die Auswärtsdrehung des Auges finde ich es vorteilhaft ein Stück schwarzes englisches Pflaster an die Seite der Nasenspitze zu kleben.

57) Beim Schielen auf einem Auge ist es zuweilen nützlich, das gesunde Auge erst nur auf einige Stunden, dann aber den ganzen Tag über zuzubinden, damit das schielende sich nach der Sehachse richten lernt.

58) Nach der Erfahrung, daß Bauernkinder selten schielen, was doch wahrscheinlich mit ihrer allgemeinen Fernsichtigkeit zusammenhängt, wäre der Aufenthalt auf dem Lande vielleicht das rationellste Mittel gegen diese Deformität.

---

33) *Eucharius Rößlin,* der schwangeren Frauen Rosengarten 1513. Kap. 12.
34) *Beer,* das Auge etc. Wien 1813. S. 74.
35) *P. Camper,* Dissertationes Vol. 1. p. 48.

59) Viel vermag auch der Wille zur Beseitigung des Übels. Daher Übungen vor dem Spiegel und Strafen zuweilen auf schielende Kinder günstig einwirken.

60) Gegen die Nyctalopie (amblyopia crepuscularis), eine Art von periodischem, in manchen Gegenden zuweilen epidemisch herrschendem schwarzem Star, wobei die Kranken gleich nach Sonnenuntergang nicht mehr sehen, wurde schon im Altertum tierische Galle und Leber angewandt; Mittel, die z. T. noch auf den heutigen Tag im Gebrauch sind. Man brachte Bocksgalle mit Honig vermischt auf die Augen [36]).

61) PLINIUS erwähnt der Ziegenleber als Heilmittel dieser Krankheit [37]), und nach SCARPA wird in Italien noch jetzt

62) gebratene Hammelleber gegen die Abendblindheit gegessen und der Dunst davon gegen die Augen mittels eines Trichters geleitet. SCARPA ist jedoch dem Hausmittel nicht günstig und hält Brechmittel für wirksamer [38]).

63) Im polnischen Rußland, wo die Krankheit in der Fastenzeit häufig bei den Landleuten vorkommt unter dem Namen der Hühnerblindheit, essen die Bauern mit Eintritt der Osterfeiertage die Leber eines schwarzen Hahns oder Schweins und sind in wenigen Tagen geheilt [39]).

64) Gegen den schwarzen Star hat man den Reiz des Sonnenlichts nützlich gefunden, und ich erinnere mich gehört zu haben, daß eine Amaurose einst dadurch gehoben

---

36) *Alexandri Tralliani*, De arte medica. L. XII. Ed. Haller. T. I. p. 120: De nyctalope vel ad eos qui vesperi non cernunt: Fel hirci ex melle illinito, tollit vitium paucis diebus.
37) *Plinii*, hist. nat. L. VIII. c. 76. „Ideo si caprinum jecur vescantur, restitui vespertinam aciem his, quos nyctalopas vocant."
38) *Scarpa*, Traité etc. T. II. p. 266.
39) *D. Ed. Meißner*, Bemerk. aus dem Taschenbuch eines Arztes, während einer Reise von Odessa durch Deutschland etc. Halle 1819. S. 6. — Auch *Jos. Frank* bestätigt den Nutzen gekochter Ochsenleber in dieser Krankheit.

wurde, daß man den Kranken täglich eine Zeitlang in die Sonne sehen ließ.

65) Auch die Applikation des verstärkten Sonnenlichts mittels des Brennspiegels hat man versucht; wobei man natürlich sich hüten muß, daß nicht der konzentrierte Fokus das Auge trifft. Ein berühmter Augenarzt versichert durch das Brennglas einen schwarzen Star geheilt zu haben [40]).

66) Das Waschen und Bähen des ganzen Kopfs und vorzüglich der Augengegend mit kaltem Wasser ist zuweilen neben hinlänglichen Darmausleerungen mit vortrefflichem Erfolg angewendet worden [41]).

67) Einige haben den häufigen Genuß des *spanischen Pfeffers* (Capsicum annuum) in der Amaurose nützlich gefunden.

68) Gegen das lästige Fliegensehen, die sog. mouches volantes, soll HALLER den Dunst von gebranntem und gekochtem Kaffee, den er fleißig gegen die Augen gehen ließ, nützlich gefunden haben [42]).

69) Ein Maler, der an krankhafter Empfindlichkeit der Augen litt, versicherte besser sehen zu können, wenn er *Tabak* rauche.

## XXXI.

### IMPOTENZ

1) Es ist ein ziemlich allgemeiner Volksglaube, der auch im nördlichen Deutschland herrscht, daß der Genuß der

---

40) *Hufelands* kleine mediz. Schriften. Bd. 2. 1823. S. 395. *Richters* Wundarzneik. Bd. 3. S. 456.
41) Ders. S. 444.
42) *Jo. Kämpf*, Abhandl. von einer neuen Methode, die hartnäckigen Krankheiten, die ihren Sitz im Unterleibe haben, zu heilen. 1786. S. 295.

Wurzeln des *Knabenkrauts* (Orchis) das männliche Zeugungsvermögen erhöhe [1]).

2) Unter den Nahrungsmitteln werden für stimulierend gehalten: *Morcheln, Zwiebeln, Rettich, Senf, Rüben, Kastanien, Schokolade, Gewürze* wie *Ingwer* [2]); Eier, Fische [3]), namentlich Knorpelfische, z. B. Rochen und andere Seefische; die Milch der Fische, Austern [4]). und andere eßbare Mollusken [5]).

3) Der im nördlichen Deutschland häufig als Gemüse gegessene *Johannislauch* (Allium ascalonicum) ist gleichfalls zu den wirksamen Aphrodisiacis zu rechnen. Auf eine ähnliche Speise scheinen sich die bulbi salaces des COLUMELLA [6]), MARTIAL [7]) und ATHENÄUS [8]) zu beziehen.

4) *Senf* [9]), zumal der sog. französische Senf, in Verbindung mit *Knoblauch, Trüffeln* usw.

5) *Spanischer Pfeffer* [10]).

6) Guter Wein [11]).

1) Das Dudaim der Bibel (1 Buch Mos. V. 14—16), gewöhnlich mit Mandragora übersetzt, wird von *J. J. Uirey* für Salep erklärt, den bekanntlich orientalische Orchisarten liefern. S. Bulletin de pharm. 1813. p. 193.
2) *Prosp. Alpini*, hist. Aegypti nat. P. I. L. B. 1735. p. 132.
3) *Sprengel*, Apologie des Hippokr. II. S. 65.
4) *Juvenal*, Satyr. VI. L. II. v. 301.
5) *Aëtius*, Tetrab. S. III. p. 625 empfiehlt folgende Speisen und Gewürze denen, qui re venerea uti non possunt: Cicer, fabae, halica, porri, bulbi, pastinacae rad., nuces pineae, ari rad. cocta, urticae sem., rapi sem., erucae fol. et sem., costus et piper, satyrium, sesamum, hormium, amygdalae, anisum, polypodes et concharum genera omnia. — Seminis vero multitudinem augent omnia bono succo praedita.
6) L. X. c. 11.
7) L. III. 75. L. XIII. 54.
8) L. II. c. 23.
9) „Venerem revocans Eruca morantem" *Uirgil. Moret.* v. 85.
10) *Blumenbachs* med. Bibl. Bd. 2. S. 642.
11) *Chaptal*, Traité sur la culture de la vigne. Paris 1801. T. I. p. 83. In Joigny bestätige sich das Sprichwort: „que le bon vin fait des enfants mâles"; es wurden dort noch einmal so viel Knaben als Mädchen angetroffen. *Aretaeus* sagt vom Wein in dieser Beziehung: „vinum est nervorum

7) Die Schildkrötensuppe der Engländer aus starker Bouillon, Madeirawein, Franzbranntwein, spanischem und schwarzem Pfeffer, Gewürznelken und dem Fleisch und Fett der grünen Seeschildkröte (Testudo mydas) bestehend. Die Wirkung dieser kräftigen Speise soll außerordentlich sein.

8) Die Aalsuppe der Hamburger gehört gleichfalls hierher. Sie besteht aus starker Fleischbrühe, Haferschleim, Petersilienwurzeln, gelben Wurzeln, grünen Erbsen, Birnen, zerschnittenem Aal, Mehlklößen, Salbei, Basilikum, Sellerie, Majoran, Thymian, Essig und Zucker [12]).

9) Von den gepulverten Stacheln und Schalen der *Seeigel (Echinus)* sagt STELLER, daß sie ein treffliches Diureticum seien und venerem stimulieren [13]).

10) Reifer *Zwiebelsamen* [14]).

11) *Trüffel* [15]).

12) *Meisterwurzeln* (Imperatoria ostruth.) in Wein gesotten [16]).

13) Wasser, worin glühendes Eisen gelöscht ist, mit Wein vermischt zu trinken [17]).

14) *Ambra* auf ein hart gesottenes Ei gestreut zu essen (Span. M.).

15) Selbst die Gerüche der Ambra, des Moschus und ähnlicher starkriechender Substanzen sollen als Aphrodisiaca wirken [18]).

calefactio, animae remollitio, voluptatis revocatio, geniturae creatio, venerisque excitatio. L. II. c. XI. curat. satyriasis.
12) *Rambach* med. Beschr. von Hamburg. S. 112.
13) *Stellers* Kamtschatka. S. 177.
14) Bulletin de pharmacie 1810. p. 408.
15) Nouveau cours d'Agriculture 1809. T. 13. p. 232.
16) *Wittichius* a. a. O. S. 155.
17) *Galen.* de remed. parabil. Opp. X. p. 636.
18) *Linné.* Amoenit. acad. II. p. 187.

16) Dasselbe wird von der Emanation faulender Kadaver gesagt [19]).

17) Ein Bett von Eiderdaunen kann als ein kräftiges Aphrodisiacum wirken [20]).

18) Das Massieren, wie es in den orientalischen Bädern üblich ist [21]), und diese selbst; sowie

19) die russischen Dampfbäder werden hierher gerechnet [22]).

## XXXII.

### Unfruchtbarkeit

Da die Unfruchtbarkeit der Frauen von so vielen teils unheilbaren organischen Fehlern abhängen kann und oft in Verhältnissen liegt, die weder den Arzt noch den Geburtshelfer angehen, so ist sie eigentlich kein Gegenstand der Therapie und der methodischen Behandlung. Die Frauen sind in der Regel in solchen Fällen auch geneigter, ein diätetisches und einfaches Hausmittel zu gebrauchen, als sich einer förmlichen Kur zu unterwerfen, von deren Unwirksamkeit der Arzt selbst nur zu sehr im voraus überzeugt ist. Solche Mittel nun, die, wie die Erfahrung lehrt, nicht selten die Erfüllung der heißesten Wünsche zur Folge haben, zu sammeln, kann nicht ohne einiges Interesse sein.

19) Dict. des sc. méd. T. 37. p. 2. „Le célèbre anatomiste *Mascagni* attribuait son embonpoint au séjour prolongé qu'il faisait dans son amphithéatre, et il régardait l'absorption des émanations des cadavres, qui étaient presque toujours dans un état de putrefaction très-avancé, comme la cause la plus puissante, qui le portait aux plaisirs de l'amour."
20) *Trilleri*, Clinotechnia med. antiqua. p. 73.
21) *Le Gentil*, Voy. aux Indes. I. p. 129.
22) *J. L. Wagners* Schicksale während seiner unter den Russen erlittenen Staatsgefangenschaft. Berl. 1789. S. 89.

1) Zu Bädern wider die Unfruchtbarkeit der Frauen soll man folgende Kräuter nehmen: weiche Schösse von *Wacholder, Raute, Engelsüß, Erdrauch, Baldrian, Kümmel, Fenchel, Lavendel, Majoran,* von jedem zwei Hände voll, diese soll man in einen Sack tun, mit Wasser kochen und darin die Frau baden lassen. In einer Zwischenzeit der monatlichen Periode soll sie alle 3 Tage ein solches Bad nehmen, und in dieser Zeit des ehelichen Umgangs sich enthalten [1]).

2) *Salbeibäder* empfahl FR. HOFFMANN: „ad faciliorem conceptum".

3) Die warmen Quellen von Baden-Baden, Liebenzell, Wildbad [2]), Wiesbaden und Ems [3]) sind in Deutschland als fruchtbar machend berühmt und werden häufig von jungen Frauen, deren Ehe kinderlos ist, besucht.

4) Unter den Ratschlägen, welche die alten Ärzte wie PAULUS AEGINETA gegen die Unfruchtbarkeit geben, kommen häufig reizende Pessarien vor und Tränke aus *Kümmel, Anis, Wacholderbeeren, Poley.* „Venus autem e tergo exercita, ad concipiendum videtur conducere" [4]).

5) Im ganzen Orient, wo die Frauen die Unfruchtbarkeit für das größte Unglück ansehen, wenden sie sich in ihrer Ungeduld an gewisse Matronen, die ihnen Pessarien

1) *Becker*, kleine Haus-Apotheke etc. Königsb. 1650. S. 517.
2) *A. J. Kerner*, das Wildbad im Königreich Württemberg. 2. Aufl. 1820. S.68.
3) *J. Ph. Burggravii*, de aere, aquis et loc. Francof. ad M. 1751. p. 132. „Celebrantur inprimis in hunc finem thermae Embsenses: ita ut ibidem quaedam earum scaturigo, quod ex ejus externo usu faeminas ad conceptionem aptas reddi fama sit, sicque pueri exinde quasi scaturiant, puerorum scaturigo (die Buben-Quelle), cognominetur."
4) *Pauli Aegin.* Op. Lugd. 1589. 8. p. 415. — Eine große Zahl, zum Teil ungereimter Mittel, Räucherungen, Pessarien etc. gegen die Sterilität, sind in dem hippokratischen Buche: De sterilibus zu finden. — Die Pessarien des *Aëtius* aus gepulvertem *Anis, Cardamomen, Nitrum, Foenu graecum, Aristolochia, Poley* mit *Feigenmark* angemengt, s. Tetrabibl. IV. Kap. 32. pag. 863.

aus reizenden Substanzen zubereiten, namentlich aus *Moschus, Ambra, Bezoar, Aloe, Cardamomen, Ingwer, Pfeffer, Zimt, Gewürznelken* und solche Mittel auch innerlich nehmen lassen [5]).

6) Fr. Hoffmann empfiehlt dazu den *Rosmarintee.*

7) Wittich eingemachten *Kalmus* oft zu essen [6]).

8) Thilenius ließ bei Unempfindlichkeit der Frau *Senfmolken* mit Wein trinken und Senftinktur unter Wasser äußerlich gebrauchen [7]).

9) Das destillierte *Sonnentauwasser,* aqua Rorellae, von *Drosera rotundifolia,* wird von Vogel als ein geheimes Mittel gegen die Unfruchtbarkeit angegeben. Die Frau soll davon drei Eßlöffel voll mehrere Tage lang nach beendigter Menstruation nehmen [8]).

10) Vom Nilwasser wird gerühmt, daß es die Fruchtbarkeit der Frauen befördere; daher die Frauen in Toulon den Schiffen, die aus Ägypten zurückkommen, das noch vorrätige Wasser abkaufen sollen.

11) Dr. Cheyne, der der Meinung war, daß bei kinderlosen Ehen öfter die Schuld auf Seiten des Mannes als der Frau liege, empfahl besonders Milchdiät für den Mann und die Frau in solchen Fällen. Er erwähnt dabei seines Freundes, des Dr. Taylor, den er den Milchdoktor von Croydon nennt, welcher mehreren Familien, die jahrelang in kinderloser Ehe lebten, das Mittel mit dem besten Erfolg anempfohlen haben soll [9]).

5) G. A. Olivier, Voyage dans l'empire Othoman T. 1. Paris an 9. p. 103.
6) Jo. Wittichius Arzneibuch etc. Leipz. 1596. 4. S. 166.
7) Med. chir. Bemerk. Bd. II. 1809. S. 469.
8) Vogel, Acad. praelect. de cognosc. et cur. praecip. c. h. affect. T. II. p. 198. „Exhibeatur sub introitum in lectum, simulque maritus eadem sic utatur, ut secundo, tertio vel quarto die a finitis menstruis concumbat."
9) Will. Buchan, Domestic. medicine. 6. Ed. Lond. 1779. p. 592. „Dr. T. had brought sundry opulent families — to have several fine children, by keeping both parents, for a considerable time, to a milk and vegetable diet."

12) Nach einem hippokratischen Aphorismus (V. 46) gehört die Verminderung der Fettleibigkeit der Frau zu den Mitteln, die Unfruchtbarkeit zu heben [10]).

13) Nach der Meinung vieler Frauen soll das Tanzen fruchtbar machen [11]).

14) Ebenso Friktionen des Rückens; daher die Römerinnen in solchen Fällen sich von gewissen Priestern den bloßen Rücken mit Riemen peitschen ließen [12]).

15) Friktionen mit gewärmtem Flanell, der mit Bernstein und Benzoe durchräuchert oder mit Petroleum angefeuchtet ist [13]).

16) Dunstbäder nach Art der orientalischen und russischen gehören zu den wirksamsten Heilmitteln der Unfruchtbarkeit. Es wird sogar gesagt: „der Badstube verdanke das unermeßliche russische Reich den größten Teil seiner Bevölkerung." [14]).

17) Die Regeln, welche RHAZES unter der Aufschrift: De rebus quae valent ad impraegnandum gibt, scheinen nicht unwichtig zu sein. Ad hoc valet ut vir et mulier non coeant nisi post longum tempus et — — quod in oculis mulieris atque anhelitu cognosci potest. Et sit coitus post menstruorum purgationem. — Mulier vero post diu jaceat; hoc autem statim post balneum fieri convenit [15]).

18) Dem Rate, welchen FERNEL dem Könige gab, unmittelbar nach beendigter Menstruation die Imprägnation zu versuchen, soll Maria von Medici, welche lange in kin-

---

10) Priusquam attenuentur, non concipiunt. *Hipp.*
11) *Louis de Serres*, Diss. de la stérilité. p. 197
12) *P. Frank*, System der med. Polizei. Bd. 1. S. 389. — sua terga maritae — Pellibus exsectis percutienda dabant. *Ovid.* fast. L. II.
13) *Nauche*, Des maladies de l'uterus. Paris 1816. p. 421. „Les moyens, stimulant les organes de la génération, peuvent faire cesse leur engorgement et augmenter l'action des nerfs qui vont s'y distribuer."
14) Russische Sammlung etc. Bd. 2. Heft 3. 379.
15) *Abub. Rhazac*, Opp. Basil. 1544. fol. L. V. c. 73.

derloser Ehe lebte, ihre nachherige Fruchtbarkeit zu verdanken gehabt haben.

19) Spinnen, versichert STELLER, werden von den
Kamtschadalinnen, die gern schwanger werden wollen, auf-
gesucht und gegessen [16]).

20) Eine schöne Frau teilte mir folgendes sonderbare
Mittel mit, dessen sie sich mit Erfolg bedient haben will
und welches sogar eine Königin nicht verschmäht haben soll:
Alle Abend von drei frischen Hühnereiern die sog. Hagel
und den weißen Fleck auf dem Dotter mit Wasser einzunehmen.

21) Auch zu Amuletten hat man seine Zuflucht genommen. Der Herzknochen des Hirsches. am linken Arm getragen, wurde in älteren Zeiten als geheimes Mittel zur Beförderung der Konzeption angesehen [17]).

22) Das Mittel der Hindus scheint mit dem übereinzu-
kommen, dessen sich die Römerinnen im Altertum bedienten [18]).

23) Wo alle Hoffnung erloschen schien, hat eine Luftveränderung, die Vertauschung eines rauhen Klimas mit
einem wärmeren Frauen fruchtbar gemacht [19]).

---

16) *Steller*, Beschreibung des Landes Kamtschatka. S. 198.

17) *Aetii*, Tetrabibl. p. 864. „Ossa quae in corde cervi reperiuntur sinistro
brachio adligata, arcana quadam naturae vi, conceptionem juvare credun-
tur."

18) *Will. Tennant*, Indian recreations. Vol. I. Edinb. 1803. p. 194. „On this
principle married women sometimes weat a small golden Lingam upon the
neck or arm."

19) *Jo. Uarandaei*, De morb. mul. 1620. p. 267. „Certissimum est, ex sola
mutatione loci in aërem temperatiorem. multas mulieres evasisse foecundas."

# XXXIII.

## MENSTRUATIONSFEHLER

1) Gegen die kolikartigen Leibschmerzen, welche so viele
Frauen beim Eintritt ihrer monatlichen Periode befallen,
trinken die europäischen Frauen fast allgemein *Kamillentee*, der zumal in Deutschland in diesen und ähnlichen
Fällen mit Recht für eine Art von Panacee der Frauen angesehen wird [1]).

2) Außerdem werden in derselben Absicht als Hausmittel noch benutzt: die Blumen des *Mutterkrauts* (Matricaria parthenium); die der römischen *Kamille* (Anthemis
nobilis); des *Quendels* (Thymus serpillum); die Blätter der
*Melisse*, der *Krauseminze*, *Pfefferminze* und *Eberraute*
(Artemisia abrotanum); gewürzhafte Pflanzen, die alle bei
uns gezogen werden.

3) Große Linderung der mit der Menstruation verbundenen Kolikschmerzen gewähren warme, trockene Fomentationen des Leibes. Die Frauen verfehlen daher auch selten
in solchen Fällen ihre Zuflucht zu gewärmten Tüchern,
Kissen oder zu einem heißen irdenen Deckel, den sie in
Leinwand hüllen und auf den Bauch legen, zu nehmen.

4) MOSCHION empfiehlt eine mit warmem Öl nicht völlig angefüllte Blase auf den Leib zu legen [2]).

5) Bei sehr heftigen, Entzündung drohenden Leibschmerzen vor dem Eintritt der Periode sind einige Teelöffel voll *Cremor tartari* mit lauem Wasser eingenommen
weit lindernder und zweckmäßiger, als *Safrantee, Lorbeeröl*, heißer Wein und ähnliche erhitzende Dinge, die so oft
in solchen Fällen mißbraucht werden.

---

1) „Matricaria est feminarum asylum in capitis et uteri morbis, mensium
vitiis, colicae uterinae doloribus post partum" etc. *Alberti* resp. *Christiani*
Diss. De cura per domestica. Hal. 1727. 4. p. 42.

2) *Moschion*, de mulierum passionib. Lib. Ed. *Dewez* 1793 p. 172.

6) Lauwarme Seifenbäder und gelinde Friktionen des Leibes [3]), der Schenkel und des Rückens mit Flanell einige Tage vor dem Eintritt der Menstruation erleichtern und befördern diese Funktion des Uterus.

7) Das gebräuchlichste Beförderungsmittel der Reinigung sind aber warme Fußbäder, abends vor dem Zubettgehen genommen. Manche setzen dem Wasser einige Hände voll Salz, Holzasche oder einige Löffel voll Senfmehl hinzu oder lassen Kleie oder auch aromatische Kräuter wie *Quendel* mit dem Fußwasser abkochen und den aufsteigenden Dampf an die Geburtsteile gehen.

8) Flußwasser hält man zu solchen Bädern für zweckmäßiger als Quellwasser; namentlich wurde vormals das Wasser unserer Leine bei Menstruationsfehlern für sehr zuträglich gehalten [4]).

9) Dem Nilwasser sagt man nach, daß es auf den Stuhlgang wirke und die monatliche Reinigung antreibe, daher in Ägypten Menstruationsfehler sehr selten sein sollen [5]).

10) Selbst das Trinken von bloßem, reinem Regenwasser wird für ein Beförderungsmittel der Menstruation gehalten [6]).

11) Um die in Unordnung geratene oder unterdrückte Menstruation gelinde anzutreiben, wird der Tee von den getrockneten Blumen des *Grensings* (Achillea millefolium) sehr zweckmäßig benutzt.

---

3) *Moschion*, I. c. Cum in semicupis sederit, aut balneum ingressa fuerit, ibi mulierem cum spongiis aut lana ab umbilico ad loca infra posita usque sic fricabunt, ut indies ejusdem frictionis augmentum faciant.

4) Zeit- und Geschicht-Beschreibung der Stadt Göttingen. 2. T. 1736. 4. S. 5.

5) *Prosper Alpini*, Historiae Aegypti naturalis. P. I. L. B. 1735. p. 123. „Nili aqua merito omnibus aliis praefertur, quod ipsa alvum subducat, menses pellat, ut propterea raro mensium suppressio in Aegyptiis mulieribus reperiatur."

6) A. N. C. Dec. 3. an 7. Obs. 44. Aquae pluvialis repetitus potus laudatur tanquam euporistum emmenagogum.

12) Ebenso *Rosmarin* und

13) *Safrantee* ⁷). Letztere wurden aber vormals mehr als jetzt in Deutschland als Hausmittel gebraucht und stehen dem weniger erhitzenden *Grensing* nach.

14) Ein Aufguß auf die Blätter des *gemeinen Beifuß* (Artemisia vulgaris) erweckte bei einer Frau die seit einem halben Jahre unterdrückte und vergebens behandelte Menstruation wieder ⁸).

15) In England wird dazu der *Salbei* in Abkochung benutzt und zugleich das Kraut warm auf den Leib gelegt.

16) *Lathraea aquamaria* in Aufguß mit Branntwein (Russ. V.M.).

17) Zwölf Tropfen *Terpentinöl* in einem Aufguß von *Beifuß* (Russ. V. M.).

18) Ausgepreßter Saft aus den frischen Blumen des *Goldlacks* (Cheiranthus cheiri) mit warmem Bier, zweimal des Tages getrunken ⁹).

19) Auf dem Ofen erwärmten Honigkuchen zu essen; oder

20) Fünf Tropfen Menstruationsblut mit Kaffee einzunehmen, sind hiesige Bauernmittel, die noch jetzt bei Menstruationsunterdrückung mißbraucht werden.

21) Dahin gehört auch das frische ungegorene, noch warme Bier, die sog. Würze, mit zerstoßenen *Wacholderbeeren* angesetzt oder gekocht.

22) Man will beobachtet haben, daß die Berührung mit Eisen den Monatsfluß antrieb. Eine Nonne von 25 Jahren litt jedesmal beim Eintritt ihrer Reinigung an konvulsivischen Beschwerden, wogegen viele Mittel vergebens gebraucht wurden. Einst setzte sie sich um auszuruhen auf

---

⁷) *Heister*, Diss. de medicamentis Germaniae indigenis etc. 1730. p. 16.
⁸) Acta reg. soc. med. Havn. Vol. 3 p. 389.
⁹) *F. Hoffmann*. Opp. T. V.

ein eisernes Geländer, im Augenblick hören jene Anfälle
auf und die Periode tritt ein.

23) Um die monatliche Kongestion nach den Ge-
schlechtsteilen zu leiten, ist es in vielen Fällen schon hinreichend, durch eine verständige Frau die innere Seite der
Schenkel, die Gegend des Damms und des Kreuzes mit der
flachen, warmen Hand fleißig reiben zu lassen und die
Kranke in ein warmes Halbbad zu bringen (F. B. Osiander).

24) Mäßige Körperbewegungen durch Spazierengehen,
Fahren, Tanzen, Schaukeln z. B. nach Art der nordamerikanischen Frauen, auf einem wiegenartig vor und rückwärts
sich bewegenden Stuhle, sind zu den einfachen Beförderungsmitteln der monatlichen Periode zu zählen.

25) Die Bewegung der Arme und Beine beim Weben
ist ein kräftiges Emmenagogum. Bei Frauen, die sich mit
Weben beschäftigen, soll die Menstruation sehr leicht von-
statten gehen. Ramazzini sagt, er habe oft junge Mädchen,
die ihn wegen unterdrückter oder unregelmäßig wieder-
kehrender Menstruation um Rat gefragt, anstatt zum Arzt
zu einer Weberin geschickt [10]).

26) Eine häufige Ursache der Menstruationsunterdrük-
kung ist die gewöhnliche dünne Bekleidung und daher rüh-
rende Erkältung der Geschlechtsteile während der Periode.
Zwar ist ein zu enger Verband, den manche Frauen anwenden, um das Abfließen des Blutes zu verhüten, gleichfalls schädlich [11]); aber indezent und ungesund ist es, dünn
bekleidet während der Menstruation herumzugehen. War-

---

10) *Ramazzini*, die Krankheit der Künstler und Handwerker. Neubearb. v.
   *Patissier* a. d. Fr. v. *Schlegel* 1823.
11) *J. P. Frank*, Epitome de cur. h. morb. L. VI. de retentionib. P. III. 1821.
   page 56.

me Bekleidung und das Tragen von Beinkleidern [12]) gehört
zu den wichtigsten Mitteln, die in Unordnung geratene
monatliche Periode wieder hervorzurufen.

27) Bei den Landleuten und der ärmeren Klasse wirkt
das Barfußgehen und die Erkältung der Füße, z. B. beim
Flachsrösten, während der Menstruation nachteilig. So sagt
auch PONTOPPIDAN von den dänischen Bäuerinnen, ihre
meisten Krankheiten entständen von Unterdrückung der
Reinigung, und diese daher, weil sie Sommers gern barfuß
gingen, insbesondere bei der Heuernte, welches in den nassen Marschgegenden höchst ungesund sei. Ihre Hausmittel
dagegen seien Dampfbäder gegen die Genitalien geleitet
von *Salbei, Holunder* und *Kamillen* [13]).

28) Diesem ähnlich ist das Mittel, welches AETIUS [14])
die Menstruation hervorzurufen angibt: Man koche in
einem Topf wohlriechende Kräuter, *Quendel, Poley, Kamillen, Anis* etc., bringe in der Öffnung des Deckels ein
Schilfrohr an und leite dadurch den warmen Dunst in die
Teile.

29) In der Bleichsucht, die mit gänzlichem Mangel
der monatlichen Reinigung oft verbunden ist und wobei
Trägheit, Traurigkeit, Appetitlosigkeit und Herzklopfen
die gewöhnlichen Begleiter sind, leisten Aufheiterung, Bewegung in freier Luft, aktive Beschäftigungen z. B. Gartenarbeiten, Landleben, sonnige Wohnung, frühes Aufstehen,
tägliche Morgenspaziergänge und der tägliche Genuß von

---

12) „Ac primo quidem, ut omne abdomen, genitalia, et crura sexus foeminei,
perflationibus aurae frigidae pro amictus Europearum, saltem plurimarum,
nec satis decentis, nec salubris, ratione, nimis exposita, femoralium ope
muniantur, exhortari tam sanas, quam potissime aegras, haud satis vale-
mus." *Frank* a. a. O.
13) *Erich Pontoppidans,* Naturhist. v. Dänemark. Kopenh. 1765. 4. S. 13.
14) Tetrabibl. p. 874.

etwas süßem Wein oder Likör oft mehr als pharmazeutische Mittel.

30) Der teeförmige Aufguß (und eingedickte Saft) des weißen *Andorns* (Marrubium vulgare) gehört zu den sehr schätzbaren Mitteln in der Bleichsucht.

31) Tägliches Reiben des ganzen Körpers mit wollenen Tüchern vor der Mahlzeit unterstützt die Kur dieser Krankheit.

## XXXIV.

### WEISSER FLUSS

Wir verstehen hier unter dem Ausdruck „weißer Fluß" die schon bei Kindern vorkommende und in jedem Lebensalter, bei allen Ständen, zumal aber den höheren, so häufige und lästige ohne alle Ansteckung entstehende weibliche Krankheit, welche sehr oft, nachdem sie den kräftigsten Arzneien hartnäckig widerstanden, einem einfachen diätetischen oder Hausmittel weicht.

1) Arbeit und Enthaltsamkeit, Vermeidung eines müßigen und luxuriösen Lebens sind die größten Heilmittel des weißen Flusses [1].

2) Tägliches Waschen der Geschlechtsteile mit reinem, mehr kaltem als warmem, jedoch nicht eiskaltem Wasser verschafft nicht nur Linderung des Brennens und lästigen Kitzels, sondern sehr oft neben gehöriger Lebensordnung, Arbeitsamkeit und Bewegung gründliche Heilung.

3) Dem Waschwasser des Bidets setzen einige sehr zweckmäßig etwas Kölnisches oder Lavendel-Wasser oder Kornbranntwein hinzu.

---

1) *P. Camper*, Diss. II. p. 372. „C'est comme la goutte une maladie des riches; car les femmes du commun et les paysannes ne s'en plaignent presque jamais." (?)

4) In hartnäckigen Fällen sind Einspritzungen mittels einer weiblichen Spritze, deren krummes Rohr ein kolbiges mit vielen Löchern durchbohrtes Ende hat, noch zweckmäßiger. Sie werden zumal in Frankreich als diätetisches Mittel häufig angewandt²).

5) Einspritzungen eines starken Aufgusses von chinesischem Tee (green tea) (Engl. H. M.)³).

6) Einspritzungen eines Aufgusses auf *rote Rosenblätter, Salbei, Grensing* und *Mohnköpfe.*

7) In hartnäckigen Fällen eine Abkochung von *Eichenrinde,* die ich selbst mehreremal mit kleinen Schwämmen habe einbringen lassen.

8) Kleine leinene Säckchen mit gepulverter Eichenrinde gefüllt und in rotem Wein eingeweicht, eine Zeitlang Tags zweimal frisch eingebracht, haben mir in solchen Fällen wirksamer als alles andere geschienen.

9) Abkochung von frischen *Weidenblättern,*

10) oder von grüner *Walnußschale,* zumal bei übelriechenden Ausflüssen.

11) Warme Seebäder⁴) übertreffen da, wo der weiße Fluß mit Unordnung in der Menstruation verbunden ist, die meisten anderen Mitteln an Wirksamkeit.

12) Räucherungen mit Mastix, Bernstein oder gewöhnlichem Räucherpulver und Friktionen der Schenkel, des Leibes und Rückens mit Flanell, der mit jenem Rauch durchdrungen ist.

---

2) Dict. des sc. méd. T. 51. p. 153. Lorsqu'on ne fait qu'un usage modéré et convenable de cette seringue, son emploi est des plus avantageux comme moyen de propreté; il entretient le bon état et la propreté du tissu vaginal, évite le croupissement des fluides de cette région dont l'odeur est si forte, et que les lotions extérieures, que se contentent de faire la plupart des femmes, sont loin d'enlever complètement. C'est un meuble indispensable aux femmes.

3) *Th. Denman,* Introd. to the pract. of midw. h. p. 37.

4) *Formey,* Die Seebäder zu Doberan. s. *Hufelands* Journ. 1822. St. 4. S. 89.

13) *Birnmous* in einem großen Topf mit Wasser zu sieden und den Dampf zehn Tage lang morgens und abends mittels eines Trichters in die Teile zu leiten [5].

14) Zum innerlichen Gebrauch soll ein Absud von *Chrysanthemum leucanthemum* sehr wirksam im weißen Flusse sein (Russ. V. M.).

15) Ebenso *Salbei* mit Wein gekocht, und

16) *Rosmarintee.*

17) Der ausgepreßte Saft der weißen *Taub-Nessel* (Lamium) [6]) und der Tee von weißen *Wehwinden* (Convolvulus sepium) sind hiesige Bauernmittel gegen den weißen Fluß.

18) In England hat man in den neuesten Zeiten den *Cubebenpfeffer* (Piper cubeba) gegen den weißen Fluß angewandt und vielfältig gerühmt. Eine Frau, die die salzsaure Eisentinktur vergebens gebraucht hatte, erhielt täglich 4,95 g Cubeben, wodurch sie geheilt wurde [7]).

19) Man will auch beobachtet haben, daß durch die Motion des Reitens der Schleimausfluß keineswegs vermehrt, sondern augenscheinlich vermindert wird. FRANK [8]) bedauerte daher, daß das Reiten bei den Damen nicht mehr gebräuchlich sei, und glaubt, es lohne sich der Mühe, daß die Vornehmsten jeder Provinz sich aus Liebe zu ihrem Geschlechte damit abgäben, das Reiten wieder bei dem weiblichen Geschlechte in Ansehen zu bringen.

20) Für manche ist die Angewöhnung, während der kalten Jahreszeit leinene Unterbeinkleider zu tragen, schon imstande, das lästige Übel zu heben.

21) Gegen den weißen Fluß junger Mädchen und Kinder, welcher schon im 8. bis 10. Jahr sehr anhaltend sein

5) *Martini* a. a. O. p. 10.
6) *Stordis* Frauenkrankheiten 1753. 8. Bd. S. 206.
7) Dr. *J. Orr*, in dem Edinb. med. and surg. Journ. 1822.
8) *P. Frank*, System der med. Polizei. Bd. I. S. 206.

und durch die kitzelnde Empfindung, die ihn begleitet, zu
Masturbation Anlaß geben kann, sind gelinde Einspritzungen von Essig und Wasser das Beste; zumal alsdann, wenn
der Abgang von Askariden die Gegenwart dieser Würmer
in der Vagina vermuten läßt.

## XXXV.

### SCHWANGERSCHAFTSKRÄNKLICHKEITEN
### SCHWERE GEBURT

1) Tägliche Morgenspaziergänge bringen den trägen
Stuhlgang in Ordnung. erheitern, und gehören überhaupt
zu den wichtigsten diätetischen Mitteln für Schwangere [1]);
sie können selbst bei Anlage zu Fehlgeburten dazu beitragen, den drohenden Unfall zu verhüten.

2) Das oft die ganze Schwangerschaft hindurch täglich
sich erneuernde und entkräftende Erbrechen soll durch öfteres Trinken von kleinen Portionen warmer Kuhmilch gelindert werden [2]).

3) Andere finden sich in solchen Fällen durch eine Tasse
*Pfefferminztee*, oder:

4) Ein halbes Glas *Malagawein* oder einen Löffel voll
*Branntwein* sehr erleichtert.

5) In Fällen, wo die Frauen alles Genossene wieder
ausbrachen, haben sie Vanilleeis [3]) bei sich behalten können,
welches selbst zur Hebung des lästigen Übels beizutragen
schien.

---

1) *J. F. Zückert*, Diät der Schwangeren etc. Berlin 1767. S. 73
2) *Horns* Archiv etc. 1818. Bd. 9. S. 166.
3) Salzb. med. chir. Zeitung 1815. III. p. 359.

6) Andere haben bloß von gewürztem Honigkuchen [4]) gelebt, den der Magen ertrug, während er alles andere wieder ausstieß.

7) Eine Messerspitze voll zerriebener *Muskatnuß* in einem Eßlöffel voll weißen Wein stillte ein solches Erbrechen.

8) Ich habe auch mit gutem Erfolg bei heftigem Erbrechen einen Bogen Löschpapier mit Rum angefeuchtet auf die Magengegend legen lassen.

9) Ein Täfelchen von Elfenbein [5]) auf dem Magen zu tragen, indem man es an einer Schnur, die um den Hals geht, befestigt, soll das Erbrechen stillen.

10) Selterswasser, oder auch das Sodawasser der Engländer (ein künstliches kohlensaures Wasser, welches im Aufbrausen mit Zucker, auch des Wohlgeschmacks halber, in England häufig getrunken wird), wirken zuweilen vortrefflich gegen das chronische Erbrechen, die Übelkeit und das Sodbrennen der Schwangeren.

11) Gegen Sodbrennen und saures Aufstoßen, dem viele Schwangere in den ersten Monaten unterworfen sind, leistet eine Tasse starke Kalbfleischbouillon mit einem gehäuften Teelöffel voll kohlensaurer Magnesia mehr, als viele andere Arzneien.

12) Einige Teelöffel voll *Cremor tartari* unter Wasser verrührt gewähren gleichfalls große Erleichterung.

13) Gegen Verstopfung, welcher Schwangere sehr oft unterworfen sind, trinken die Frauen in hiesiger Gegend *Sennesblättertee* mit der Brühe von gekochten Zwetschgen.

14) In Frankreich ungesalzene Kalbfleischbouillon, worin ein Eßlöffel voll Glaubersalz aufgelöst worden.

---

4) Dict. des sc. méd. T. 39. p. 86.
5) L. *Bourgeois*, Hebammenbuch 4. T. Frankf. 1626. S. 55.

15) Klistiere von bloßem lauem Fluß- oder Regenwasser übertreffen aber oft alle die genannten Dinge an Wirksamkeit und erleichtern die meisten Beschwerden.

16) Das Zahnweh der Schwangeren wird am sichersten durch gelinde Salzabführungen gehoben.

17) Urinbeschwerden, wie Harnschneiden, und selbst manche Arten von Harnverhaltung lindert häufiges Trinken von Mandelmilch; Einreibungen von warmem Baumöl in die Blasengegend; Klistiere; und Fomentationen der Geschlechtsteile mit Tüchern, die in warmen Kamillentee getaucht sind.

18) Die Beschwerden beim Harnlassen, welche mit einem stark überhängenden Leibe in Zusammenhang stehen, werden durch eine mit Tragbändern versehene Leibbinde gehoben, die die meisten Frauen imstande sind aus Barchent nebst ähnlichen Tragbändern selbst zu verfertigen. Schon ein dem Leib anpassendes Korsett ohne Planchette gewährt große Erleichterung.

19) Gegen die lästige, schmerzhafte Spannung der Bauchhaut sowie gegen andere unbestimmte schmerzhafte Empfindungen und ödematöse Anschwellungen bei Schwangeren sind Dampfbäder oder auch gewöhnliche laue Bäder hilfreich. Sie können selbst als Vorbereitung zu einer glücklichen Niederkunft angesehen werden.

20) Bei schmerzhaften Kindesadern der Füße verschaffen sich die Frauen Erleichterung durch horizontale Lage und gelindes Reiben der aufgetriebenen Adern mit Opodeldoc oder Rum. Das einfache Umlegen einer gewöhnlichen Nabelbinde um den Fuß über den Blutaderkropf ist sehr nützlich.

21) Tägliche Kräuterbäder von *Wermut, Quendel, Krauseminze, Raute* und *Salbei* haben in mehreren Fällen die Kindesadern ganz beseitigt (JÖRG).

228 Schwangerschaftskränklichkeiten / Schwere Geburt

22) Gegen ödematöse Anschwellung der Geburtsteile werden Dunstbäder in Anwendung gebracht. Man stellt nämlich einen Eimer mit heißem *Kleienwasser.* dem einige auch *Heusamen* oder *Kamillen* zusetzen. in den Nachtstuhl. Dies gemeine Volksmittel ist sehr zu empfehlen; nur dürfen die Dämpfe nicht zu heiß sein.

23) Sehr nützlich finde ich in solchen Fällen auch das Auflegen von Flanell oder Kammwolle mit Mastix oder Zucker durchräuchert.

24) Hysterisches Herzklopfen, öftere Ohnmachten und andere hysterische Anfälle der Schwangeren werden oft am schnellsten durch ein halbes Glas Malaga, Madeira oder Branntwein gehoben.

25) Gegen Anlage zu Blutungen und Abortus: Vermeidung heftiger Körperanstrengungen und häufiger ehelicher Zusammenkünfte, zumal in der Zeit, wo der vorige Umschlag stattfand; Sorge für regelmäßige Stuhlausleerungen durch Diät und Klistiere; beständiges Tragen einer warmen Bauchbinde oder Unterbeinkleider und tägliche mäßige Bewegung in freier Luft.

26) Gegen den habituellen Abortus empfahl FR. HOFF-MANN: täglich morgens nüchtern ein Stück Brot in Malaga getaucht zu essen.

27) Ich habe in solchen Fällen *Alaunmolken* nützlich gefunden.

28) Zuweilen diente eine Veränderung der Wohnung und der Himmelsgegend den habituellen Abortus zu verhüten, wenn andere Mittel nicht imstande gewesen waren, dies zu bewirken.

29) Bei schweren Geburten hielt man in älteren Zeiten viel auf Erweckung des Niesens [6]) durch *Nieswurz, Pfeffer*

---

6) *Hippokrat.*, Aphor. 35. sect. V.

etc., und auch in neueren Zeiten [7]) hat man das Mittel
wieder empfohlen und dazu den Schnupftabak oder das
Kitzeln mit einer Feder in der Nase benutzt.

30) Die nordamerikanischen Indianer suchen dadurch
in schweren Fällen die Geburt zu befördern, daß sie den
Frauen Mund und Nase zuhalten [8]). Dies Verfahren kommt
schon in den hippokratischen Aphorismen [9]), als Mittel den
Abgang der Nachgeburt zu befördern, vor.

31) Bei den Athenern war es Sitte, den Schwangeren
*Kohl* (brassica) [10]) zu essen zu geben, um die Geburt zu
erleichtern.

32) Die türkischen Frauen nehmen in der Schwangerschaft häufig Öl ein, in der Absicht, die Geburt dadurch
zu erleichtern, die Geburtsschmerzen zu mindern [11]).

33) Man hat gesehen, daß Geburtswehen, die ganz vergangen waren, durch Lachen wieder erweckt wurden [12]).

34) Zu den alten deutschen Volksmitteln, die noch jetzt
bei schweren Geburten angewendet werden, gehört das
*Mutterkorn*, zu 5 bis 9 Stück gepulvert und mit Wein eingenommen. Nordamerikanische Ärzte haben die Sache als
etwas Neues übermäßig gerühmt.

35) In hiesiger Gegend sind einige Tassen starker
Kaffee oder etwas Wein oder Branntwein die gewöhnlichen Erweckungsmittel der Wehen.

36) Auch nehmen die Bauersfrauen zuweilen einen Eßlöffel voll zerquetschten *Braunkohlsamen* mit Kaffee ein,
um dadurch die Geburt zu befördern; oder:

7) *Astruc*, l'art d'accoucher. p. 125. — *van Swieten* comment. T. IV. p. 524.
8) *B. Rush*, Med. Inq. I. p. 33.
9) Aph. 49. Sect. V.
10) *Th. Bartholini*, De puerperio veterum 1676. p. 10.
11) *Rush*, a. a. O. IV. p. 246.
12) *Uering*, psychische Heilk. 1818. Bd. 2.

37) Ein Glas voll laues, trübes Wasser, worin Hühner-
eier hart gesotten sind.

38) Häufig wird auch mit Bohnen- und Zwiebelschalen
unter den Kreißenden geräuchert,

39) oder: ein Eimer voll heißes Wasser, worin *Quendel*
und *Kamillen*blumen abgebrüht wurden, unter den Ge-
burtsstuhl gestellt;

40) oder ein großer irdener, heißgemachter Deckel, in
Leinwand gehüllt, auf den Leib der Gebärenden gelegt.

41) Der Missionar EGEDE gab den Grönländerinnen
einige Tropfen *Wacholderöl* in schweren Geburtsfällen [13]).

42) Ein Absud von *Wacholderbeeren* in Wein, mit
Honig vermischt, soll die Geburt befördern [14]).

43) In England pflegte man sonst, in den letzten Zeiten
der Schwangerschaft, gebratene Feigen essen zu lassen in
der Meinung, daß die Geburt dadurch erleichtert werde [15]).

44) Gestoßene *Lorbeeren*, mit Öl angemacht, auf den
Nabel zu legen [16]).

45) Trockene *Lorbeerblätter*, die nicht über ein Jahr alt
sein dürfen, zu pulvern, einige Teelöffel voll davon mit
Baumöl oder ungarischem Wasser vermischt auf ein Tuch
zu streichen und auf den Nabel zu legen [17]).

46) Warme Fomentationen des Leibes durch ein Stück
Flanell, das in eine Abkochung von *Kamillenblumen* und
*Mohnköpfen* getaucht worden, gegen Krampfwehen.

47) Kalte Fomentationen des Bauches [18]).

48) Sanftes Reiben des Leibes mit der warmen Hand.

---

13) *Hans Egede*, Saabyc Tagebuch, gehalten in Grönland. Hamb. 1817. S. 156.
14) *Beckher*, a. a. O. S. 524.
15) *Linné*, Amoenit. acad. Holm. 1749. Vol. I. p. 49.
16) *Ph. Denman*, Introd. to the pr. of midwif. 1801. p. 280.
17) *Gentlemans Magaz.* Okt. 1753 u. *Vogels* neue med. Bibl. Bd. 1. S. 268.
18) *J. J. a Plenk*, Doctrina de morbis sexus feminei 1808. p. 108.

49) Friktionen der Brüste [19]).

50) Ein warmes Bad und Einreibung von warmem Öl in den Bauch gehört zu den ältesten Hilfsmitteln bei schweren Geburten [20]).

51) In Tirol soll man dazu Murmeltier-Fett benutzen.

52) Die Chinesen brennen auf der linken kleinen Zehe drei Moxakegel ab, um die Geburt zu befördern [21]).

53) Ein Aufguß auf die Spitzen des *Gemeinen Beifuß* (Artemisia) gehört zu den russischen, und

54) Wein, worin *Reblaub* gesotten, zu den deutschen Volksmitteln [22]).

55) Ebenso ein Aufguß der *Poleiminze* [23]).

56) Gegen Krampfwehen: Tee von blauen *Kornblumen*.

57) Aalleber und Aalgalle getrocknet und gepulvert mit Wein eingenommen, ist das Mittel, von welchem HELMONT [24]) sagt, daß es, kaum im Magen angelangt, den Schoß eröffne.

58) Mit faulen Weintrauben oft unter der Frau zu räuchern, soll den Abgang der toten Frucht befördern [25]).

59) Durch das Verarbeiten der Wehen in aufrechter Stellung [26]) wird oft die Geburt beschleunigt, die, solange die Kreißende lag, keinen Fortgang hatte.

---

19) ibid.

20) *Aëtii*, Contractae ex veterib. med. Tetrabibl. 1549. fol. p. 851. „Quum partus difficultas instat et loci praeclusi manent, praegnans in balneum ducatur" etc.

21) Med. chir. Zeitung 1822. II. S. 79.

22) Apotheke für den gem. Mann, der die Ärzte zu ersuchen, am gut nicht vermögens etc. Nürnb. 1529. 4. Blatt IV.

23) *Hengstmann*, a. a. O.

24) *Helmont*. Jus duumvir. p. 247. „Notavi scilicet, stomachum claves uteri gerere."

25) *Scultetus*, Armamentarium chirurgicum Amsterd. 1741. p. 323. „Foetus mortui expellendi medicamentum: suffumigium ex uvis putridis a vulva aliquoties de die exceptum, cujus efficaciam admiratus sum Ulmae in honestissima quadam matrona."

26) *Denman*, Introd. p. 287. „By on erect position labours have not only been

60) Ein lauwarmes Klistier aus recht dickem Haferschleim mit Öl, Kochsalz, Seife, Puderzucker und ähnlichen
Dingen geschärft, soll oft die Geburt noch befördern, wenn
diese bei tiefem Kopfstande aus Müdigkeit der Vagina und
der Bauchpresse völlig still zu stehen scheint [27]).

61) Nach dem chinesischen Hebammenbuche [28]) sind die
Hauptmittel, um die Geburt zu befördern: 1. der Schlaf,
2. die Geduld und 3. die Vorsicht, sich nicht zu früh auf
den Stuhl zu setzen.

## XXXVI.
### KRANKHEITEN DER WÖCHNERINNEN

1) Um den Abgang der verhaltenen Nachgeburt zu befördern, lassen die Hebammen die Frauen stark in die
Hand blasen oder husten. Die Sache ist zwar nicht ungereimt, doch möchte der Rat:

2) Sich selbst mit der Hand den Leib gelinde zu reiben
und sanft zu drücken, zweckmäßiger sein.

3) Nachwehen, die sehr oft von einem in der Gebär-
mutter verhaltenen Blutklumpen erregt werden, lindert das
Einreiben von warmem Öl, wie *Oliven-* oder *Mohn-* oder
*Kamillenöl* in den Bauch; auch gehen solche geronnene
Blutklumpen gern los, wenn man in aufrechter Stellung die
Gegend der Gebärmutter gelinde drückt und drückend be-
wegt.

---

accelerated, but the use of instruments which were before thought necessary, has been avoided."
27) *Wigand*, die Geburt des Menschen. T. 2. S. 485.
28) Zwei chinesische Abhandlungen über die Geburtshilfe. Herausg. v. Dr
*Rehmann*, Petersb. 1810.

4) Hirse oder Hafergrütze in weißem Wein zu kochen und in einem leinenen Säckchen warm auf den Bauch zu legen, gegen Nachwehen [1]).

5) Einen großen irdenen Deckel zu erwärmen und in eine blaue Schürze gewickelt auf den Leib zu legen.

6) Einige Tassen warmen *Kamillen-* oder *Pfefferminztee* zu trinken.

7) Auch Klistiere von *Kamillentee* mit *Lein-* oder *Rübenöl* besänftigen die Nachwehen.

8) Das Binden des Leibes gehört ferner zu den Mitteln, Nachwehen zu verhüten und zu stillen, und dient außerdem dazu, einem überhängenden und runzligen Bauch vorzubeugen. In Paris ist es allgemein Sitte, nach der Entbindung den Leib mit einer zusammengelegten Serviette zu bedecken und durch ein Handtuch, welches unter den Rükken gelegt und vorn mit Spendeln zusammengeheftet wird. zusammenzuziehen und zu unterstützen.

9) Gewöhnliche Getränke für Neuentbundene sind in Deutschland: *Kamillentee, Melissentee,* Abkochung von Hafergrütze, frisches Wasser mit etwas warmer Milch vermischt. Warmbier und Kaffee mit Milch.

10) In Frankreich gibt man den Neuentbundenen: eine Tasse Bouillon; Wasser mit etwas rotem Wein vermischt (de l'eau rougie); Zuckerwasser mit einem Teelöffel voll *Pomeranzenblütwasser;* Wasser mit *Kapillär-* oder *Althäasirup;* eine Tisane von *Lindenblüten,* von *Quedkenwurzeln* und *Süßholz,* oder eine Abkochung von roher Gerste.

11) In England gibt man: grünen Tee mit Milch; oder Wasser, worin ein Stück geröstetes Weizenbrot eingeweicht ist (toast water); oder Abkochung von Gerstengraupen (barly water).

---

[1]) *Ambr. Paré.* Oeuvres. Lyon 1652. fol. p. 611

12) Um angeschwollene und durch einen Dammeinriß beschädigte Geburtsteile zu heilen, brauchen die Frauen in mehreren Gegenden Norddeutschlands, namentlich an der Weser, folgendes zweckmäßige Hausmittel: Man nimmt frisches Lindenholz, zieht die braune Rinde ab, schneidet das Holz in dünne Stücke, weicht es in Wasser und schlägt es solange mit einem Messer, bis ein eiweißartiger Schleim entsteht, den man auf Leinwand gestrichen auflegt.

13) Die Hebammen bringen *Johannisöl* (ol. Hyperici) mittels einer Hühnerfeder an die beschädigten Teile.

14) Zu eben dem Zweck dient der Mauriceausche Eierkuchen, den sogar SCHMITT in neueren Zeiten wieder empfahl [2]). Das Weiße und Gelbe von zwei Eiern wird mit Mandelöl über schwachem Feuer zu einem Eierkuchen gebacken, den man öfters frisch warm auflegt [3]).

15) Ruhige Seitenlage und tägliches Abwaschen der Teile mit einem weichen Schwamm trägt zur Heilung viel bei.

16) Die Geschwulst der Geburtsteile verliert sich oft in wenigen Tagen, wenn man Wolle, auf eine Kompresse genäht, und mit Zucker oder Mastix durchräuchert, auflegt;

17) oder Säckchen mit *Weizenkleie* gefüllt warm und trocken auf die Genitalien bindet.

18) Umschläge von warmem Wein, oder einer Abkochung von *Kamillenblumen* in Wein [4]).

19) Die erschlafften Geburtsteile zu stärken, dienen, nachdem der Lochialfluß aufgehört hat, zusammenziehende

---

2) *W. J. Schmidt,* Gesammelte obstetr. Schriften. Wien 1820. p. 349. „Ich habe dadurch die Heilung der schwersten Verwundungen des Mittelfleisches zustande kommen sehen.“
3) *Mauriceau,* Malad. des femmes etc. T. I. p. 374.
4) *(Hauk)* Lehrbuch der Geburtsh. für Hebammen. Berlin 1815. S. 105.

Waschwasser z. B. eine Abkochung von *Rosenblättern, Wegwart* und *Granatapfelrinde* [5]).

20) Abkochung von *Eichenrinde* zur Hälfte mit Wein vermischt.

21) Lohbäder [6]).

22) Kaltes Wasser, dem etwas Lavendelwasser oder Kornbranntwein beigemischt ist. — Den täglichen äußerlichen Gebrauch des kalten Wassers empfiehlt DENMAN auch als das beste Mittel, der Vergrößerung der Labien vorzubeugen [7]).

23) Herber roter Wein z. B. Pontak, worin *Alaun* aufgelöst ist.

24) Eine frisch geschlachtete Taube der Länge nach zu durchschneiden und die blutigen Hälften aufzulegen (Franz. H. M.).

25) Gegen den runzligen Bauch der Frauen, der oft nach Geburten zurückbleibt, wird in einem alten Buche folgendes empfohlen: zerstoße *rote Schnecken* und *Rosmarinblüte* im Mörser, grabe es vierzig Tage lang in einem verschlossenen Hafen unter Roßmist und drücke einen Saft daraus, womit der Leib eingesalbt wird. „Es macht den Bauch in kurzer Zeit fein glatt." [8]).

26) Um keine Bauchrunzeln zu bekommen, ließen sich vormals in Frankreich vornehme Wöchnerinnen gleich nach der Geburt ein blutiges und noch warmes Stück Fell von einem soeben geschundenen Hammel mit der nicht behaarten Seite durch ihren Arzt auf den Bauch legen, nachdem es der Schlächter im Vorzimmer aus dem Rücken des Tieres geschnitten hatte [9]). CHAPMAN empfiehlt das warme Schaf-

---

5) *Astruc*, l'art d'accoucher p. 110.
6) Gazette de santé par *St. Ursin*. 1809. p. 168.
7) *Denman*, Introd. to the pract. of Midw. p. 37.
8) Armer Kranken Rat von *Matth. Martini*. Frankf. 1676. 8. p. 29.
9) *F. B. Osiander*, Handb. der Entbk. Bd. 2. Abt. 1. 1820. S. 256.

fell als das beste Mittel, nach harten Geburtsarbeiten der Entzündung vorzubeugen.

27) Den Bauch und andere Teile, die durch Geburten ihre Form verlieren, soll man zuweilen mit starkem Kornbranntwein waschen; das stärke, ziehe zusammen und mache weiß (Berliner V. M.).

28) Das Auflegen und Reiben des Bauches mit einem Brei aus: Weißbrot, Reismehl, geschälten und geriebenen Mandeln, Eidotter und Milch soll die Runzeln und die schmutzigbraune Farbe der Bauchhaut vertreiben [10].

29) Gesichtsblässe, matte Schweiße, Appetitlosigkeit und Mangel an Schlaf, an denen viele Wöchnerinnen leiden, werden am schnellsten durch den Genuß der reinen, freien Luft behoben, den man ihnen womöglich 14 Tage bis drei Wochen nach der Niederkunft täglich verschaffen sollte.

30) Gegen wassersüchtig angeschwollene Füße der Wöchnerinnen: *Wacholderbeertee* zu trinken und wollene Strümpfe vor dem Anziehen mit *Wacholderholz* oder *-Beeren* zu durchräuchern.

31) Frische *Birkenreiser* in Wasser zu kochen und die Füße darin zu baden [11].

32) *Opodeldoc* einzureiben.

33) Frische Blätter von *Chenopod. B. Henricus* auf die Füße zu legen [12].

34) Strümpfe von *Seidenhasenhaaren* zu tragen.

35) Die ins Stocken geratene Kindbetterinnen-Reinigung wieder in Gang zu bringen, soll *Kerbelsuppe* dienen [13].

36) Einige Tassen heißen *Fliedertee*, um allgemeinen Schweiß zu erregen, sind dazu gleichfalls sehr zweckmäßig.

10) *F. B. Osiander*, a. a. O.
11) *Martini*, a. a. O. S. 53
12) *R. A. Vogel*, hist. mat. med. L. B. 1758. p. 59.
13) *Arnemann*, prakt. Arzneimittellehre. Ausg. 5. S. 9.

37) Gegen sehr übelriechende Wochenreinigung empfiehlt PLENK, eine Handvoll frisches *Kerbelkraut* mit 1¹/₂
Pfund Fleischbrühe abzukochen und tassenweis trinken zu
lassen; er versichert, dies weit wirksamer als *Chinarinde*
gefunden zu haben [14]).

38) Den Friesel der Wöchnerinnen zu verhüten und zu
kurieren, ist die Sorge für Reinheit und nicht zu große Erhitzung der Luft des Wochenzimmers das Wichtigste. Bei
reiner, täglich unter gehöriger Vorsicht erneuerter Stubenluft hat eine Wöchnerin nicht nur keine spirituosen Stärkungsmittel (wie Branntwein, Weinsuppen) nötig, sondern
diese erhitzenden Dinge tragen gerade dazu bei, Fieber
und Friesel zu erregen [15]).

39) Sehr zu empfehlen ist auch in solchen Fällen der
*Salbeitee*, kalt getrunken, nebst einigen Salz-Klistieren, um
den Stuhlgang frei zu erhalten.


## XXXVII.

### FEHLER DER BRUSTWARZEN

Das häufigste Übel der weiblichen Brüste sind wunde,
durchs Säugen exkoriierte Brustwarzen, welche das Stillen
zur Qual machen und zuverlässig oft als die wahre Ursache
der nachfolgenden Entzündung, Vereiterung und Verhärtung der Brustdrüse angesehen werden müssen.

1) Zur Verhütung des Wundwerdens der Brustwarzen
im Stillen tragen folgende Mittel bei, die aber schon vor

---

14) *J. J. Plenk*, Doctrina de morb. sexus fem. 1809. p. 131.
15) The room in which a puerperal woman is confined, ought to be as free
from all impleasant odour as any other apartement; and under the *cordial
influence* of pure air, the support of spirituous and vinous liquors is so far
from being requisite, that a small proportion of these stimulants will pro-
duce even a deleterious excitement. *Bateman*, Synops. of cutaneous dis.
Lond. 1814. p. 249.

der Schwangerschaft in Anwendung kommen müssen und
als Vorbereitung auf das Stillen überhaupt anzusehen sind;
a) Beschäftigungen, wobei die Arme lebhaft bewegt und
angestrengt werden, um die Pektoralmuskeln und die Brustdrüse zu entwickeln und zu stärken; b) Vermeidung des beständigen Einpressens der Brüste in enge Kleider; c) tägliches Waschen der Brüste mit kaltem Wasser; d) von Zeit
zu Zeit: Waschen der Brüste mit Kornbranntwein und e)
öfteres Reiben der Warzen mit dem mit Speichel benetzten
Zeigefinger. Letzteres Mittel, so unscheinbar es ist, empfahl
BEER seinen Wöchnerinnen beständig, und es hat, wie ich
mich überzeugt habe, gute Wirkung.

2) Im Wochenbett trägt außerdem, zur Verhütung der
Exkoriation der Warzen, am meisten bei die Vermeidung
des zu häufigen Anlegens. Wenn die Mütter davon zu
überzeugen wären, daß das Kind nur alle 3 bis 4 Stunden
an die Brust gelegt werden müsse, zumal wenn das Saugen
schmerzhaft ist, würden durchgesogene und abgerissene
Warzen viel seltener vorkommen.

3) Schmerzlindernd und Heilung befördernd sind die
Blumenblätter der *weißen Lilie* in *Olivenöl* eingeweicht.

4) Hirschtalg, dünn auf weiche Leinwand gestrichen.

5) Bratwurstfett.

6) Pomade aus Äpfeln, gelbem Wachs und Schmalz
zusammengekocht.

7) Lippenpomade.

8) Milchrahm.

9) Salbe aus weißem Wachs, frischer ungesalzener Butter und weißem Wein.

10) *Rosenhonig.*

11) *Quittenschleim*, aus Quittenkernen in etwas Wasser
erweicht und geschüttelt.

12) Saft aus den Blättern der *Hauswurz* (Sempervivum tectorum).

13) Eine Auflösung von braunem Zucker in Wasser mit Läppchen aufgelegt [1]).

14) Die wunden Warzen mit *Hexenmehl* (sem. Lycopodii);

15) *Galläpfel-Pulver*, oder:

16) *Arabischem Gummi* zu bestreuen.

17) Den klebrigen braunen Saft, der nach der Verdunstung von Franzbranntwein, den man in einer flachen Tasse auf den Ofen stellt, zurückbleibt, auf die Warze zu streichen.

18) Nach dem Säugen jedesmal die Warze abzuwaschen und mit gewärmtem Franzbranntwein anzufeuchten. Dies wird von vielen für das beste Mittel angesehen, der Exkoriation vorzubeugen; ich glaube aber, daß es, zu oft und anhaltend angewandt, die Milchsekretion unterdrücken kann.

19) Die weite Mündung einer geschliffenen Weinflasche (Caraffine) dicht auf die Warze zu setzen und roten Wein, den die Flasche nur einige Finger hoch enthält, öfters durch Aufheben der Flasche auf die Warze zu stürzen (Franz. H. M.).

20) Einer Dame wurde von einem gelehrten Theologen geraten, die wunden Warzen mit echtem Goldschaum zu belegen.

21) Zur Verhütung des Wundwerdens und um das Stillen zu erleichtern, soll man vor der Niederkunft das braune zu einer Kruste verdichtete Smegma, welches die Warzen oft überzieht, mit Seifenwasser erweichen und mit einem

---

1) Lehrbuch der Geburtshilfe zum Unterricht für die Hebammen in den preuß. Landen. Berlin 1815. S. 258.

Kartenblatt gelinde abschaben [2]). Nachher sucht man die unterliegende zarte Epidermis durch Anfeuchten mit Lavendelgeist oder Branntwein zu stärken und durch Speichel weich zu erhalten.

22) Als einfache Warzendeckel, durch die das Ankleben des Hemdes verhütet, und die empfindlichen Warzen geschützt werden, und in denen zugleich lindernde Mittel anzubringen sind, können Walnußschalen mit weicher Leinwand ausgefüttert dienen.

23) Ausgehöhlte gelbe Wurzeln *(Möhren)* [3]).

24) Ausgehöhlte *Muskatnüsse*.

25) *Galläpfel*, zur Hälfte durchschnitten, ausgehöhlt, an der Spitze mit einem Loch versehen und in Branntwein eingeweicht.

26) Ein rundes Stück Kreide, glatt ausgehöhlt, dient zugleich die Feuchtigkeiten aufzusaugen [4]).

27) Ein guter Warzenhut entsteht auch, wenn man ein Stück Wachs in warmem Wasser erweicht und mit dem Fingerhut eine Grube hineindrückt.

28) Breite Ringe von Elfenbein schützen gleichfalls die Warzen.

29) Flache oder einwärtsgezogene sog. Hohlwarzen werden durch den Mund einer erwachsenen Person, oder durch den eines im Saugen schon geübten Kindes hervorgezogen.

30) Eine Tonpfeife wird häufig zum Herausziehen der Warzen benutzt.

31) Nachdem die Hohlwarze hervorgezogen ist, kann man durch Umlegen eines Ringes von Federharz bewirken, daß sie sich nicht wieder zurückzieht. Man schneidet zu dem

2) *F. B. Osiander*, Lehrbuch der Hebammenkunst. Göttingen 1796. S. 329.
3) *Thilenius*, Bemerk. etc. II. 152.
4) *J. Burns*, Principles of Midw. p. 442.

Ende aus einer Federharzflasche Streifen von 1 Zoll Länge
und ³/₄ Zoll Breite, und schlägt mittels des Werkzeugs,
dessen sich die Sattler zum Durchlöchern des Leders bedienen, ein Loch von ungefähr 3 Linien hindurch. Dieser
elastische Ring wird um die Warze gelegt [5]).

32) Folgendes einfache Verfahren kann noch dazu dienen die Warze hervorzuziehen. Man nehme eine schöne
ebene Flasche von weißem Glase mit nicht zu engem oder
zu weitem Halse, die ungefähr ¹/₂ l Wasser faßt. In diese
fülle man warmes, nicht heißes Wasser, kehre sie dann sogleich um und lasse das Wasser in ein Gefäß schnell und
mit gerade heruntergehaltener Mündung herauslaufen,
und so wie der letzte Tropfen heraus ist, setze man die
Mündung gerade um die Warze auf. Die Warze dringt
hinein und wird sanft geöffnet [6]).

## XXXVIII.

### Milchstockung
### Anschuss und Entzündung in den Brüsten
### Milchvertreibung und Milchvermehrung

1) Schon bei jungen Mädchen von 10—12 Jahren kommen schmerzhafte Knoten in den Brüsten vor. Es ist hinreichend, um sie zu zerteilen, ein gegerbtes Hasen- oder
Kaninchenfell mit den Haaren auf der bloßen Brust tragen
zu lassen.

2) Erwachsene jungfräuliche Personen leiden gleichfalls zuweilen an schmerzhaftem Empfinden in den Brüsten
mit Spannung und Ausfluß einer wäßrigen Feuchtigkeit

5) F. B. *Osiander*, Denkwürdigkeiten etc. Bd. 2. 1795. S. 482.
6) C. G. *Flitner* und *K. S. Neumann*, Kosmetik. Berlin 1806. S. 228.

aus den Warzen; dagegen wirken Einreibung von erwärmtem, frisch ausgepreßtem Mandelöl und das Tragen eines Hasenfells lindernd.

3) Wöchnerinnen, die nicht stillen oder deren Kind noch nicht gehörig saugt, schwellen die Brüste oft so sehr an, daß sie knorpelhart werden und Schmerzen, Unruhe und Fieber erregen. Hier wirkt nichts wohltätiger als ein Dampfbad und das Aussaugen der Brüste durch eine erwachsene Person oder ein im Saugen schon geübtes Kind. Das Dampfbad bereitet man, indem man auf eine Handvoll *Fliederblumen* heißes Wasser schüttet und den warmen aufsteigenden Dunst durch eine umgehängte Serviette an die entblößten Brüste leitet.

4) Leichte Entzündungen mit Härte und Geschwulst. sog. A n s c h ü s s e, vori denen manche Wöchnerinnen ohne alle deutliche Veranlassung oft befallen werden, drohen keineswegs immer mit Eiterung, sondern vergehen gewöhnlich unter dem fortgesetzten Anlegen des Kindes und bei warmem Verhalten von selbst. Es sind dagegen eine Menge von Hausmitteln im Gebrauch, wie das Einsalben der Brust mit zerlassener, gesalzener Butter (G).

5) Warmes Bier mit Butter zum Auflegen (G.).

6) Von einer Dame aus dem Lauenburgischen lernte ich folgende, dort als Hausmittel gebräuchliche und sehr zu empfehlende Pomade zum Einsalben harter, schmerzhafter Brüste kennen. Sie besteht aus frischer, ungesalzener und ungewaschener Butter, gelbem Wachs, weißem Franzwein und *Rosenwasser* und hält sich jahrelang unverdorben. Sie wird auch auf Leinwand gestrichen aufgelegt.

7) Das aus süßen Mandeln frisch ausgepreßte Öl kann zu eben dem Zweck sehr gut benutzt werden. Andere hierher gehörige äußere Mittel sind:

8) Gewärmte *Hanfhede* (G).

9) Rotes baumwollenes Garn (G.).

10) Blaues Zuckerpapier zum Auflegen (Berl. V. M.).

11) Einen Elfenbeinkamm auf den harten Knoten zu binden (G.).

12) Heißes *Rüböl* einzureiben. Das Mittel wurde mir 1818 in der Charité zu Berlin gerühmt.

13) *Fliedermus* auf ein Läppchen gestrichen aufzulegen (G.).

14) Die Milch aus strotzenden Brüsten auslaufen zu machen, dient ein Wasserdunstbad und gelindes Streichen gegen die Warze zu.

15) Das Saugen mittels einer Tonpfeife.

16) Das Aussetzen der bloßen Brüste der strahlenden Wärme eines hellen Feuers, z. B. eines Kaminfeuers [1].

17) Hartnäckige B r u s t k n o t e n werden zuweilen dadurch zerteilt, daß man junge Hunde an den Warzen saugen läßt (G.).

18) So hart die Knoten auch sind, sagt RICHTER, enthalten sie doch flüssige Milch. Indem sie sich zerteilen, fließt diese gewöhnlich durch die Warzen aus. Die Zerteilung bewirkt man, auch wenn die Knoten alt und hart sind, durch öfteres Reiben und Streichen, durch Saugen an den Warzen und erweichende Mittel, z. B. warme Umschläge von Grütze, Fett und Safran oder Kompressen in bloßes warmes Wasser getaucht [2].

19) Warmer Seifenbrei soll spezifisch gegen diese Knoten und die frisch entstandene Entzündung der Brüste der Säugenden wirken. In wenig Stunden, sagt Prof. FICINUS, ist dieses Mittel stets und unbedingt hilfreich [3].

---

1) Dict. des sc. méd. T. 18. p. 222. „Les exposer à l'action d'un feu clair".
2) *Richter*, Anfangsg. der Wundarzneik. Bd. 4. S. 420.
3) S. Zeitschrift für Natur und Heilkunde, herausg. von *Brosche, Carus* etc. Dresden 1819. Bd. 1. S. 82.

20) Moos von Eichbäumen, mit gutem Bier gesotten, wird zwischen zwei Tüchern auf die Brust gelegt, um Härte, Geschwulst und Geschwüre zu heilen. Es habe bei vielen Frauen geholfen [4]).

21) Zur Zerteilung angeschwollener Drüsen und Brustknoten soll man einen Teelöffel voll Schnupftabak mit einem Weinglase voll Öl und Branntwein mischen, damit mehrmals den Teil bestreichen und abends Flanell, der mit dieser Mischung angefeuchtet wurde, auflegen [5]).

22) Gegen sog. Milchstockung der Wöchnerinnen empfiehlt Prof. KLUGE in Berlin *Grensingkraut* (Millefol.) mit frischer Butter gehackt aufzulegen.

23) Um die Milch auslaufen zu machen, gießen die Bauernfrauen in hiesiger Gegend heißes Wasser auf einige Hände voll Flachsschewe (Acheln, Egeln) und leiten den aufsteigenden Dunst an sich.

24) Oft ist es schon hinreichend, um strotzende Brüste zu entleeren und die Milch auslaufen zu machen, daß die Frau selbst die Warzen mit ihrem mit Speichel benetzten Finger gelinde reibt und eine völlige Seitenlage annimmt.

25) Um die Milch nach dem Entwöhnen oder früher, weil das Kind gestorben, zu vertreiben, diente eine mehrtägige Hungerkur, warmes Verhalten und ein Abführungsmittel aus einem Eßlöffel voll Bittersalz.

26) In Paris, wo die Mütter sich häufiger und früher als anderwärts von ihren Kindern trennen, um sie Land-Ammen zu übergeben, sieht man in neueren Zeiten folgendes Verfahren zur Vertreibung der Milch für hinreichend an. Die Wöchnerin, welche nicht stillen will, darf das Bett nicht verlassen; sie muß die Brüste mit weichen gewärmten Servietten fest zudecken und durch warme diaphoretische

---

4) *Loweri*, Engl. Arzneibuch 1734. S. 183.
5) The med. repository New York 1817—18.

Getränke, wie Aufgüsse von *Borrago* oder *Holunderblumen*, die Ausdünstung und den Schweiß gelinde befördern. Die von Schweiß durchnäßten Servietten werden oft mit trocknen vertauscht, und wenn der Andrang groß ist, ein gelindes Abführungsmittel aus Kalbfleischbouillon mit einigen Teelöffeln voll Glaubersalz gegeben.

27) Festes Binden der Brüste gehört ferner auch bei uns zu den Mitteln, die das Volk anwendet, um die Milch zu vertreiben. In Frankreich wird es häufig gleich nach der Entbindung in Anwendung gebracht, in der Absicht, den Milchzufluß dadurch zu verringern. Gleich den andern Tag nach der Niederkunft, sagt ASTRUC, bedeckt man die ganze Brust mit Baumwolle, und legt darüber Kompressen, die man durch eine die Brust umgebende Serviette fest anzieht und damit fortfährt, bis das Milchfieber vorüber ist [6]).

28) Das in hiesiger Gegend gebräuchlichste Verfahren, wodurch man die Vertreibung der Milch nach dem Entwöhnen beabsichtigt, besteht im Auflegen von mit Zuckerrauch durchdrungener Baumwollenwatte.

29) In anderen Gegenden wird gehacktes, frisches *Petersilienkraut* aufgelegt; oder:

30) Kleine Bündel desselben in die Achselgruben gesteckt.

31) Frische *Walnußblätter*,

32) *Storchschnabelkraut* (Geranium robertianum),

33) *Erlenlaub*,

34) *Körbel* werden wie die Petersilie benutzt.

35) Gequetschter *Kümmelsamen* und *Kamillenblumen* in Leinwand genäht, zum Auflegen.

36) *Olivenöl*, worin eine mit einem Nagel an mehreren Stellen durchstochene Orange gekocht ist, warm in die Brüste einzureiben (Franz. H. M.).

---

[6]) J. *Astruc*, l'art d'accoucher 1766. p. 110. „Elles veulent toutes faire évader leur lait."

37) Essig, und

38) Kümmelbranntwein, äußerlich angewandt, gehören noch zu den hiesigen milchvertreibenden Volksmitteln.

39) Milcharme Ammen läßt man in der Absicht, die Milch dadurch zu vermehren, gutes Bier trinken;

40) Biersuppe mit Milch oder

41) Schokoladesuppe essen.

42) Die Milch vermehrende Eigenschaft des *Fenchels*, sowohl der Wurzel als des Samens, kannten schon die Alten. Sie ließen Fenchel mit ihrer Gerstentisane abkochen ʼ). Bei uns wird *Fencheltee* getrunken.

43) Auch der *Schwarzkümmel* (Nigella sativa) wird für milchvermehrend gehalten ⁸).

44) In einem alten Hausarzneibuch ⁹) finde ich folgendes, wie es scheint, zweckmäßige Mittel, angegeben: Nimm *Fenchel* ca. 3,3 g, *Lattich, Petersilien, Anis* und *Dillsamen* von jedem 1,6 g, pulvere es, und gebe alle Morgen der Frau einen Kinderlöffel voll in Suppe.

## XXXIX.
### BLUTUNGEN / BLUTEGELBISS / NASENBLUTEN
### BLUTSPEIEN / GEBÄRMUTTERBLUTFLUSS

Die einfachen Verfahrungsarten, um Blutungen aus frischen Wunden zu stillen, welche als Volks- und Hausmittel angesehen werden können, werden wir weiter unten kennen lernen. Hier beschäftigen uns nur die Mittel, welche gegen die in der Überschrift bezeichneten Blutungen im Gebrauch sind.

---

7) *Oribasii*, Synops. L. V. c. 4.
8) *Storchs* Frauenkrankheiten, I. S. 143.
9) *Joh. v. Muralt.* Eidgenössischer Stadt-, Land- und Hausarzt. Basel 1716. S. 1143.

1) Erschöpfende Nachblutungen aus Blutegelbissen werden durch ein Stück lockeren Zunder, den man auf die Bißwunde aufdrückt, gestillt.

2) Durch verbrannte Leinwand aus dem Küchenfeuerzeug.

3) Verbranntes und mit Essig angefeuchtetes Papier: charta usta (ORIBASIUS).

4) Pulver von gebrannten *Galläpfeln* (derselbe).

5) Trockene Charpie, über die ein Pechpflaster gelegt wird [1]).

6) Ein Engländer empfahl quer durch die Blutegelbißwunde eine feine Nadel zu stecken, und um diese, wie bei der Hasenschartnaht, einigemal einen Faden zu schlingen [2]).

7) Da wo sich kein Druck anbringen läßt, wie am Halse, soll man nach AUTENRIETHS Angabe eine kleine aus drei doppelt zusammengelegten Charpiefäden bestehende Wieke in die Wunde drehen und zuletzt das übrige der Fäden aufdrücken [3]).

8) RUST kauterisiert die kleine, unaufhaltsam blutende Wunde mittels einer glühend gemachten Stricknadel, und hält dies in lebensgefährlichen Fällen, wie sie besonders bei Kindern nicht ganz selten sind, für das Beste [4]).

9) Dazu hat man auch die stumpfe Spitze eines glühend gemachten eisernen Schlüssels benutzt (RICHERAND).

10) Gegen verschluckte und im Schlunde festsitzende Blutegel soll man Salzwasser, Essig, Rettichsaft mit Essig oder auch bloßes Öl trinken [5]).

---

1) Med. chir. Zeitung 1822. II. 41
2) The London med. reposit. 1819.
3) Tübinger Blätter für Naturwissenschaft und Arzneikunde. Bd 2. St 1 S 57.
4) *Rusts* Magazin etc. 1821. p. 471
5) *P. A. Matthioli*, Comment. in lib. sex. *Dioscoridis* 1570. p. 926.

11) Sicherer ist es aber, entweder das Tier mit den Fingern oder einer Pinzette wo möglich zu fassen und loszureißen; oder die Stelle, wo es sich festgesogen hat, mit saturiertem Salzwasser mittels eines Pinsels oder einer Sonde zu betupfen [6]).

12) Das Nasenbluten lehrt GALEN auf folgende Weise zu stillen: Man soll kleine, mit Bändern zum Zurückziehen versehene Schwämme in scharfen Essig tauchen und in die Nase drehen; daneben die Stirn mit nassen Schwämmen belegen; den Kopf aufrecht erhalten, und um Arme und Beine Bänder fest umlegen [7]).

13) Schon das Einschlürfen von kaltem, mit Essig vermischtem Wasser ist in leichten Fällen zur Stillung hinreichend.

14) Manche waschen das Gesicht mit kaltem Wasser und trinken ein Glas frisches Wasser, wenn sie von Nasenbluten befallen werden.

15) Anderen ist es schon genug, um die Blutung zu stillen, daß sie sich der freien, kühlen Luft aussetzen; oder

16) das Nasenloch, aus dem das Blut hervorkommt, mit dem Finger zusammendrücken.

17) Ein Stückchen aufgerollte Leinwand (priapiscon) [8]) in Essig oder Branntwein zu tauchen, und in das Nasenloch zu drehen.

18) Feingestoßenen Zunder mittels einer Federspule in die Nase zu blasen [9]).

19) Gepulverte, trockene Blätter des schwarzen Muskatweinstocks wie Tabak zu schnupfen [10]).

20) Einige Eßlöffel voll Weinessig zu trinken.

[6]) *Russel*, nat. hist. of Aleppo II. 235.
[7]) *Galeni*. Opp. T. X. p. 583.
[8]) *Pauli Aeginet*. Opp. 1589. p. 296
[9]) *Paulitzky*. Anleitung für Landleute 1799. S. 211.
[10]) Med. chir. Zeitung 1823. III. S. 63.

21) Kalte Umschläge von nassen Tüchern aufs Skrotum oder das Eintauchen der Geschlechtsteile in eiskaltes Wasser soll bei dem heftigsten Nasenbluten augenblickliche Hilfe leisten [11]).

22) Sehr allgemein ist der Gebrauch, um den kleinen Finger derjenigen Seite, wo die Blutung stattfindet, zwischen dem Nagel und dem ersten Gelenk, einen Zwirnfaden fest umzubinden [12]).

23) Die Goldfinger beider Hände fest einwärts zu binden.

24) Sich von jemand im Nacken saugen zu lassen;

25) ein Stück Eis in den Mund zu nehmen;

26) Seewasser in die Nase einzuziehen — sind grönländische Mittel gegen Nasenbluten [13]).

27) Zu den empfehlenswerten Volksmitteln gehört noch das Auflegen einer durchschnittenen Zwiebel in den Nacken.

28) Anstatt des Essigs tauchen einige die Wieke, womit sie die Nase ausstopfen, in Eiweiß.

29) Zum Tamponieren der Nase läßt sich auch Papier benutzen [14]).

30) Bei einem fast unbezwinglichen Nasenbluten hat man mit dem besten Erfolg den Kranken einige Minuten lang in eiskaltes Quellwasser gesetzt. Unter dem heftigen Frost, der dadurch erregt wurde, hörte die Blutung auf [15]).

31) Einem korpulenten Manne, der in einem katarrhalischen Nasenbluten tropfenweise ein Liter Blut verlor, wodurch er dem Tode nahe kam, halfen kalte Fomentationen

---

11) *Reil*, über die Erk. und Kur der Fieber. Bd. 5. S. 324.
12) *Hochheimers* Haus- und Kunstbuch. 4. Ausg. von *Poppe*. 1819. S. 467.
13) *Cranz*, Hist. von Grönland. S. 297.
14) *W. M. Richter*, Gesch. der Medizin in Rußland. T. 1. S. 95.
15) *Chapman*, Philadelphia Journ. 1821. Aug.

nichts; er verdankte seine Rettung der Erregung profuser Schweiße durch heißen *Fliedertee* mit *Zitronensaft* [16]).

32) Zuweilen sind warme Fußbäder im Nasenbluten nützlich.

33) Gegen das Blutspeien, sowohl die aktiven als passiven Blutungen aus der Lunge, wird Kochsalz empfohlen. BENJ. RUSH [17]), der dem Mittel sehr günstig ist, sagt, wir verdankten es einer alten Frau. Man läßt eine gesättigte Kochsalzauflösung in Wasser eßlöffelweise, oder das trockene gepulverte Salz teelöffelweise nehmen. Das heftigste Blutspeien wird dadurch zuweilen in wenigen Augenblicken gestillt.

34) Das Trinken von bloßem kaltem Wasser, während der Kranke im Bett liegt, ist oft schon sehr wirksam [18]), sowie

35) das Waschen der Brust mit eiskaltem Wasser, während die Füße im warmen Bade stehen.

36) Ein Blutspeier kurierte sich durch den häufigen Genuß von süßem Eis.

37) Für viele, die an habituellen Blutspeien leiden, ist es zur Verhütung des Anfalls oder zur Abkürzung desselben hinreichend, daß sie strenge Diät halten, sich ruhig niederlegen, alle Gemüts- und Körperbewegungen vermeiden [19]), und ein leichtes, mildes, schleimiges Getränk kalt trinken. Der berühmte Komponist GRÉTRY, der am Bluthusten litt, gab aus eigener Erfahrung den Rat, während des Anfalls nicht ohne dringende Not zur Ader zu

16) *Rusts* Magazin. Bd. 16. 1824. S. 404.
17) Med. obs. and inquir. I. 154. On the efficacy of common salt in the cure of haemopt.
18) „Inter refrigerantia potissimum commendandus aquae potus frigidae, paulatim quidem sed sufficienter quotidie haustus, tecto probe corpore" *F. Hoffmann*.
19) „Necessaria sunt quies, securitas, silentium", *Celsus* IV. 5.

lassen, sondern strenge Diät zu halten, eine ruhige horizontale Lage zu beobachten und eine Abkochung von *Leinsamen* mit *Mandelsirup* versüßt zu trinken [20].

38) Fr. Hoffmann versichert, daß er durch gekochte
Ziegenmilch, zur Hälfte mit Wasser verdünnt und mit
Honig versüßt, täglich in Menge getrunken, das heftigste
Blutspeien gestillt habe.

39) Burserius erzählt den Fall eines hartnäckigen
Blutspeiens, welches bloß durch den anhaltenden Gebrauch
des *arabischen Gummi*s geheilt wurde [21].

40) Andere empfehlen die Abkochung der *Eibischwurzeln;*

41) *Selterwasser* mit Milch;

42) *Mandelmilch;*

43) Aufguß von *Rosenblättern* [22].

44) *Rosenkonserve* aus roten, frischen Rosenblättern
mit Zucker in einem steinernen Mörser zu Brei gestoßen;
davon 90 g des Tags zu nehmen [23].

45) Den frisch ausgepreßten Saft der *Steinbrennessel*
(Galen).

46) Den Saft der *Wegwartblätter* (Dioscorides).

47) Der *Myrtenbeeren* (ex baccis Myrti) (derselbe).

48) Abkochung von zahmen *Kastanien* (derselbe).

49) Kaffee von gerösteten *Roßkastanien* [24].

50) *Alaunmolken* (Stark).

51) *Apfeltisane,*

52) *Gurkensaft.*

53) Viele Blutspeier haben sich durch ein sehr regel-
mäßiges Leben, durch Vermeidung aller Veranlassung zu

20) *Pinel,* Nosogr. philos. II. p. 520.
21) *Reil,* Fieberlehre. III. 101.
22) *Heberden.* Commentt. p. 314. „Juvat subinde sorbere infusum rosae ˮ
23) Pharmacop. Hannover 1819. p 114.
24) *Hufelands* Journ Bd 14. St. 3.

Erhitzung und Wallung, namentlich des Tanzes und Weintrinkens, durch mäßige Körperbewegung in freier Luft und
ganz besonders durch weite Reisen, zumal Seereisen [25]) und
den Aufenthalt in warmen Ländern, von ihrem Übel
gründlich geheilt. — Der jüngere PLINIUS [26]) schickte seinen
an Blutspeien leidenden Freigelassenen ZOSIMUS von Rom
nach Ägypten, wo er durch lange Reisen in diesem Lande
hergestellt wurde; nachher empfahl er ihn bei einem Rück-
fall einem Freunde, damit dieser ihm einen Aufenthalt auf
seinem Landgute verstatten möchte, welches seiner gesunden Luft und der Milch wegen besonders für solche Kranke
passend zu sein schien.

54) Im Blutbrechen ist nach STARK Buttermilch das
beste Getränk; es kühle, demulsiere und führe gelinde ab.

55) Dasselbe kann von *Cremortartari*-Wasser gesagt
werden, welches den meisten Blutbrechern, unmittelbar
nach dem Anfall getrunken, vortrefflich bekommt.

56) Zu den ältesten Mitteln bei Gebärmutterblutflüssen gehören: kalte Umschläge von Essig und Wasser
auf die Schoßgegend und den Leib [27]); ferner:

57) Das Binden der Glieder durch Ligaturen, die man
um die Arme und Beine legte in der Absicht, den Kreislauf dadurch langsamer zu machen und zu verhindern, daß
nicht die ganze Blutmasse sich durch den Uterus ausleere [28]).

58) Auch das Tamponieren der Vagina bei Gebärmutterblutungen, auf das man in neueren Zeiten so großen
Wert legt, ist ein altes, höchstwahrscheinlich von Frauen
instinktmäßig zuerst angewandtes Mittel. Am besten schickt
sich dazu ein nicht zu kleiner Badeschwamm [29]), dessen

---

25) *Silchrist*, on the use of sea voyages.
26) Lib. V. Epist. XIX.
27) *Hippokrates;* de morb. mulierum. II. c. 5.
28) *Galen*, de arte curat. ad *Glaucon.* c. 14.
29) *Pauli Aeginetae*, Med. Op. Lugd. 1589. p. 397.

Stelle aber auch ein zusammengeballtes und in Essig und Wasser getauchtes Schnupftuch vertreten kann.

59) Noch einfacher und gleichfalls höchst schätzbar ist das feste Andrücken einer nassen Serviette gegen die Geburtsteile.

60) Das methodische Zusammendrücken der Gebärmutter von außen, welches die neuere Geburtshilfe als eine wichtige Bereicherung mit Recht ansieht, macht ein russisches Volksmittel, der Sandsack, fast entbehrlich. Ein gewöhnlicher, viereckiger leinener Beutel, wird mit 6—12 kg Flußsand gefüllt, zugebunden, in kaltes Wasser getaucht, und so auf den Bauch der am Blutfluß leidenden Neuentbundenen gelegt.

61) Einige lassen die Füße in solchen Fällen mit naßkalten Tüchern umwickeln (CHAUSSIER), oder

62) die Füße in kaltes Wasser setzen (LEAKE).

63) Kaltes Wasser auf den Leib aufschleudern. (J. BURNS).

64) Schon die völlig horizontale, ruhige Rückenlage und das dichte Zusammenschließen der Schenkel ist bei Blutflüssen aus der Gebärmutter wirksam.

65) Als Analepticum und blutstillendes innerliches Mittel hat mir bei heftigen, mit Kälte und Ohnmacht verbundenen Gebärmutterblutflüssen oft Branntwein und Rum die Stelle der Zimttinktur, des Essigäthers und anderer pharmazeutischer Mittel, die nicht gleich zur Hand waren, ersetzen müssen. Für das beste Hausmittel in solchen Fällen halte ich einen Teelöffel voll gewöhnliches Zimtpulver oder gestoßenen Caneel, unter ein kleines Weinglas voll starken Wein oder Branntwein gemischt. Auch läßt sich durch Aufguß von Weinbranntwein auf Zimtpulver und Digestion desselben auf dem warmen Ofen, in 24 Stunden eine gute

Zimttinktur leicht bereiten, die Landhebammen zu empfehlen sein möchte.

66) Gegen chronische Mutterblutflüsse und
übermäßige Menstruation trinken einige Essig unter
frischem Wasser [30].

67) Andere essen in solchen Fällen täglich drei bittere
Mandeln (G. V. M.).

68) Ein Glas heißgemachter roter Wein mit Eigelb und
Zucker alle Morgen getrunken, gehört zu den in vielen
Fällen zweckmäßigen Volksmitteln bei chronischen Gebär-
mutterblutflüssen.

69) Eisenhaltiges Mineralwasser mit rotem Wein vermischt zu trinken [31].

70) Täglich morgens und abends warme Milch zu trinken und gleich nachher einen Kaffeelöffel voll Kälberlab
zu verschlucken, war die Verordnung eines französischen
Quacksalbers, deren LEROY gedenkt [32].

71) Alle Tage 7—9 g Geigenharz zwischen zwei Scheiben Brot mit Fleischbrühe zu essen bei zu starker Menstruation. Man soll damit fünf bis sechs Tage vor dem Eintritt
der Periode anfangen (A. LEROY).

72) Auch die so vorzüglich wirksamen *Alaunmolken*
können als Hausmittel angesehen werden. Man setzt zwei
Teelöffel voll gepulverten Alaun und ebensoviel Zimtpulver zu einem halben Liter heißer Milch, läßt diese so
lange über dem Feuer, bis sie gerinnt, seiht dann das Ganze
durch ein Tuch und läßt die Molke mit Zucker versüßt
trinken.

---

30) *Laz. Riverii*, Praxis medica Lugd. 1660. II. p. 255. „Ad omne sanguinis
  profluvium utuntur oxycrato, largo haustu per os exhibito."
31) *R. A. Vogel*, praelect. I. p. 237.
32) *S. Alph. Leroy*, Vorlesungen über die Gebärmutterblutflüsse von *Renard*.
  1802. S. 209.

73) Schwarze *Kirschbaumrinde* läßt man mit Wein abkochen und diesen kalt trinken [33]).

74) Die im Schatten getrockneten und gepulverten grünen Blätter der schwarzen Muskatellertraube zu 1,65 g mit Wasser oder Wein zu nehmen. Das Mittel soll oft schon in einer Gabe wirksam sein und nie schaden; es wurde von einem Arzt in Turin vor kurzem bekannt gemacht [34]).

75) Abkochung von unreifen *Pomeranzen* [35]);

76) von *Eichelnschalen* [36]).

77) Saft aus frischen *Wegwartblättern*,

78) aus *Schafgarben*,

79) *Brennesseln*,

80) jungen *Eichenblättern*.

81) Bei entkräftenden langwierigen Gebärmutterblutungen hat man Zitroneneis mit gutem Erfolg essen lassen (REIL).

82) Der hippokratische Rat, in solchen Fällen keine flüssigen Speisen zu genießen sondern trockene Kost und roten Wein [37]), wird jetzt besonders in England noch geschätzt und befolgt.

83) Einreibungen von Eau de Cologne in den Leib, zur Zeit der Blutung, wurden vor kurzem öffentlich gerühmt [38]).

33) *Martini*, Kranken-Rat 1676. p. 56.

34) *Rusts* Magazin. Bd. 16. 1824. p. 180.

35) *Lud. Septalius*, Animadv. med. L. 7. art. 144. „Dec. cortic. aurantior. immatur. tanquam remedium certum."

36) *Joannis* XX. pont. max. cui *Petr. Hispan*. ante nomen erat — Pauperum thesaurus — in *J. Serapionis* practica. 1525. fol. 264.

37) *Hippokr*. de morb. mul. 11. c. 5. „Cibis utatur siccis et vino nigro". — Auch der alte *Jac. Rueff* verordnet: Die Frau soll sich still und ruhig verhalten, und kräftige, aber trockene Speisen genießen, wie von gebratenen Hühnern, „wenig aber von Brülinen und dünner Materi." — Die Engländer verordnen „Dry diet"

38) *Rusts* Magazin 1821. S. 358: Einfaches Mittel gegen übermäßige Menstruation.

84) Eine ausgetrocknete Kröte auf den Nabel zu binden (VOGEL).

85) *Kresse* und *Bachbungen* gekocht und mit Hühnermist vermischt warm auf die Nabelgegend zu legen (LEROY)

86) *Täschchenkraut* (Thlaspi B. P.) auf die Lumbalgegend zu binden. Das Mittel wurde von einer alten Frau gegen einen sehr heftigen Menstruationsblutfluß empfohlen, der bei einer jungen Frau während des Tanzens entstanden war und wogegen *China* und andere Arzneien vergebens gebraucht waren. Die Blutung stillte sich danach in kurzer Zeit [39]).

87) Lohbäder wurden schon im 16. Jahrhundert gegen zu starke Menstruation empfohlen [40]).

88) In der Ukraine umgürten sich die Frauen bei übermäßiger Menstruation mit einem Gürtel von *Bärlappmoos* (Lycopodium) [41]).

## XL.

### OHNMACHT / SCHWINDEL / OHRENSAUSEN TAUBHEIT / HERZKLOPFEN

1) Das Anschleudern von kaltem Wasser ins Gesicht gehört zu den besten Erweckungsmitteln aus dem o h n - m ä c h t i g e n Z u s t a n d e. Die Ohnmacht mag einen Blutverlust, Schrecken, Aufenthalt in eingeschlossener, dumpfer Luft, oder sonst eine Veranlassung zur Ursache haben, so kann man von dem kalten Wasser den nützlichsten Gebrauch machen. Riechmittel und das gewöhnliche Waschen mit Essig sind von viel geringerer Wirksamkeit. Man hat

39) de *Meza* in Act. reg. soc. med. Havniens. Vol. 3. 1792. p. 386.
40) *Serapionis* Practica fol. CCLXIIII. „Fac balneum de aqua pluviali et cortice quercus."
41) *Danzel*, Diss. de Lycopodii herba et semine. Goett. 1814. p. 54.

sogar gesehen, daß das Besprengen mit eiskaltem Weih-
wasser einen Scheintoten erweckte und vor dem Lebendig-
begrabenwerden schützte.

2) Einem Kranken, der nach konvulsivischen Anfällen
ohnmächtig dalag, spritzte ein Bedienter aus Versehen Eau
de Cologne anstatt Wasser ins Gesicht, wodurch, da etwas
in die Augen kam, unerträgliche Schmerzen erregt wurden,
die den Kranken zu sich selbst brachten [1]).

3) In Indien reibt man absichtlich, um aus Ohnmacht
oder dem scheintoten Zustande zu erwecken, etwas „lait de
Cali" [2]) in die Augenwinkel, damit durch die kaustische
Schärfe die Sensibilität wieder aufgeregt wird.

4) Hierher gehört auch das Anwehen frischer, kühler
Luft.

5) Der Geruch von frischem Brote (besonders von Roggenbrot, der etwas Stechendes hat) wird von Fr. Hoffmann [3]) als belebend und erweckend gerühmt; wobei die
Erzählung des Diogenes Laertius, daß der sterbende
Democritus sich durch den Geruch von frischem Brote
noch drei Tage lang erhalten habe, angeführt zu werden
verdient.

6) Unter den Riechmitteln, die überall zur Hand sind,
werden benutzt: Weinessig, kölnisches Wasser, durchschnittene Zwiebeln, zerriebener Meerrettich.

7) Eine angebrannte unter die Nase gehaltene Feder
soll besonders auf hysterische Frauen wirken.

8) Der Geruch von frischen, aromatischen Kräutern,
wie *Minze, Quendel, Majoran, Rosmarin, Basilikum, Lavendel,* kann dazu benutzt werden, Übelsein und Ohnmacht

---

1) *Barry E. O'Meara* — Napoleon in exile etc. Vol. I. Lond. 1822. p. 78.
2) *Sonnerat,* Voy. aux Indes orientales. T. I. 1782. 4. p. 120.
3) Opp. T. V. p. 361.

17  Osiander

zu verhüten. In den englischen Gerichtshöfen soll man sich des Mittels in der Regel bei Verhören bedienen[4]).

9) Als Herzstärkung kann ein Eßlöffel voll Weinbranntwein oder anderer starker Branntwein den *Liquor anodynus* in vielen Fällen ersetzen. Englische Ärzte geben oft in hysterischen Ohnmachten da, wo wir Naphthen, Tinctura castorei und ähnliche Arzneien verordnen, einen Löffel voll Branntwein.

10) Anfälle von Schwindel, die oft der Ohnmacht vorhergehen und durch unordentliche Blutbewegung im Hirn und den Augen veranlaßt zu werden scheinen, vergehen am schnellsten, wenn man sich mit geschlossenen Augen ruhig niederlegt.

11) Zuweilen ist es hinreichend, Weinessig unter die Nase zu halten oder eine Zitronenscheibe in den Mund zu nehmen, um den Schwindel zu vertreiben.

12) Senf, alle Morgen zu 1,65 g verschluckt, hat Dr. FRITZE gegen einen hartnäckigen mit Taubheit verbundenen Schwindel heilsam gefunden[5]).

13) HERZ in seiner bekannten Schrift[6]) empfiehlt besonders *Valeriana* in Pulver und *Pyrmonterwasser* für sich oder mit Milch vermischt. Er litt selbst viele Jahre am Schwindel und hatte daher Gelegenheit, die gute Wirkung dieser Mittel zu prüfen.

14) Andere Erleichterungsmittel sind: warme, durch Zusatz von Senf und Kochsalz reizend gemachte Fußbäder, eröffnende Klistiere und anhaltender Aufenthalt in freier Luft und auf dem Lande.

15) Auch tägliche Friktionen der Füße und des Rückens mit rauhen Tüchern sind von guter Wirkung.

---

4) *A. H. Niemeyer*, Betrachtungen auf Reisen in und außer Deutschland. Bd. 2. 1821. p. 226.
5) *Fritzes* Mediz. Annalen. S. 369.
6) *Marc. Herz*, Versuch über den Schwindel. Berlin 1786. S. 284.

16) Wenn der Schwindel mit Magenschwäche im Zusammenhang steht, rät F. HOFFMANN, morgens nüchtern
ganze *Pfefferkörner* zu verschlucken.

17) Gegen das lästige Ohrensausen, woran manche
Menschen, zumal Frauen, die starke Blutflüsse erlitten ha-
ben, jahrelang leiden, sind ableitende Hautreize, wie durch
Fußbäder mit Asche etc., zuweilen hilfreich.

18) Oft ist auch die Gewöhnung ans Tabakschnupfen
von Nutzen.

19) Bei einem Offizier, der nach einem Feldzuge Ohrensausen und Taubheit auf einem Ohr behielt, habe ich
*Schwefelbäder* in kurzer Zeit helfen sehen.

20) Manchen gewährt das Ausfüllen des äußeren Ohrs
mit Baumwolle und festes Umbinden eines Tuches Erleichterung.

21) Ebenso das Gurgeln mit bloßem warmen Wasser.

22) Das Räuchern mit *Mastix* oder gewöhnlichem Räucherpulver.

23) Jos. FRANK rät, in *Bilsenkrautöl* getauchte Wolle
ins äußere Ohr zu bringen.

24) *Zwiebelsaft* auf Baumwolle getröpfelt zum Ausstopfen des Ohrs (Russ. V. M.) [7]).

25) Ohrenschmerzen und Taubheit, die durch fremde,
ins Ohr geratene Körper, angehäuftes Ohrenschmalz, oder
durch rheumatische Entzündung veranlaßt werden, lindert
man dadurch, daß man einen in warmes Wasser oder
*Althäatee* getauchten Badeschwamm aufs Ohr bindet.

26) In der rheumatischen Taubheit ist der warme, mittels eines Trichters ins Ohr geleitete Wasserdunst eines
der wirksamsten äußeren Mittel. Man kann das Wasser
auch auf aromatische Kräuter gießen.

---

[7]) *M. E. Styr,* Handbuch der populären Arzneiwissenschaft. T. 1. Riga 1803.
p. 81.

27) Ein kleines mit Kümmel gebackenes Brot, warm, wie es aus dem Ofen kommt, durchschnitten und aufs Ohr gelegt, gegen Taubheit ⁸).

28) Manche bringen sogar *Knoblauch* als Mittel gegen die Taubheit ins äußere Ohr. DUNCAN versichert, daß dies zu den englischen Volksmitteln gehöre.

29) Gegen rheumatische Ohrenschmerzen soll man in Rußland folgendes Verfahren dienlich finden: Mit Wachs getränkte Leinwand wird zu einem hohlen Kegel gedreht, dieser mit dem spitzen Ende ins Ohr gesteckt und oben angezündet, während der Kranke auf dem andern Ohr liegt. Der Zylinder wird herausgenommen, ehe er ganz abgebrannt ist ⁹).

30) Fasten und Wassertrinken hat zuweilen auf Taubheit und Ohrensausen die günstigste Wirkung.

31) Gegen hysterisches Herzklopfen, diese so sehr beunruhigende, das Leben verbitternde Krankheit, an der junge Männer und Mädchen häufig leiden, und wobei die Anfälle oft bei Nacht unter Beängstigung eintreten, ist der Rat, vor Schlafengehen ein Glas frisches Wasser zu trinken und die linke Brust mit kaltem Wasser zu waschen, einer der besten.

32) Andere finden sich noch mehr durch einen Schluck heißes Wasser, während des Herzklopfens getrunken, erleichtert (ROD. A CASTRO).

33) Um nächtliche Anfälle zu verhüten, muß man es vermeiden in der Rückenlage oder auf der linken Seite liegend einzuschlafen, den Kopf stark erhöhen und ein Nachtlicht brennen.

---

8) *Phil. Hecquet,* la médicine des pauvres. T. III. Paris 1743. p. 36.
9) Russische Sammlung für Naturwissenschaft etc. Bd. I. S. 596.

34) Goldblech auf die Herzgegend gebunden, soll das Herzklopfen vertreiben und freudig machen [10]).

35) STARK empfiehlt gegen das hysterische und hypochondrische Herzklopfen *Pfefferminzkügelchen* zu essen.

36) Weißen, auf trockenen Hühnerkot aufgegossenen Wein, eßlöffelweis zu nehmen (Franz. V. M.).

37) Wo alles andere vergebens versucht war, hat man den innerlichen Gebrauch des *Zitronensafts* im hysterischen Herzklopfen heilsam gefunden [11]).

## XLI.

### SCHLAFLOSIGKEIT

1) Arbeitsamkeit und aktive Bewegung in freier Luft. die größten diätetischen Heilmittel überhaupt [1]), heilen auch die Schlaflosigkeit, das Übel, woran in späteren Jahren alle diejenigen zu leiden haben, die den Geist mehr als den Körper beschäftigen. SOKRATES selbst versäumte daher die gymnastischen Übungen nicht; ja man sagt, daß ihn ein gewisser Charmides einst bei einem Solotanz überrascht habe, den er, als herrliches Mittel den Körper gleichmäßig zu üben, Eßlust und Schlaf sich zu verschaffen, bei Regenwetter auf seinem Zimmer aufzuführen pflegte [2]).

2) Ein sehr rationelles Hypnotikum ist das bekannte horazische: „Transnanto Tiberim, somno quibus opus est alto": das kalte Bad und Bewegung im Freien bis zur Ermüdung.

---

10) *Joh. Colero*, Oeconomia ruralis et domestica Frcft. 1680. fol. T. II. p. 152 und *Apollinaris*, kurzes Handbüchlein vieler Arzneien etc. Straßb. 1633. fol. 66. „Gold benimmt die Melancholie von den Menschen".

11) *Whytt*, On nervous discorders in 9. Works. p. 649.

1) Sanitatis tutela a labore est auspicanda. *Galen*.

2) *Xenophons* Gastmahl von Wieland. S. Attisches Museum. Bd. 4. 1802.

3) Sanftes anhaltendes Reiben der Füße durch die weiche Hand eines andern, das indische „Schampuen" [3]), wird als Beförderungsmittel eines sanften Schlafs angesehen.

4) Dahin gehört auch die einschläfernde Wirkung einer aus der Ferne hörbaren Musik sowie der Erzählungen aus Tausend und einer Nacht oder ähnlicher Fabeln.

5) Für viele ist das untrüglichste Mittel bald einzuschlafen: das Lesen im Bett. Auf der linken Seite liegend. beim Schein der Lampe, ein historisches Werk zu lesen, und sobald man sich schläfrig fühlt, die Lampe auszulöschen und sich auf die rechte Seite zu wenden, übertrifft alle anderen Ratschläge, die man gegeben hat, das Einschlafen und nach dem zu frühen Erwachen das Wiedereinschlafen zu befördern. Der König Ahasverus [4]) wählte nicht übel, da er sich, wenn er nicht schlafen konnte, die Chroniken und Historien bringen ließ.

6) FRANKLIN, der über die Kunst, sich angenehme Träume zu verschaffen, geschrieben hat [5]), gibt unter anderen diätetischen Regeln auch die, sich vor dem Essen, nicht nachher, Bewegung im Freien zu machen.

7) Die Abkürzung des gewöhnlichen Schlafs durch frühes Aufstehen kann gegen die Schlaflosigkeit versucht werden; sie gehört außerdem zu den wichtigen prophylaktischen Mitteln bei Anlage zur Apoplexie und anderen Hirnkrankheiten [6]).

---

3) *Russel* nat. hist. of Aleppo. 2 Ed. I. p. 145. „It is not uncommon to have their feet and legs gently stoked or rubbed by the hand of an attendant: a custom much practised in India, where it is termed champooing". — S. auch *Prosperi Alpini* Hist. Aegypti nat. L. B. 1785. P. I. 123. „Divites dormituri ut leviter pluribus manibus perfricentur curant: hoc enim modo sibi somnum promoveri, corpusque recreari asserunt".

4) Buch Esther Kap. 6.

5) *W. T. Franklin*, Memoires of the life of *Benj. Franklin*. Ed. 2. Vol. V. London 1819. p. 224.

6) *Abercrombie*, Über die Krankheiten des Gehirns in Horns Archiv 1822, S. 476.

8) Wenn die Schlaflosigkeit von einer geräuschvollen Umgebung herrührt, empfiehlt REICHARD, in jedes Ohr in Baumöl eingeweichte Baumwolle und darüber andere trockene Wolle zu stopfen mit der Versicherung, daß, solange man diesen Apparat im Ohr habe, man taub gegen alles Geräusch sein werde [7]).

9) Ein an Schlaflosigkeit Leidender hat an sich selbst die Erfahrung gemacht, daß, wenn er sich die Stirn wiederholt mit der flachen Hand rieb, dies den Schlaf befördert [8]).

10) Es gibt Menschen, die am ruhigsten schlafen, wenn sie abends nichts essen, höchstens eine leichte Suppe von Hafergrütze oder Milch genießen. Tee und Kaffee aber, abends getrunken, veranlaßt bei vielen einen unruhigen Schlaf; doch sollen diese Getränke anderen, namentlich Gichtischen, gerade den ruhigsten Schlaf bewirken [9]).

11) Für viele Konstitutionen trägt ein Stück Fleisch, abends gegessen, mehr dazu bei, einen gesunden Schlaf zu verschaffen, als sich mit leerem Magen niederzulegen [10]).

12) Manche Männer verschaffen sich durch ein Glas Punsch oder Wein den ruhigsten Schlaf, während andere dadurch beunruhigt werden, und alles Erhitzende vermeiden müssen.

13) Denen, die an hämorrhoidalischer Schlaflosigkeit leiden, soll rohes Sauerkraut mit Öl (eine russische Speise) gut bekommen (JOS. FRANK).

14) Gegen die Schlaflosigkeit hysterischer Frauen sind Klistiere von *Kamillenaufguß* und *Leinöl* nützlich.

---

[7]) *Reichard*, der Passagier etc. Bd. 1. S. 267.

[8]) Hannoversches Magazin 1801. S. 235.

[9]) *Conradi*, Grundriß der Pathologie und Therapie. Bd. 2. S. 613.

[10]) Medico-chirurg. Review Vol. II. 1822. p. 897. „a very small slice of animal food at supper" behaupten englische Ärzte, verschaffe eher Schlaf, als strenge Diät; und 0,15 g „of the quicksilver pills" bewirkten einen gesünderen Schlaf, als 0.06 g Opium.

15) Manche verschaffen sich einen ruhigeren, festeren Schlaf durch Vertauschung der heißen Federbetten mit Pferdehaar-Matratzen und wollenen oder baumwollenen Decken.

16) Bei den Römern wurde die Bewegung des Tragebetts (usus lecticarum) als Beförderungsmittel des Schlafs angesehen [11]).

17) Fomentationen des Kopfes oder der Füße mit einer starken *Mohnkopfabkochung* sollen wirksamer als der innerliche Gebrauch des Opiums selbst sein [12]).

18) Eine Opiumkugel in der Hand zu halten, ist ein indisches Mittel, den Schlaf zu befördern.

19) Auf einem mit Hopfen angefüllten Kissen zu schlafen (Engl. V. M.).

20) *Lattichsalat,* abends zu essen.

21) Um Wöchnerinnen einen ruhigen Schlaf zu verschaffen, soll man noch jetzt, in Italien, Sträuße von *Schafgarben* (Achillea millef.) in den Wochenstuben aufhängen. — Die Alten bildeten die Pflanze auf Sarkophagen als Symbol des Schlafes ab.

22) In manchen Krankheiten, wo Mangel an Schlaf ein Hauptsymptom ist, wie in manchen Fiebern, Hirnleiden, Manien, verschafft das warme Bad am ehesten Ruhe. In der Salpêtrière zu Paris werden die wütendsten Irren dadurch zur Ruhe gebracht, daß man sie in ein warmes Bad sperrt (der halbmondförmige Ausschnitt des Deckels der Wanne umgibt den Hals) und ihnen zugleich einen dicken Strom kaltes Wasser auf den Kopf leitet.

23) Schon sanftes Kämmen, Bürsten und Waschen des Kopfes ist imstande, den Schlaf zu befördern.

---

11) *Juvenal,* Satyr. III. v. 242.
12) *Th. Denman,* On the rupture of the uterus. London 1810. p. 55.

24) Gegen eine lästige Unruhe in den Beinen (inquietudo crurum) vor dem Einschlafen fand Pet. Frank an sich selbst die Lage auf dem Bauche hilfreich.

25) Gegen Alpdrücken und schwere Träume ist es ratsam, mit stark erhöhtem Kopf zu schlafen und abends ein großes Glas Zuckerwasser zu trinken.

26) Ein Teelöffel voll *Magnesia*, unter ein großes Glas frisches Wasser verrührt, ist ein wirksames einfaches Mittel gegen Alpdrücken.

27) Wo die Anfälle oft kommen und sehr beunruhigend sind, muß ein Wärter neben dem Bett wachen und den Beängstigten, sobald der Anfall kommt, aufrichten oder in eine andere Lage bringen.

# XLII.

## Fettleibigkeit

1) „Leute, die ein zu saftreiches Fleisch haben, müssen fasten, denn der Hunger trocknet die Körper aus [1]."

2) „Ein hartes Lager bei Nacht, viel Spazierengehen, Laufen und alle heftige Körperbewegung vermindern die Fettleibigkeit [2]."

3) „Gegen die Kachexie der Fettleibigkeit wirken: starke körperliche Anstrengungen, Laufen, Reiten, Fechten, trokkene Friktionen; ferner: sich von der Sonne verbrennen zu lassen, zu schwitzen, kalt zu baden, in der See zu schwimmen, wenig zu trinken, fette Speisen, Brei, Milch, Eier zu vermeiden, trockene Nahrungsmittel vorzuziehen, sich an einerlei Speisen zu halten und nicht vielerlei auf einmal zu

---

1) *Hippokr.* Aphor. VII. 59.
2) *Celsus*, L. I. C. 3.

essen, viel zu wachen, viel zu studieren, nicht zur Ader zu
lassen ³).“

4) Die Insolation empfiehlt besonders AETIUS. Man soll
sich lieber gehend als liegend der Sonne aussetzen, wodurch
die Perspiration vermehrt, das Fett vermindert und der
Körper ausgetrocknet werde ⁴). — Das Mittel ist unstreitig
eines der bequemsten und zuverlässigsten. Menschen, die
Anlage zu übermäßiger Fetterzeugung haben, müssen, zumal im Sommer, wo die Zunahme des Körpers geringer zu
sein pflegt als im Winter, es sich zum Gesetz machen, oft
einen Berg zu ersteigen, und sich durch heißen Sonnenschein und warme Tage nicht davon abhalten lassen. Die
profusen allgemeinen Schweiße, die dadurch erregt werden,
erleichtern den Körper jedesmal um mehrere Pfunde, und
diese Art von Bewegung ist zugleich das sicherste Mittel,
Stockungen im Unterleibe und die Anlage zu vielen anderen chronischen Krankheiten zu beheben ⁵).

5) Einigen Ersatz für den Mangel an aktiver Bewegung,
woraus gewöhnlich die Fettleibigkeit entspringt, gewähren
die trockenen Friktionen des Körpers, denen die Alten so
viel Gutes nachsagten ⁶) und welche sie für auflösend und
verdünnend hielten. Das Reiben der Haut muß aber mit
rauhen, trockenen Tüchern anhaltend und stark geschehen,
wenn es die träge Zirkulation beleben, Stockungen auf-
lösen und Fettanhäufung im Unterleibe entgegen wirken
soll ⁷).

---

3) *Coelius Aurelianus* de morbis acutis et chron. Amst. 1709. 4. p. 596
   De carne superflua quam Graeci πολυσαρχιαν vocant.
4) *Aëtii* contractae ex veterib. medicinae Tetrabiblos 1549. fol. Serm.. III.
   p. 131.
5) Vix aliquam in morbum inclinationem inveniri, quae non exercitatione
   quadam propria corrigi potest. *Baco Verulam.* De augm. sc. L. IV.
6) *Galenus* de sanitate tuenda. L. II. „Frictionibus solidae partes molliuntur.
   humidae solvuntur et corporis exigui meatus laxantur“.
7) *G. G. Richter.* Praecepta diaetetica. Heidelb. 1780. p. 172. „Homines im-

6) Ein Mittel, was sich an das oben genannte zunächst
anschließt, ist die Perkussion oder das Klopfen mit einem
eigenen Perkussions-Instrument, wie es französische Ärzte,
namentlich PERCY, in neueren Zeiten empfohlen haben.
Mit diesem Instrument, Palette genannt, oder auch nur mit
der bloßen Hand oder einem Lineal oder Stück Leder soll
der an Infarctus und Fettleibigkeit Leidende den gespann-
ten Fettbauch öfter klopfen, um durch die dadurch zu be-
wirkende und tief sich erstreckende Oscillation den Kreislauf zu beleben und Stockungen zu zerteilen. Das Mittel
wird zwar speziell gegen Stockungen im Unterleibe, Obesi-
tät und den Zustand, der in Österreich „Anschoppung"
heißt, empfohlen; außerdem aber auch als vorzüglich wirksam gegen Verdauungsfehler, Flatulenz, chronische Leber-
krankheiten, skrofulöse Atrophie mit Anschwellung des
Leibes der Kinder; ferner gegen Abmagerung eines Gliedes, z. B. nach Luxation. Eiterung, verhärtete Drüsen, kalte
Abszesse, Überbeine und Balggeschwülste gerühmt *).

7) Hier verdient auch die sogenannte Hungerkur oder
das methodische Fasten, um krankhafte luxurierende Vege-
tation zu beschränken, einer Erwähnung. Die Hungerkur
wurde in neueren Zeiten von schwedischen Ärzten besonders zur Heilung veralteter syphilitischer Krankheiten empfohlen ⁹), durch RUST aber modifiziert gegen viele andere
chronische Übel, namentlich Scirrhus und Krebs. mit Glück
häufig angewandt. Die Kranken erhalten mehrere Wochen
lang nicht mehr als mittags und abends jedesmal 60 g

becilli et sedentarii supplebunt excretionum suarum inevitabilem defectum.
si totum corpus mane et vespere per horam dimid. crassis asperisque linteis.
vel setaceo strigili, ad ruborem fricari permittunt. (Equus strigili studiose
districtus fit levis, torosus, agilis. si id negligis, horridus, strigosus, iners.)"
8) Dict. des sc. méd. T. 39. p. 100.
9) *Osbeek.* Exposé de la méthode pour guérir les malad. vénériennes dégé
nerées. Stockh 1811.

mageres, gebratenes oder gekochtes Fleisch und ebenso viel
Brot neben einem Absud von *Queckenwurzeln* ¹⁰). Dabei
werden zugleich *Merkurial*-Einreibungen gemacht und
Purgiermittel gegeben ¹¹). Diese drei höchst schwächenden
Potenzen: Hunger, Säfteverlust und Quecksilber, beschränken in kurzer Zeit alle vegetative Kraft dermaßen, daß die
schleunigste Abmagerung, nicht selten aber auch selbst
lebensgefährliches Sinken aller Lebenskräfte erfolgt. —
Wenn nun auch sehr selten die Fettleibigkeit eine so an-
greifende Kur in ihrem ganzen Umfange indizieren möchte,
so kann doch von einem Teil der Hungerkur allerdings in
solchen Fällen Gebrauch gemacht werden, wo der enorme
Fettbauch die natürlichen Verrichtungen stört und als
Krankheit, als Kachexie, anzusehen ist.

8) Schon die Ausführung des festen Vorsatzes, abends
nichts zu essen, höchstens Tee, ohne Butter und Rahm dazu
zu genießen, zu trinken, trägt viel zur Verminderung der
übermäßigen Fetterzeugung bei.

9) Ferner das Tabakrauchen, nicht sowohl durch den
Säfteverlust, den es veranlaßt, als dadurch, daß es einen
wahren Ersatz für das Vergnügen des Essens gewährt und
die Zeit ausfüllen hilft, welche müßige Menschen, oft aus
bloßer Langeweile, mit Essen hinbringen.

10) Weinessig in Menge zu trinken ist das Mittel, dessen
sich Frauen zuweilen bedienen, um mager zu werden und
einen weißen, mehr blassen als roten Teint zu bekommen.
Wenn sie es dabei zugleich über sich vermögen, fast nichts
zu essen, was Frauen, zumal jungen Mädchen, nicht schwer

10) *Hufeland.* Kleine medizin. Schriften. Bd. 2. 1823. S. 104.
11) *Rust.* Über die Heilkraft der method. Quecksilbereinreibungen in syphil.
und nicht syph. Krankheiten. S. dessen Magazin etc. B. I. Heft 3. S. 354.
Die *Rust*sche Methode besteht darin, daß der Kranke nichts als leichte
Suppen, wenig vegetabilische Kost, kein Fleisch zu essen bekommt und in
25 Tagen 12 *Merkurial*einreibungen machen muß und 5 Purganzen erhält.

fällt, so erreichen sie dadurch vollkommen ihre Absicht, nur nicht ohne Schaden der Gesundheit. Habitueller Magenkrampf und hysterische Leiden sind nicht selten die Folgen des Essigtrinkens. — FRANK sah Blutspeien und Auszehrung daraus entstehen.

11) Der innerliche Gebrauch der Seife in großen Gaben soll gleichfalls mager machen. Ein englischer Arzt, der drei Zentner schwer war, nahm alle Abend 16 g Kastilianische Seife in einem halben Schoppen Wasser und soll danach mager geworden sein [12]).

12) Auch von der Abkürzung des Schlafs kann man einige Einwirkung auf die Fettleibigkeit erwarten.

13) Der häufige Gebrauch kalter Bäder, nur wenige Minuten lang jedesmal, macht sehr mager.

## XLIII.

### BERAUSCHUNG / TRUNKFÄLLIGKEIT

1) Kaltes Wasser, womit der nackte Körper, zumal der Kopf, gewaschen und übergossen wird, gehört zu den besten Erweckungsmitteln aus tiefem Rausch [1]). In Rußland werden betrunkene, auf der Straße aufgeraffte Menschen zum nächsten Brunnen transportiert und mit kaltem Wasser begossen. Diese kalten Begießungen hat man auch in der Opiumvergiftung wirksam gefunden.

2) Zur Verhütung des Rausches und um die Verdauung des im Übermaß genossenen geistigen Getränks zu befördern, läßt man Tee mit Zucker und Milch in Menge trinken.

3) Brotwasser, von altem geröstetem Weizenbrot mit kochendem Wasser aufgegossen und zum Abkühlen stehen

---

12) *Unzer.* Der Arzt etc. Bd. V. S. 62.
1) *Th. Trotter.* An essay on drunkness 4. Ed. 1810. p. 60.

gelassen, soll dem Magen sehr gut bekommen und dazu dienen, die Folgen des zu vielen Weintrinkens zu heben [2]).

4) Einen Teelöffel voll Kochsalz in einem Glase Wasser gelöst zu trinken gegen den Rausch (Berliner V. M.) [3]).

5) Im südlichen Frankreich empfiehlt man zur Vertreibung des Rausches, *Knoblauch* zu essen [4]).

6) In dem alten Arzneibuch des WITTICHIUS von 1596 wird gegen die Trunkenheit geraten: drei bis sieben Mandeln zu essen; zugleich aber hinzugefügt: „Wer sich aber bezecht hat, dem ist nichts besser, als daß er sich breche."

7) Ebenda wird der Rat gegeben, die Füße in warmes Wasser zu setzen und sie mit Salz und wollenen Tüchern reiben zu lassen.

8) Durch 7 bittere Mandeln, vorher gegessen, soll man die Berauschung verhüten [5]).

9) Ein französischer Arzt empfahl 6 bis 8 Tropfen *Salmiakgeist* (Liq. ammon. caust.) unter ein Glas Wasser gemischt zu trinken, als das beste Mittel, den Rausch schnell zu heben [6]).

10) Andere: einen Teelöffel voll *Liquor anodynus.*

11) Gegen Kopfweh, Übelkeit und andere Folgen der Berauschung ist ein Spaziergang in freier Luft, ein Morgenspazierritt und der Genuß von etwas gesalzenem und geräuchertem Fleisch, Sardellensalat, Zwiebelsuppe und ähnlichen reizenden, besonders salzigen Speisen, dienlich.

2) *J. Sinclair,* Handbuch der Gesundheit, a. d. E. von *K. Sprengel* 1809. S. 123.
3) „Kitchen salt is a very grateful stimulus to a stomach weakened by excess". *Trotter* 1. c. p. 229.
4) *Uirey* im Bulletin de pharmac. 1813. „Lail, en excitant fortement la digestion, dissipe promptement l'ivresse, et fait descendre le vin et les spiritueux dans les voies inférieures".
5) *Galenus.* De remed. parabilib. L. III. p. 635. Opp. T. X. „Ebrietatem non subit, qui amara amygdala septem praecomederit".
6) Hamburger Korresp. Juli 1821.

12) Bei den Alten wurde der *Kohl* (brassica) als Mittel, den Wein besser zu ertragen und dem Kopfweh und anderen nach übermäßigem Weintrinken zurückbleibenden Unbequemlichkeiten entgegen zu wirken, angesehen. Man aß in solchen Fällen gekochten Kohl und legte Kohlblätter auf den Kopf [7]).

13) Der berühmte Kommentator des DIOSCORIDES, MATTHIOLUS, der als Leibarzt eines österreichischen Erzherzogs lange in Deutschland lebte, sagt vom Kohl (Sauerkohl?): er äußere eine wunderbare Kraft auf Betrunkene, daher die Deutschen dies Gemüse täglich auf den Tisch brächten, um den Wein unschädlich zu machen [8]). In der Tat wird noch jetzt in denjenigen Gegenden, wo man am meisten Wein trinkt, in Österreich, Schwaben, Franken, außerordentlich viel Sauerkraut gegessen und als Antidotum des Weins angesehen. In den meisten Speisehäusern Wiens ist Sauerkohl das ganze Jahr hindurch täglich zu haben.

14) Um Säufern das Weintrinken zu entleiden, soll man einen lebendigen Aal in Wein ersticken und von diesem trinken lassen [9]).

15) Wirksamer möchte das Mittel eines Apothekers sein, der oft von Frauen angesprochen wurde, ihnen etwas zu geben, was sie ihren Männern unter den Branntwein mischten, damit ihnen dieser zuwider würde. Er gab in solchen Fällen einige Grane (1 Gran = 0,06 g) *Brechweinstein*, und versichert, daß die anhaltende Übelkeit, welche dadurch erregt wird, das Trinken entleide; nur

---

7) *Alex. Tralliani.* De arte medica Libr. XII. Ed. *Haller* 1772. T. I. p. 23. „Jam convenit etiam ipsam brassicam decoctam semper comedere".

8) *P. A. Matthioli* Commentarii in libr. sex. *Dioscoridis* Venetiis 1570. fol. p. 15. „Ideo nil mirum, si tantum brassicam contra temulentiam pollere credant, quodque Germani quotidianis mensis id olus semper apponant, ut vini noxam auffugiant".

9) *Galenus* l. c. „Si anguilla vino suffocata sit, vinumque id detur potui, efficit odium vini".

dürfe es keine zu kleine Dosis sein, sonst vermehre der Brechweinstein noch die Trinklust.

16) Das in neuern Zeiten berühmt gewordene Brühl-Cramersche Mittel gegen die Trunksucht besteht in verdünnter Schwefelsäure in Verbindung mit bittern, stärkenden Substanzen. Nach vierzehntägigem Gebrauch finde sich gewöhnlich Widerwillen gegen allen Branntwein ein [10].

17) Dr. LETTSOM in seiner Schrift über die Trunkenheit erzählt, daß ein Mann, um sich das Trinken abzugewöhnen, täglich einen Tropfen Siegellack in sein Schnapsglas fallen ließ, bis es damit nach und nach angefüllt war; wodurch er allmählich entwöhnt worden sei. TROTTER, der dies anführt, meint aber dabei mit Recht, es sei kindisch, so zu verfahren, die schlechte Gewohnheit müsse mit einem Male abgebrochen werden. — Daß dies möglich ist, darüber belehrt unter andern ein Fall von ROOSE [11].

18) Von einer jener entgegengesetzten Kur, durch Übersättigung die Trinksucht zu vertreiben, erzählt die jüngere KOTZEBUE folgendes Beispiel. Bekanntlich ist das Saufen in der mohammedanischen Religion streng verboten. Ein Chan aber hatte sich es so angewöhnt, daß sogar der Schah es erfuhr, welcher ihm anfangs harte Vorwürfe machte und ihn endlich auch züchtigen ließ. Da nichts half, so erteilte der Schah ihm den Befehl zu saufen, worauf jener 40 Tage lang in starkem Rausch lag und das Ding so überdrüssig wurde, daß er ganz zu trinken aufhörte und den Schah bat, jenen Befehl zurück zu nehmen [12].

19) Gegen das Branntwein- und Weintrinken der Wöchnerinnen, was im nördlichen Deutschland unter den Bäuerinnen noch sehr allgemein ist und, wie ich zuverlässig

10) *Rusts* Magazin 1823. Bd. 13. S. 352.
11) *Roose.* Über die Krankheiten der Gesunden. Göttingen 1801.
12) *Moritz v. Kotzebue.* Reise nach Persien. Weimar 1819. S. 125.

aus Erfahrung weiß, für viele die Ursache tötlicher Wochenbettskrankheiten wird, helfen am meisten die Ermahnungen einer unterrichteten j u n g e n Hebamme.

20) Zu den Gegenmitteln der Trunksucht kann man auch die Gewöhnung an den Kaffee zählen. Menschen, die im Kaffeetrinken und der gelinden Exzitation, die er bewirkt, Genuß finden, sind selten Schnaps- oder Weintrinker von Profession; und es ist unleugbar, daß, seit die Sitte, Kaffee zu trinken, allgemein geworden ist, die Lust an unmäßigem Weintrinken sehr abgenommen hat [13]).

21) Dasselbe kann wenigstens in Beziehung auf gewisse Stände vom Tabakrauchen gesagt werden, dessen Hauptnutzen darin zu bestehen scheint, daß es Männer vom öfteren Essen und Trinken abhält, was bei der sitzenden Lebensart der meisten Gebildeten offenbar nachteiliger als das Rauchen ist; ferner, daß es zugleich sinnlichen Genuß [14]) und eine Art von Beschäftigung gewährt, womit die Langeweile auf eine unschädlichere Art vertrieben wird als durch Berauschung in geistigen Getränken. Wenn aber das Tabakrauchen zur Mäßigkeit disponiert und selbst als Mittel gegen Hypochondrie, Mißmut und Selbstmord angesehen werden kann, so ist auf der anderen Seite nicht zu leugnen, daß es diejenigen, welche sich daran gewöhnt haben, einsilbig und gegen aktive Beschäftigungen gleichgültiger macht.

22) Wenn unmäßige Weintrinker es über sich vermögen, eine Zeitlang täglich Bier zu trinken, so verliert

---

13) „L'usage de cette graine est devenu vulgaire, et certainement elle a été plus efficace, que toute l'éloquence de moralistes, pour détruire l'abus du vin dans les classes supérieures de la société". *G. Cuvier.* Recueil des Eloges historiques. T. 1. Paris 1819. p. 8.

14) „Es ist eine Forderung der Natur, daß der Mensch mitunter betäubt werde, ohne zu schlafen, daher der Genuß im Tabakrauchen, Branntweintrinken, Opiaten". *J. W. Goethe.*

18 Osiander

sich oft der Weindurst; sie gewöhnen sich an den gelinderen
Reiz und befinden sich besser dabei.

## XLIV.

### VERGIFTUNG

Wenn etwas imstande ist, den Nutzen einfacher Hausmittel deutlich vor die Augen zu legen, so ist es die Geschichte der Gegengifte. Wo sollte man glauben, daß pharmazeutische Mittel unentbehrlicher wären, als da, wo kor-
rosive mineralische Substanzen dem Organismus die
schnellste Zerstörung drohen? Sehen wir aber nicht, daß
gerade in unseren Zeiten, wo die pharmazeutische Chemie
die größten Fortschritte gemacht hat, das Vertrauen zur
Schwefelleber, zu den Alkalien, zur Seife, zum Galläpfel-
dekokt, zum Theriak und ähnlichen, sonst für unentbehrlich geachteten Dingen fast ganz verloren gegangen ist
und an ihre Stelle laues Wasser, Eiweiß, Zucker, Milch,
Leinsamenabkochung, der Kitzel einer Feder im Halse und
ähnliche einfache Hausmittel getreten sind?

Die Hauptindikation bei allen Vergiftungen durch verschluckte schädliche Substanzen, die Ausleerung des Genossenen, kann zwar oft nur durch ein kräftiges pharma-
zeutisches Brech- und Abführungsmittel erfüllt werden;
sehr oft sind aber auch Emetocathartica entweder gar nicht
angezeigt, weil die giftige Substanz selbst schon das heftige
Brechen und Purgieren bewirkt, oder diese Indikation läßt
sich durch ein Hausmittel erfüllen, was überall zur Hand
ist, ohne eines Rezepts zu bedürfen.

1) Schon im Altertum ließ man bei Vergiftungen warmes Wasser mit Öl oder Butter trinken '), um das Schäd-

liche einzuhüllen und seine Ausstoßung durch Brechen und
Purgieren zu begünstigen.

2) Verbindet man mit dieser für sich schon leicht Erbrechen erregenden Mischung noch den Kitzel einer in flüssige
Butter getauchten Feder im Halse, so wird das Erbrechen
desto eher erfolgen. Die Stuhlausleerung befördern fette
Klistiere.

3) Ganz neuerlich hat man in England als Brechmittel,
welches bei vielen Arten der Vergiftung zu benutzen sei,
Senfmehl unter laues Wasser verrührt, empfohlen [2]. Das
*Senfbrechmittel* (mustard emetic), welches längst in der
Praxis englischer Ärzte gegen paralytische und apoplek-
tische Krankheiten in Gebrauch war, besteht aus einem
Teelöffel voll Senfmehl unter ein Glas Wasser gemischt
und auf einmal ausgetrunken. Es soll kräftig und schnell
wirken [3].

4) Auch von den Brechen erregenden Tabaksklistieren
ist in solchen Fällen Gebrauch zu machen. Man kocht 32 g
*Rauchtabak* mit einer nicht zu großen Menge Wasser und
spritzt die Abkochung in den Mastdarm.

5) In der A r s e n i k v e r g i f t u n g ist nach ORFILAS
zahlreichen Versuchen und Beobachtungen das Zweck-
mäßigste, schleunig eine Menge lauwarmes Wasser, Zuk-
kerwasser, Honigwasser, Milch oder *Leinsamen*abkochung
zu trinken und durch den Reiz des Fingers oder einer Feder
Brechen zu erregen, wenn dies nicht wie gewöhnlich schon
von selbst erfolgt [4]. Die alkalische *Schwefelleber*, von

1) *Galeni* Opp. T. X. p. 601. „Quamprimum jube eos vomere, epoto prius
hydrelao". *Dioscorides* L. II. C. 144. „Ad letalia venena in genere faciunt·
Oleum potum: si id in promtu non sit, butyrum tepidum".
2) Journal de Francf. 4. Mai 1825. „La gazette de Brigthon indique un remède
très-facile à se procurer pour arrêter les progrès de beaucoup de poisons etc."
3) *Thomson's* London dispensatory. 1815. p. 357.
4) *M. P. Orfila*. Traité des poisons etc. Paris 1814. T. I. P. I. pag. 180.

NAVIER als Gegengift des Arseniks gerühmt und lange Zeit von den meisten europäischen Ärzten dafür gehalten, ist nach ORFILA selbst ein Gift und tötet zu ca. 4 g genommen, indem sie Magenentzündung erregt und das Nervensystem ungeheuer reizt, wenn sie nicht weggebrochen wird.

6) HAHNEMANN empfiehlt dickes Seifenwasser als das wirksamste Gegenmittel des Arseniks. Man soll ein Pfund Seife in etwa zwei Liter heißem Wasser lösen und davon lauwarm alle 3 bis 4 Minuten eine Tasse trinken.

7) Einige haben auch Holzkohlenpulver unter Wasser; andere

8) warmes Hühner- oder Lammblut in der Arsenikvergiftung zu trinken geraten [5]).

9) In der Sublimatvergiftung soll Eiweiß als wahres Antidotum wirken; man soll daher dem Vergifteten sobald als möglich mehrere Gläser voll Wasser, worin frisches Eiweiß verrührt, zu trinken geben. In Ermangelung desselben passen auch *Leinsamen-, Eibisch-* oder *Reis*-Abkochung, Zuckerwasser und selbst bloßes warmes Wasser [6]).

10) Einen Menschen, der sich mit Sublimat vergiftet hatte, rettete SYDENHAM dadurch, daß er ihn bloß eine große Menge laues Wasser trinken ließ, wonach er viel brach und hergestellt wurde [7]).

11) WENDT empfiehlt für solche Fälle, Holzasche unter laues Wasser gemischt zu trinken.

12) Gegen die Vergiftung durch Grünspan soll der Zucker spezifisch wirken; man läßt daher viel Zucker essen und Zuckerwasser oder Sirup trinken [8]).

13) In der Bleivergiftung (Bleikolik) scheint *Bittersalz* (schwefelsaure Magnesia) zu ein bis zwei Eßlöffel voll

---

5) *Jo. Wendt.* Die Hilfe bei Vergiftungen. 2. Aufl. Breslau 1825. S. 22.
6) *Orfila* a. a. O. P 320.
7) *Th. Sydenham.* Opp. p. 320.
8) *Orfila* I. c. p. 289.

auf ein großes Glas Wasser neben fetten Salzklistieren das Wirksamste zu sein.

14) In Bleiweiß- und Miniumfabriken essen die Arbeiter, als Präservativ der Bleivergiftung, sehr fettes Butterbrot und Speck.

15) Gegen die giftige Wirkung des Brechweinsteins läßt man warmes Wasser in Menge trinken oder auch ein starkes Dekokt von grünem chinesischem Tee.

16) In der Vergiftung durch Höllenstein soll Kochsalz, welches das salpetersaure Silber schnell zersetzt, spezifisch sein. Man läßt daher erst Salzwasser, hernach schleimige Dinge wie *Leinsamentee* trinken.

17) Auf salzsaure Schwererde wirkt Glaubersalz-Auflösung und selbst schon Brunnenwasser, durch den schwefelsauren Kalk, neutralisierend [9]).

18) Wenn Sauerkleesalz aus Verwechslung eingenommen giftige Wirkungen äußert, wie in neueren Zeiten viele solche Beispiele bekannt geworden sind, gibt man gepulverte Kreide unter Wasser zu trinken [10]).

19) Verschlucktes Vitriolöl und Scheidewasser wird durch Seifenwasser, Milch, Oliven- und Mandelöl (oder durch Wasser, worunter kalzinierte *Magnesia* gerührt worden) weniger schädlich gemacht.

20) Man hat auch in solchen Fällen Holzasche unter Wasser nützlich gefunden. Bei einer Reise auf den Montblanc nahm jemand aus Versehen aus einer Flasche, in der er Branntwein vermutete, einen Schluck Vitriolöl, rettete sich aber dadurch, daß er gleich Asche von dem Nachtfeuer mit Wasser vermischt trank [11]).

---

9) *Orfila* T. I. P. II. pag. 182.
10) Salzburger med. chir. Zeitung 1816. II. S. 225.
11) *J. Hamel*, Beschreibung zweier Reisen auf den Mont Blanc 1821.

21) Auf verschluckten lebendigen K a l k, kaustische
L a u g e und kaustisches A m m o n i u m wirkt Essig mit Wasser vermischt neutralisierend.

22) Die giftige Wirkung der C a n t h a r i d e n wird durch
Öl in Menge getrunken gemindert [12]).

23) Wenn scharfe P f l a n z e n g i f t e verschluckt worden
sind wie *Nieswurz, Zaunrübe, Koloquinten,* die Beeren
des *Seidelbastes* und ähnliche, soll man das in der Regel
danach entstehende Erbrechen und Purgieren durch viel
schleimiges Getränk befördern; Brechmittel selbst aber und
Essig, die man sonst für diese Fälle empfahl, hält Orfila
für schädlich, indem sie die Magenentzündung vermehren [13]).

24) N a r k o t i s c h e G i f t e wie *Opium, Belladonna,
Stechapfel, Schierling* etc. sucht man, sobald als möglich,
durch ein gewöhnliches oder ein verstärktes Brechmittel
und durch eine abführende *Glaubersalzlösung* auszuleeren.
Nachher gibt man säuerliche Getränke, am liebsten Weinessig mit Wasser [14]).

25) Die starre Betäubung und den soporösen Zustand,
in der der Vergiftete durch *Opium* liegt, sucht man dadurch
zu heben, daß man den Kranken mit kaltem Wasser be-
gießt [15]), wenigstens das Gesicht damit besprizt und mit
*Essig* oder *Zitronensaft* wäscht; ferner daß man ihn mit
Gewalt aufrichtet und herumführt, rüttelt und schlägt. z. B.
mit der flachen Hand oder der Sohle eines Pantoffels
zwischen die Schultern [16]) und zum Getränk saure Limonade oder Essig und Wasser nehmen läßt.

26) Der Kaffee. welchen Hahnemann gegen die Vergiftung durch Opium empfohlen hat. scheint in der Tat als

---

12) *Orfila* T. I. P. II. pag. 230.
13) *Orifa* a. a. O. S. 126.
14) *Orfila*. T. II. P. II. p. 87.
15) Mediz. chirurg. Zeitung 1819. III. S. 84.
16) ibid. 1823. III. S. 63.

Antinarcoticum zu wirken; daher Opiumesser und Tabak-
raucher, wie die Türken und Araber, beständig Kaffee
trinken. — Auch ORFILA rät einen Aufguß auf gebrannte
und gemahlene Kaffeebohnen, jedoch erst nachdem das
verschluckte Opium durch Brechen ausgeleert worden.

27) G i f t i g e   S c h w ä m m e. Champignons müssen
schleunig durch ein kräftiges Brechmittel und eine Salzabführung ausgeleert werden: hinterher gibt man Essig
und Wasser zu trinken.

28) Ein österreichischer Arzt. Dr. KRAPF, welcher viele
durch schädliche Pilze Vergiftete zu behandeln gehabt hat,
gesteht, daß er außer dem kalten Wasser kein dienlicheres
Mittel kenne. Er läßt immer die Verunglückten so viel
kaltes Wasser trinken, als sie nur vermögen.

29) Birnmost mit einem Zusatz von Weinbranntwein
soll bei der Vergiftung durch schädliche Pilze gut bekommen [17]).

30) Gegen die Anfälle von Magenschmerzen, Schwindel, Übelkeit, welche auf den Genuß mancher S e e -
f i s c h e [18]), namentlich aus dem Geschlecht Sparus und
Tetrodon, zuweilen folgen, läßt man viel laues Wasser
trinken, und ein Purgiersalz nehmen.

31) Auch die eßbare Seemuschel (Mytilus edulis) äußert
zuweilen, besonders im Sommer, wo das Tier von dem
Laich der Quallen lebt [19]), giftige Wirkung; ihr Genuß
erregt unerträgliches Jucken, Geschwulst und Röte der
Haut, Erbrechen und andere üble Anfälle. Hier paßt
gleichfalls, nachdem das Genossene ausgeleert worden,
*Zitronensaft* und *Essig.* Auch *Pfefferminztee* wird empfohlen.

17) *J. Sinclair*, Handb. der Gesundheit, a. d. E. von *K. Sprengel.* Amsterdam
   1809. S. 143.
18) *J. Reinold Forster*, Obs. made during a voyage round the world. 1778. p. 643.
19) *Virey* im Bulletin de pharmac. 1813. p. 161.

# XLV.

## Scheintod

Die Vorkehrungen, wodurch wir in den verschiedenen Arten des Scheintodes, wie durch Ersticken, Ertrinken, Erfrieren usw., die Lebenswärme, den Atem und Kreislauf wieder anzufachen und Gefühl und Bewußtsein wieder zu erwecken suchen, können dem größten Teile nach als einfache Hausmittel angesehen werden.

1) Um einen Verunglückten, von dem die Lebenswärme größtenteils gewichen ist, wieder zu erwärmen, hüllt man den Entkleideten in gewärmte wollene Decken oder in Federbetten ein, oder bringt ihn in ein warmes Bad. Nur Erfrorene werden, ehe man sie der Wärme aussetzt, zuvor mit Schnee oder kaltem Wasser gerieben und dann in nur schwach, oder gar nicht erwärmte Federbetten eingehüllt. — Das passendste, überall anzutreffende Gefäß, um einen erwachsenen Scheintoten zu transportieren, zu baden und überhaupt zu handhaben, ist ein großer Wasch- oder Backtrog. Sollte aber auch dieser sowie warmes Wasser zum Bade fehlen, so läßt man den Verunglückten in die Nähe eines Flammfeuers legen und mit warmer Asche oder erwärmtem Sande überdecken.

2) Besonders nützlich ist anhaltende Erwärmung der Herz- und Magengegend; daher man dieselbe mit gewärmten wollenen Tüchern, oder mit einer großen, warmes Wasser enthaltenden Rindsblase belegt. Hände und Füße läßt man durch heiße Flaschen oder Krüge erwärmen.

3) Um den Kreislauf wieder zu beleben, pflegt man den ganzen Körper anhaltend mit rauhen Tüchern zu reiben oder auch zu bürsten, zumal die Präkordialgegend, die innere Seite der Arme und Beine. die Handflächen und Fußsohlen.

4) Den Atem sucht man dadurch wieder anzufachen, daß ein starker Mann mit auf den Mund des Scheintoten aufgesetztem Munde bei zugehaltenen Nasenlöchern Luft in die Lungen einbläst, diese durch Zusammendrücken des Thorax wieder auspreßt, und so abwechselnd fortfährt.

5) Ein gewöhnlicher Blasebalg ist zum Lufteinblasen noch zweckmäßiger. Das Rohr desselben wird in ein Nasenloch eingesetzt, und während man das andere, sowie den Mund mit der Hand zuhalten läßt, Luft eingeblasen.

6) Zuvor ist es zweckmäßig, die äußeren Luftwege, die Nase und Rachenhöhle, mittels einer Feder von Schleim oder verschlucktem Schlamm etc. zu befreien.

7) Starke Nervenreize gehören ferner zu den wichtigsten Erweckungsmitteln. Namentlich Riechmittel wie zerriebener Meerrettich, das Kitzeln mit einer Feder in der Nase, das Einblasen von Schnupftabak oder Pfeffer in die Nase, das Eintröpfeln von Kölnischem Wasser ins Auge. Anfeuchten der Zunge mit starkem Branntwein, Waschen des Rückens mit Branntwein, Einspritzung von warmem Wein oder Branntwein, Essig und Wasser in den After. Schläge auf die Handflächen und Fußsohlen, und endlich das Brennen einzelner Hautstellen durch Auftröpfeln von Siegellack.

Auf die angezeigte Weise werden Ertrunkene, Erstickte, Erhängte, vom Blitz Getroffene oder auch solche, die durch Blutverlust, durch konvulsivische oder andere Krankheiten asphyktisch geworden sind, behandelt, wenn man wegen der kurzen Dauer dieses Zustandes, wegen zurückgebliebener Wärme, Beweglichkeit der Glieder und wenn auch noch so schwacher Pulsation des Herzens oder aus anderen Gründen vermuten kann, daß das Leben noch nicht völlig erloschen ist. Einige spezielle Erweckungsmittel bei den einzelnen Arten der Asphyxie sind noch hier zu erwähnen.

8) Der Erfrorene wird entkleidet und mit Schnee oder
in kaltes Wasser getauchten Schwämmen anhaltend gerieben, bis Wärme in die erstarrten Teile zurückkehrt, überhaupt der ganze Körper so behandelt, wie man bekannter-
maßen von Kälte erstarrte Füße behandelt, durch allmäh-
liches Auftauen. Zuletzt hüllt man den Körper in schwach
erwärmte wollene Decken ein.

9) Im Scheintod durch Erhängen sowie in anderen Arten des Scheintodes, wo Blutüberfüllung des Hirns sich vermuten läßt oder diese sich durch ein blaues aufgedunsenes
Gesicht ausspricht, ist eine starke Blutausleerung angezeigt.
Um diese schleunig zu bewerkstelligen, ist nichts erforderlich als ein Rasiermesser oder scharfes Federmesser, womit
man eine oder mehrere durchscheinende Hautblutadern des
Armes quer durchschneidet. Die so höchst nötigen Aderlässe
unterbleiben oft nur deswegen, weil sich ein ordentliches
Aderlaßinstrument nicht schleunig genug auftreiben läßt.

10) Durch Kohlendunst oder durch andere irrespirable
Gasarten Erstickte müssen der freien Luft ausgesetzt und
ihnen kühle Luft angeweht werden; zugleich bespritzt man
das Gesicht mit kaltem Wasser und läßt die ganze Oberfläche mit Essig reiben, während die Füße im warmen
Bade stehen. Auch zum innerlichen Gebrauch paßt der
Essig in solchen Fällen. Sehr oft ist auch hier eine Blutentziehung nötig.

11) Vom Blitz Getroffene will man dadurch wieder belebt haben, daß man einige Schritte von der Stelle, wo der
Verunglückte gefunden wurde, eine längliche Grube machte, den Entkleideten hineinlegte, und, mit Ausnahme des
Gesichtes mit frischer Erde bedeckt, ihn so einige Stunden
liegen ließ.

12) Verschluckte und im oberen Teil des Schlundes
steckengebliebene Körper, wie Knochen, Sehnen, Gräten.

Nadeln, müssen womöglich mit dem Finger oder einer Pinzette ausgezogen werden. Tiefer sitzende kann man mittels einer Drahtschlinge auszuziehen versuchen. In dieser Absicht läßt man den Kopf gegen die Brust eines anderen zurücklehnen, drückt mit dem linken Zeigefinger die Zungenwurzel nieder, während man den biegsamen, zu einer Schlinge umgebogenen Draht tief hinunterführt und zurückzieht.

13) Oder man verfertigt in der Eile ein kleines Bündel Schlingen aus seidenen Fäden oder dünnem Bindfaden, befestigt es an die Spitze eines glatten Fischbeinstabes, dringt damit tief in den Schlund, dreht den Stab einigemal um und zieht ihn zurück. Es soll auf diese Weise nicht selten geglückt sein, im Schlunde steckengebliebene Nadeln und Gräten auszuziehen.

14) Noch einfacher ist das Verfahren, welches BUCHAN angibt: ein kleines Stück Fleisch an einen Faden zu binden, verschlucken zu lassen und schnell zurückzuziehen.

15) Wenn der im Schlunde steckengebliebene Körper aber nicht herauszunehmen ist, sucht man ihn hinuntergleiten zu machen. Man läßt daher viel Wasser trinken und Brot, getrocknete Feigen [1]) oder Zwetschgen essen. Ganz besonders sind dazu auch Kartoffeln behilflich, die auch aus diesem Grunde als Zugemüse zu Fischen passen.

16) Eine Frau, die, während sie zwei Nadeln im Munde hielt, erschrak, weil ihr Kind ins Feuer zu fallen Gefahr lief, verschluckte die Nadeln, welche tief im Schlunde stekken blieben. Es wurde ihr geraten, warmes Bier mit viel Butter und grob geschnittenem Roggenbrot in Menge zu essen, worauf die Nadeln andern Tags glücklich mit den Exkrementen abgingen [2]).

---

1) *Sabatier*, la médecine opératoire. Ed. 2. T. 3. „Des figues sèches retournées sur elles mêmes."

2) *v. Froriep*, Notizen. Bd. 1 p. 42.

17) Um verschluckte Stecknadeln aus dem Magen aus-
zuleeren, wird geraten, 0,24 g Brechweinstein in wenig
Wasser aufgelöst zu nehmen und unmittelbar darauf das
Weiße von 4 bis 6 Eiern zu verschlucken. Nach einigen
Minuten erfolgt Erbrechen, und die Nadeln werden mit
dem Eiweiß ausgeworfen [3]).

18) Zuletzt bleibt noch das Hinunterstoßen übrig. Dazu
empfahl A. PARÉ einen biegsamen Lauchstengel; BUCHAN,
einen durch warmes Wasser etwas erweichten Wachsstock.
Besser schickt sich aber dazu eine glatte Weidenrute oder
ein dünner Fischbeinstab, an dessen Spitze ein Stückchen
Badeschwamm genau befestigt wird.

19) Fremde Körper, die unter Lachen während des Essens oder bei anderer Gelegenheit in die Stimmritze oder
in die Luftröhre selbst eingedrungen sind, z. B. Nußschalen,
Bohnen, Knöchelchen, ein Stückchen Apfel usw., erregen
die furchtbarsten Erstickungsanfälle und werden oft in
wenigen Minuten oder Stunden tödlich. Um solche fremde
Körper zum Auswurf zu bringen, ist das instinktmäßige
Klopfen mit der flachen Hand zwischen die Schultern ein
höchst schätzbares Verfahren. Auch unter Niesen und Erbrechen wird die reizbare Luftröhre zuweilen befreit; daher man versuchen kann durch eingeblasenen Schnupftabak
Niesen, und durch den Kitzel einer in warme Butter getauchten Federfahne Erbrechen zu erregen.

# XLVI.

## Hundswut / Schlangenbiss / Insektenstich

Wenn die vielerlei Verfahrungsarten, welche als Volks-
und Hausmittel bei vergifteten Wunden in Anwendung gebracht werden, zum Teil, als ungereimt, eher der Warnung
als der Empfehlung verdienen, so müssen doch andere als
völlig rationell und höchst wirksam anerkannt werden;
dem praktischen Arzt aber muß daran liegen, alle jene
Mittel zu kennen.

1) Man hat gesehen, daß Menschen, die von einem tollen Hunde in den Finger gebissen waren, den Entschluß
faßten, sich das Glied abzuhauen. Dies Verfahren ist vielleicht das rationellste von allen. Da wo es nicht in Anwendung kommen kann, gewährt das Ausschneiden der
Wunden oder vielmehr das Ausschneiden der lividen Zahneindrücke (denn diese sind viel häufiger, als wahre blutige
Wunden) den besten Ersatz. Man hebt die verletzte Haut
stark in die Höhe und schneidet mittels eines Rasiermessers
die Zahneindrücke in dieselbe, bis aufs Gesunde, aus ¹).

2) Andere haben sich durch die ganz kunstlose Anwendung des glühenden Eisens geschützt. Elf Menschen, die
von einem wirklich tollen Hunde gebissen worden, ließen
sich von einem Bauer in der Dorfschenke mit einem glühenden Schlüssel kauterisieren und blieben ohne etwas weiter
zu brauchen gesund ²). Der Gebissene eile daher zu dem
nächsten Schmied, lasse einen Schlüssel oder sonst ein Eisen

---

1) *Ant. Dubois* sah ich auf ähnliche Weise zwei von Hunden Gebissene behandeln. Er hob mit einer gewöhnlichen anatomischen Pinzette die zu einer
Falte gebildete Haut in die Höhe und schnitt die lividen Stellen in einem
eigens im Hospitale dazu bestimmten gewöhnlichen Bistouri aus. Nachher
ätzte er die frische Wunde mit Antimonialbutter und setzte sie später durch
reizende Salben in starke Eiterung. — Einem in die Nase Gebissenen
schnitt er die Nasenspitze völlig ab.

2) *Blumenbachs* mediz. Bibliothek. Bd. I. 1783. S. 389.

mit runder Spitze rot glühend machen und einige Augenblicke auf die Wunde drücken. Nur durch eines dieser Mittel: das Abhauen, Ausschneiden oder Ausbrennen ist die
höchstmögliche Sicherheit gegen den Ausbruch der Wasserscheu zu erlangen, die noch durch Monate lang fortgesetzte
Unterhaltung der Eiterung vermehrt wird. Alle andere
örtliche Mittel, wie das Auswaschen der Bißwunde, das Auflegen gewisser Salben und Pflaster, gewähren keine solche
Sicherheit; und die vielerlei zur Verhütung und Heilung
der Wasserscheu empfohlenen innerlichen Mittel, deren
von Jahr zu Jahr neue bekannt gemacht werden, sind offenbar vielmehr schädlich als nützlich, indem sie die Gebissenen abhalten, alle Sorgfalt gleich anfangs auf die Zerstörung des tödlichen Zunders zu wenden.

Folgende Behandlungsarten durch nichtpharmazeutische
Mittel mögen hier eine Stelle finden.

3) Gleich nachdem jemand das Unglück gehabt hat, gebissen zu werden, soll er Erde oder Sand in die Wunde
einreiben, um die Aufsaugung des Giftes zu verhüten.

4) Einige raten die Wunde aufzuschneiden, bluten zu
lassen und dann kaltes Wasser, von einer gewissen Höhe
herab, darauf zu schütten, um das Gift auszuspülen. J. HUN-
TER ließ die Wunde durch kaltes Wasser mittels des Tee-
kessels begießen.

5) Oder: man soll die Bißstelle schröpfen und Blut durch
einen Schröpfkopf ausziehen (CELSUS).

6) Leinöl anhaltend einreiben [3]).

7) Schießpulver in die Wunde streuen, dasselbe anzünden, den Brandschorf absondern und Eiterung unterhalten [4]).

8) Salzwasser.

3) *Richters* chirurg. Bibliothek. Bd. 15. S. 47.
4) Dessen Wundarzneikunde. Bd. I. S. 254.

9) Seifensiederlauge,

10) Seifenwasser,

11) Essig,

12) Urin,

13) Sauerkrautbrühe zum Auswaschen der Bißwunde.

14) Einen durchschnittenen Hering mit der inwendigen Seite aufzulegen.

15) Zu den älteren gegen die Wasserscheu selbst vielfältig gerühmten Volksmitteln gehört der gemeine und insipide *Ackergauchheil* (Anagallis arvensis). Eine Abkochung der frischen Pflanze wird getrunken und auch mit Kompressen auf die Wunde gebracht; oder das Pulver der getrockneten Pflanze wird in die Wunde gestreut und dasselbe zugleich mit einem Teelöffel voll morgens und abends eingenommen [5]).

16) Der *Maiwurm* (Meloe proscarabaeus) wurde seit dem Jahr 1777 in Preußen als Spezifikum gegen die Hundswut empfohlen. Schon 100 Jahre früher rühmte man das Mittel mit folgenden Worten [6]). „Den Maiwurm greife nicht mit der Hand, sondern mit Papier an, tu ihn in Honig, laß ihn darin stecken; von dem Honig gib dem Kranken in warmes Bier und salbe auch die Wunde, die ein toller Hund gebissen hat, damit, so wird er gesund".

17) Die Wurzel des *Wasserwegwarts* (Alisma plantago) zu 0,6 g dreimal des Tags; daneben ein Breiumschlag von den Blättern auf die Wunde (Russisches V. M.) [7]).

18) Gepulverte *Taxusblätter,* von Taxus baccata, mit Bier zu nehmen. Das Mittel stammt von einem Fürstl. Schwarzenberg'schen Jäger und ist in Wien unter dem Namen des Schwarzenbergischen Mittels bekannt.

5) *Hufeland*s Journal 1817. I. S. 84.

6) *Math. Martini*, Armer Kranken Rat. Frankf. 1676. 8. S. 23.

7) Med. chirurg. Zeitung. 1815. S. 77.

19) Die Kerne von einem halben Schock reifer *Walnüsse* und einer Handvoll frischer *Gartenraute* werden, jedes für sich, klein gestoßen und mit einem Viertelquart Honig vermischt. Davon nimmt der Gebissene täglich zweimal einen Eßlöffel voll. RUST nennt dies das Fürstl. Blüchersche Mittel *).

20) Ein Spitzglas voll frisches Schafblut, zur Hälfte mit Essig vermischt, anfangs täglich, nachher seltener getrunken, soll vor dem Ausbruch der Wasserscheu schützen.

21) Ebenso: Warmes Blut eines eben geschlachteten Huhns mit etwas warmem Wein, erst täglich, dann wöchentlich einmal zu trinken (Russ. V. M.) *).

22) Sogar von dem Blute des erschlagenen tollen Hundes läßt man in einigen Gegenden Rußlands den Gebissenen trinken ¹⁰).

23) In der Ukraine von dem Blute einer Art wilden Enten.

24) Den Wasserscheuen unvermutet ins Wasser zu stürzen und unterzutauchen, hielt man im Altertum für das vorzüglichste Heilmittel dieser Krankheit ¹¹).

25) Neuere haben es nützlich gefunden, den Wasserscheuen mehrere Stunden lang warm zu baden. Ein wasserscheues Kind soll dadurch geheilt worden sein, daß man es täglich 15 bis 16 Stunden lang ins Wasser setzte ¹²).

26) Nach einer alten Volksmeinung soll unter der Zunge in eigenen Bläschen das Wutgift enthalten sein, die man daher, um den Ausbruch der Wasserscheu zu verhüten.

---

8) *Rusts* Magazin etc. Bd. 6. S. 71.
9) *Gerson* und *Julius*. Magazin der ausländ. Literatur der gesamten Heilk. Bd. 7. 1824.
10) Russische Sammlung für Naturw. und Heilk. Bd. II. Heft I. Riga 1818.
11) *Celsus* L. V. Kap. 27. „Unicum tamen remedium est, nec opinantem in piscinam projicere".
12) Nouv. Journal de médecine — rédigé par *Béclard* etc. 1818.

zerstören soll. Das in neueren Zeiten viel besprochene
Maroschettische Mittel gründet sich auf jene problematische
Meinung und besteht darin, die zur Seite des Zungenban-
des entstehenden Bläschen mit einer glühenden Nadel zu
kauterisieren. Zugleich wird in Rußland, woher jenes Verfahren stammt, eine Abkochung des *Färbeginsters* (summit.
Genistae luteae tinctoriae) getrunken [13]).

27) Weinessig, morgens, mittags und abends zu einem
halben Liter getrunken, hat vor kurzem der Graf Lenoissa
in Padua als Heilmittel der Hundswut gerühmt [14]).

28) Gegen den Biß giftiger Schlangen wurde im Altertum sowie noch jetzt in manchen Gegenden das Aussaugen
der Wunde angewandt [15]).

29) Die Neger in der Gegend von Sierra Leone legen,
sobald einer von einer Schlange gebissen ist, eine Ligatur
oberhalb des verwundeten Gliedes um; lassen durch den
Mund eines anderen die Wunde aussaugen; machen tiefe
Einschnitte, um Blut auszuleeren, und legen dann eine Salbe aus Palmöl und der Asche einer gewissen Pflanze auf.
Außerdem suchen sie Niesen und Brechen zu erregen [16]).

30) Gegen den Klapperschlangenbiß wenden die Indianer das Ausbrennen der Wunde und als Brechmittel
Menschenkot an [17]).

31) Das rotglühende Eisen zum Kauterisieren der Biß-
wunden empfiehlt auch ORFILA.

---

13) *Rusts* Magazin Bd. 16. 1824. S. 116.
14) *Froriebs* Notizen Bd. VIII. 1824. S. 64.
15) *Celsus* L. V. Kap. 27. „Neque hercule scientiam praecipuam habent hi, qui
Psylli nominantur; sed audaciam usu ipso confirmatam. — Ergo quisquis
exemplum Psylli secutus, id vulnus exsuxerit, et ipse tutus erit, et tutum
hominem praestabit".
16) *Thom. Winterbottom.* An account of the native Africans of Sierra Leone
etc. London 1803. Vol. II. p. 183.
17) *Recherches philos. sur les Américains.* Vol. II. p. 255.

32) MOSELEY hingegen das Ätzen mit Höllenstein [18]).

33) Andere lassen Schießpulver auf der Wunde abbrennen,

34) oder bringen einen Tropfen Vitriolöl mittels eines
kleinen Spans in die Wunde.

35) Die Brasilianer legen Schnupftabak auf die Wunden, welche durch giftige Schlangen verursacht worden [19]).

36) Ebenso gekauten *Tabak*.

37) Nach dem Rate des CELSUS [20]) soll man ein leben-
diges junges Huhn mitten voneinander schneiden und die
noch warme blutige Hälfte auf die Wunde legen.

38) Der Biß der europäischen Viper (Coluber berus),
welcher jedoch für Menschen selten tödlich ist, wird älteren [21]) und neueren [22]) Erfahrungen zufolge am vorteilhaftesten durch Einreibungen von warmem *Baumöl* behandelt.

39) *Eau de Luce* (Liquor ammonii succin.), dessen
Kraft man zu einer Zeit außerordentlich rühmte, ist zwar
nach FONTANA, EVERAD HOME und ORFILA kein spezifisches
Gegenmittel des Viperngiftes, es verdient jedoch, allerdings neben dem *Baumöl*, sowohl zum äußerlichen als innerlichen Gebrauch in Anwendung gebracht zu werden.

40) Wein bis zur Berauschung getrunken übertrifft den
neuesten Erfahrungen nach alle bisher bekannten Gegenmittel des Vipernbisses. In Dalmatien, wo die Viper sehr
häufig und giftig ist, denken die Einwohner nach RASORIS
Versicherung nicht daran, wenn sie gebissen sind, einen
Arzt herbeizurufen, sondern heilen jeden, der gebissen

---

18) *Benj. Moseley*. On tropical diseases. Lond. 1803. p. 36. „The best applica-
tion is the Lapis infernalis".
19) *Schäffers* Brasilien. Altona 1824. S. 393.
20) Lib. V. Kap. 27. „Vivum autem gallinaceum pullum per medium dividere,
et protinus calidum super vulnus imponere sic, ut pars interior corpori
jungatur".
21) Philos. Transact. abrdg. T. X. p. 222 und 266.
22) *Hufelands* Journal 1821.

worden, damit, daß sie ihn berauschen. Die Leute, welche alle Jahre zu einer gewissen Zeit nach Mailand gehen, um daselbst Vipern zu verkaufen, wenden nichts anderes an, wenn sie gebissen werden [23]).

41) Die eben genannte Kur ist sehr alt, aber wie es scheint, von den Ärzten nicht gehörig beachtet, indem man einem so einfachen Mittel weniger Zutrauen schenken zu dürfen glaubte als dem Theriak und Ammonium. Schon CELSUS sagt, man müsse dem Gebissenen Wein mit Pfeffer zu trinken geben und führt dabei einen theoretischen Grund an, der noch jetzt mit wenig Veränderung gültig sein möchte [24]).

42) Viel Rum mit Cayenne-Pfeffer zu trinken, ist das Mittel der amerikanischen Indianer, welches sie oft noch hilfreich finden, nachdem schon die giftige Wirkung des Schlangenbisses völlig eingetreten ist. MOSELEY, der dies in seiner klassischen Schrift [25]) berichtet, hält diese Behandlung mit Recht für völlig rational. Denn da als Wirkung des Schlangengiftes alle Lebenskräfte schnell abnehmen, Lebenswärme, Sensibilität und Tätigkeit des Herzens bis zum Erlöschen sinken, so scheint ein mächtiges Reizmittel, wie das genannte ist, völlig passend und angezeigt zu sein.

43) Auch namentlich gegen Klapperschlangenbiß hat man den reichlichen Gebrauch von Spirituosis heilsam gefunden. Ein Sklave wird von einer Klapperschlange gebissen. Nach 10 Minuten ist er bewegungs- und sprachlos, sein Puls zitternd. Man schüttet ihm einen Teelöffel voll spanischen Pfeffer unter ein Glas Branntwein gemischt ein.

---

23) *v. Froriep*s Notizen etc. Bd. V. 1823. S. 60.
24) *Celsus* L. V. Kap. 27. „Necessarium est exsorbere portionem meri vini cum pipere, vel quidlibet aliud, quod calori movendo est: nam maxima pars venenorum frigore interimit". — Auch *Dioscorides* pag. m. 798 empfiehlt den Wein. „Ad eos quos vipera momordit: ipsum per se vinum merum copiose potum, efficacissimum est auxilium".
25) *Moseley*. On tropical diseases. pag. 38.

292 Hundswut / Schlangenbiß / Insektenstich

und fährt fort ihm bis zu einem Quartier Branntwein zu geben, worauf der Puls sich hebt und der Mensch sich erholt [26]).

44) Als Gegenmittel der schädlichen Wirkung der Giftpfeile der südamerikanischen Wilden nennt CONDAMINE [27]) den Zucker; da er aber die Anweisung gibt, ca. 90 — 120 g Zucker in ½ Liter Wein aufgelöst zu trinken, so scheint letzterem die gute Wirkung zugeschrieben werden zu müssen, die er dem Zucker zutraut.

45) Gegen den Wespen- und Bienenstich gibt man die Anweisung, erst das Hervorragende des steckengebliebenen und Gift enthaltenden Stachels mit der Schere abzuschneiden und dann mit Hilfe einer Nadel den übrigen Stachel aus dem Fleisch zu ziehen (SWAMMERDAM).

46) Eines der vorzüglichsten Linderungsmittel des brennenden Schmerzes ist kaltes Salzwasser oder Meerwasser.

47) *Weinessig* oder *Zitronensaft* mit Läppchen aufgelegt.

48) Frisch gequetschte *Petersilienblätter.*

49) Frische Blätter des *Wegerichs* (Plantago major) [28]).

50) Milchsaft des Feigenbaums, gegen den Wespenstich [29]).

51) Frischer Milchsaft des *Mohns* (Papaver somn.) [30]).

52) Urin.

53) Eiweiß.

54) Nasse Erde: Sie lindert besonders auch den brennenden Schmerz, welchen der Ameisenbiß erregt.

55) Nasser Ton oder Letten.

26) American med. Recorder. Oct. 1823.
27) Voyage de l'Amérique. p. 68.
28) *Gmelin.* Flora badens. I. 356.
29) *Phil. Hecquet.* La médecine des pauvres. Paris 1742. T. III. p. 82.
30) Journal de méd. T. IV. p. 309.

56) *Zwiebelsaft* aus dem röhrigen Stengel soll die schnellste Hilfe leisten.

57) Saft aus *Klettenblättern*.

58) Fettes Öl anhaltend einzureiben und aufzulegen gegen Bienenstich (HUFELAND).

59) Ohrenschmalz [31]).

60) Den Honig zum äußerlichen Gebrauch gegen den Bienenstich empfahl dringend FORMEY; früher UNZER [32]).

61) Gegen den Mückenstich oder den Stich der Moskitos der Südamerikaner rät schon FRANZ DRAKE *Zitronensaft* einzureiben.

62) Die Lappländer, erzählt MAUPERTUIS, wenn sie von Mücken gestochen sind, reiben das Harz, was aus Fichtenstämmen quillt, ein.

63) MOSELEY gibt unter den Linderungsmitteln *Öl*, *Essig* und *Zitronensaft* an und beschreibt zugleich die Schutzmittel, deren man sich auf den westindischen Inseln gegen diese lästigen nächtlichen Quälgeister bedient. Die Hauptsache ist ein florener Vorhang, den Reisende nie unterlassen müssen, bei sich zu führen [33]).

64) Gegen den Skorpionstich empfehlen die meisten Öleinreibungen (MOSELEY, ORRFILA, RUSSEL) [34]). Letzterer sagt: der Skorpionstich errege in Aleppo, zumal bei Frauen, außerordentliche Anschwellung, Erbrechen und Ohnmacht. Dagegen gebe man *Theriak* und reibe Öl ein. In den meisten Häusern wäre ein Fläschchen mit Öl, worin das zerquetschte Tier aufbewahrt würde, zu diesem Gebrauch vorrätig. Bloßes Öl sei aber ebenso wirksam.

---

31) *Unzer*, a. a. O. 2. Band. 1769. S. 308.
32) ibid. S. 476.
33) *Bartholdy*, Bruchstücke zur nähern Kenntnis des heutigen Griechenlands, T. 1. 1805. S. 98.
34) Nat. hist. of. Aleppo. 2. Ed. 11. p. 223.

65) Auch der Tarantelbiß erfordert in der Regel nichts als Öleinreibung.

66) Die brasilianische Behandlung der Anfälle, welche der Sandfloh (Pulex penetrans), in den Zehen worin er nistet, erregt, besteht darin, daß man die schwarzen Punkte wie einen Splitter mit der Nadel ausgräbt und etwas Schnupftabak in die kleine Wunde einreibt [35]).

67) Gegen Läuse, die sich bei vielen Kranken gern auf dem Kopf einfinden, rät REIL das Haar abzukürzen, täglich mit einer Bürste zu bürsten und von Zeit zu Zeit einige Tropfen *Anisöl* in die Bürste fallen zu lassen [36]). UNZER sagt von dem Mittel: probatum est, nur stinkts übel.

68) Ebenso wirksam soll aufgestreuter *Petersiliensamen* sein und keinen so widerlichen Geruch verbreiten.

69) Den geschorenen Kopf fleißig mit Salzwasser zu waschen und zu bürsten (Franz. H. M.).

70) Die Haare mit Weingeist anzufeuchten.

71) Gegen die von der Kopflaus spezifisch verschiedene Kleiderlaus wird eine Salbe aus 32 g grüner Seife und 3,2 g Kochsalz empfohlen.

72) Gegen Filzläuse (Morpiones. Pediculus pubis) wirkt am schnellsten das Abrasieren der Schoßhaare und anderer Hautstellen, wo diese Tiere und ihre Eier an den Haaren festhängen. Daher höchst wahrscheinlich im Orient die Sitte entstanden ist. diese Gegenden immer frei von Haaren zu erhalten [37]).

---

35) *Max*, Prinz v. Wied-Neuwied. Reise nach Brasilien. 1. Frkf. 1820. S. 109.
36) *Reil*. Über die Erkenntnis und Kur der Fieber. I. S. 464.
37) *Prosper Alpini*. Medicina Aegyptiorum LB. 1719. p. 230. „Pudendis igitur tota cura in balneis ab iis adhibetur. Ea siquidem inprimis lavant, pilisque nudant. locaque pudendor. perpetuo glabra gestant. turpeque ibi est mulierem pilis obsitam vulvam habere".

73) Um W a n z e n aus Bettstellen oder anderem Holz-
werk zu vertreiben, läßt man dieses mit heißer Seifensiederlauge, oder

74) einem Absude von Zweigen und Borke des
*Lärchenbaums* waschen.

75) Räucherungen von oxygenierter Salzsäure in Gas-
oder Dunstgestalt in den ausgeräumten Zimmern bei fest-
verschlossenen Türen und Fenstern. Solche Räucherungen
lassen sich am einfachsten auf folgende Weise bereiten.
Man mischt ca. 15 g gepulverten Braunstein (Manganum
oxydatum nativum) mit 30 g Kochsalz, gießt etwas Wasser
darüber, setzt es in einer Porzellanschale auf schwaches
Kohlenfeuer, und gießt nach und nach einen Eßlöffel ver-
dünntes Vitriolöl hinzu.

76) Auch Schwefelräucherungen sollen die Wanzen
vertreiben.

77) Um auf Reisen die Wanzen von sich abzuhalten,
dient als Palliativmittel *Zitronensaft* oder *Weinessig* auf
die Bettücher etc. gesprengt.

78) Nach UNZERS Rat soll man sich dagegen mit einer
schwachen Lösung von schwarzer Seife in lauem Wasser
waschen.

79) Das Waschen der Haut mit Seewasser, wie es auf
den griechischen Schiffen empfohlen wird, fand BARTHOLDY
unwirksam.

80) Nach REICHARD soll man 2—3 brennende Lichter
neben das Bett stellen, um die Wanzen von sich abzuhalten.

## XLVII.

### HAUTAUSSCHLÄGE / KRÄTZE / FLECHTEN / KOPFGRIND

1) Die meisten chronischen Exantheme finden in der äußeren Anwendung des *Schwefels* ihr zuverlässigstes Heilmittel. Die gelehrten neueren Untersuchungen WILLANS, BATEMANS über die Hautkrankheiten und die tausendfältige Erfahrung ALIBERTS haben uns nichts besseres kennen gelehrt als das alte Volksmittel, gepulverten, mit Schweineschmalz vermischten *Schwefel* einzureiben. Dies einfache Mittel in Verbindung mit warmen Bädern, Abwaschen und Bürsten der Haut, bewirkt die größten und sichersten Kuren.

2) Gegen die Krätze der Kinder ist es hinreichend, ein Quart Wasser auf 30 g gestoßenen *Schwefel* zu schütten, dies zwölf Stunden stehen zu lassen, und als Waschwasser zu brauchen [1]).

3) Schon das bloße fleißige Abseifen der Haut ist sehr wirksam in der Krätze.

4) Gewöhnliche Seife in warmem Wasser aufgelöst und mit *Schwefelpulver* vermischt [2]).

5) Ebenso schwarze oder grüne Seife mit *Schwefel* und Wasser zu einer dünnen Salbe angemacht.

6) Die Krätzsalbe des CELSUS, aus *Schwefel* und *Teer*, die er auch gegen die Schafräude empfiehlt [3]), wird noch jetzt von Schäfern gebraucht. Ihr ähnlich ist die Teersalbe des Baron WYLIE.

7) Gepulverter Backstein oder Schiefer mit Öl zu Salbe gemacht soll die Krätze vertreiben (Franz. V. M.).

---

1) Dr. *Clark* in med. facts and obs. Vol. VIII. p. 275.
2) *J. Chr. Stark*, Handbuch zur Kenntnis und Heilung der Krankheiten. Jena 1799. I. S. 609.
3) *Celsus*. L. V. Kap. 28. „Sulphur pici liquidae mistum, sicut de percoribus proposui, hominibus quoque, scabie laborantibus, opitulatur".

8) Seewasser.

9) Salzlake oder Wasser, worin gesalzene Fische gelegen (Dänisches V. M.).

10) Abkochung von *Wacholderzweigen.*

11) Abkochung von *Eibenbaumzweigen* (Taxus baccata).

12) Abkochung von *Atlantwurzeln* (Inula Helenium) (Schwedisches V. M.).

13) Aufguß von *Ledum palustre*, äußerlich.

14) Absud von *Fichtensprossen* [4]).

15) Konzentriertes Dekokt von *Rauchtabak;* auch gegen die Schafräude wirksam. Auf eine große Oberfläche eingerieben, erregt es aber leicht Übelkeit und Erbrechen.

16) Starker Aufguß von *Pfefferminzkraut;* wie alle eben genannten Mittel äußerlich anzuwenden [5]).

17) *Weidenrindenabkochung* zum Waschen in der Krätze (Lappländisches M.) [6]).

18) Die von Krätzpusteln strotzenden, aufgeschwollenen, rissigen Hände soll man mit frischen Blättern von *Chenopodium B. Henricus* belegen.

19) Auch die in der Krätze so wirksamen Schwefeldämpfe können auf folgende Weise angewandt als Hausmittel angesehen werden. Man streut *Schwefel* auf glühende Kohlen, die in einem, mit durchlöchertem Deckel versehenen Bettwärmer enthalten sind, und setzt diesen unter die Bettdecke, während der Kranke nackt im Bette liegt, und überall sorgfältig das Gesicht gegen den Schwefeldunst schützt.

20) Gegen das unerträgliche, die Kranken zur Verzweiflung bringende Jucken im Prurigo formicans [7]), des mit der Krätze leicht zu verwechselnden langwierigen Haut-

4) *A. J. Wylie*, Pharmac. castrens. ruthena 1808.
5) *Astier*, nouv. remède antipsorique agréable et aromatique.
6) *Unzer* a. a. O. VI. 191.
7) *Alibert* im Annuaire médico-chir. des hopitaux de Paris 1819. T. I. p. 413.

ausschlags, an dem rachitische Kinder und alte kachektische Leute zuweilen leiden, gibt es kaum, außer dem gewaltsamen Kratzen, ein Linderungsmittel. Ich habe eine Frau Jahr und Tag daran leiden sehen, die bei den Anfällen von Jucken, was besonders in den Händen den höchsten Grad erreichte, einen Strick ergriff und diesen mit aller Gewalt in den Händen herumwand.

21) Zuweilen lindern Bäder von Milch und Wasser und allgemeine Einreibungen von *Baumöl*.

22) HEBERDEN empfiehlt in solchen Fällen einen Schwamm in Weingeist getaucht auf die juckende Haut zu drücken, mit der Versicherung, daß dies oft das unerträgliche Jucken auf Stunden lang stille. Vielleicht könnte dadurch auch das oft so furchtbar lästige und hartnäckige Symptom: Prurigo clitoridis, gelindert werden.

23) Einige haben das Waschen mit Teerwasser (Wasser und Teer zusammen geschüttelt) hilfreich gefunden.

24) Andere Essig und Wasser $^8$).

25) Gegen die meisten Flechten (Herpetes) sind äußere *Schwefelmittel* gleichfalls wirksam, sowohl in Salbenform als unter der Gestalt von Dämpfen und Bädern. Für die, welche in der Nähe einer Schwefelquelle wohnen, sind warme Schwefelbäder oder auch das bloße häufige Benetzen der Flechten mit Schwefelwasser das einfachste und natürlichste Heilmittel.

26) Die *Schwefeldämpfe*, welche beim Rösten der Schwefelerze, z. B. des Rammelbergs, beständig aufsteigen. können in der Kur der Flechten benutzt werden. Die mit dem Rösten beschäftigten Arbeiter sollen nie der Krätze, oder anderen chronischen Exanthemen unterworfen sein.

---

8) *Willan* rät verdünnten Essigsalmiak zum äußerlichen Gebrauch.

27) Zu den kräftigen, jedoch allerdings nur mit Vorsicht zu benutzenden, antiherpetischen äußeren Mitteln gehört der *Essig* [9]).

28) *Zitronenscheiben* zum Auflegen (Ostindisches M.) [10]).

29) Frisches *Walnußöl* zum Einreiben [11]).

30) Zerstoßene *Walnußkerne* zum Auflegen.

31) *Mandelöl* zum Betupfen schuppiger, trockener Flechten [12]).

32) Salbe aus gepulvertem *Schiefer* und Butter (Franz. V. M.).

33) Öfteres Bestreichen mit einer Kupfermünze (Berliner V. M).

34) *Birkenöl.* Man soll trockene Birkenreiser anbrennen. das abtröpfelnde Öl auf eine Messerklinge auffangen und mit dem Finger auf die Flechte wischen [13]).

35) Absud von *Rettichkraut* zum Waschen.

36) Ein englischer Arzt empfiehlt folgendes Verfahren. Er drückt einen Badeschwamm in lauem Wasser aus, bestreut ihn mit Hafermehl und reibt den kranken Teil damit eine Zeitlang. Dies wird mehrmals des Tages wiederholt; nachher die Haut abgewaschen, getrocknet, und dann Öl mittels eines Pinsels aufgetragen und bedeckt [14]).

37) Nässende Flechten lassen einige mit Kreidepulver bestreuen.

38) Sehr lindernd ist das Bepudern mit gewöhnlichem Haarpuder.

---

9) *Jos. Frank.* Prax. med. P. I. Vol. 2. p. 457. — „in pertinaci herpete, vix auxilium, quod acetum forte. antiquis jam notum remedium, antecelleret, invenies".

10) *Sonnerat,* voyage aux Indes orientales. T. I. 1782. p. 119. M. s. auch med. chir. Zeitung 1823. II. S. 24 wo die gute Wirkung des einfachen Mittels bestätigt wird.

11) *Hufclands* Journal 1813. Heft 4.

12) *Bateman,* Darstellung der Hautkrankh. nach *Willan.* p. 44.

13) Oeconomia ruralis et domestica a *Joh. Colero.* Frankf. 1680. T. II. p. 167.

14) Med. chir. Zeitung 1821. II. S. 404.

39) Abwaschen mit *Kleienwasser.*

40) Seewasser [15]).

41) Urin.

42) Fensterschweiß.

43) Eigelb mit etwas *Safran.*

44) Bloßes häufiges Abwaschen mit lauem Seifenwasser ist schon hinreichend, die Flechte zu vertreiben.

45) Öfteres Benetzen mit Speichel [16]).

46) Anfeuchten mit Magensaft eines geschlachteten
Tieres.

47) Den warmen Dunst, der aus dem Leibe eines frisch
geschlachteten Tiers aufsteigt, an das herpetische Glied zu
leiten, oder dasselbe in die geöffnete Bauchhöhle zu stecken,
oder das auch herausgenommene, noch warme Netz aufzulegen.

48) Frisches zu Brei gestampftes Kraut des *Nachtschattens* (Solanum nigrum) aufzulegen.

49) Abkochung der grünen *Walnußschale* zum äußerlichen Gebrauch.

50) Ausgepreßter Saft aus frischen *Tabaksblättern,* mit
Fett zu einer Salbe gemacht.

51) Von der größten Wichtigkeit ist die Lebensordnung
in der Kur hartnäckiger Flechten. Der Kranke muß einfach und regelmäßig leben, viel Wasser trinken [17]), Obst
und andere leichte Vegetabilien vorzugsweise essen, ge-
räucherte, stark gesalzene fette Speisen und Branntwein
vermeiden, oft warm baden und in freier Luft sich viel
Bewegung machen.

---

15) *P. Frank,* Epitome etc. L. IV. p. 155. „Summos non raro in dissipandis
herpetibus effectus maris balneum habuisse observavimus".

16) *R. A. Vogel* de cur. c. b. affect. II. p. 302. „ . . . Jam sanescit, si jejuna
saliva quotidie defricetur."

17) *H. Boerhaave,* Consult. med. II. p. 27. „Bibat aeger nihil, praeter lactis
recentis et aquae purae mistum. Edat mera vegetabilia ex avena, hordeo,
milio, oryza, brassica rubra, prunis, uvis, endivia etc.".

52) Man hat gesehen, daß ein rebellischer Flechten-
ausschlag durch rohe Äpfel in Menge gegessen kuriert
wurde [18]).

53) Manche chronische Exantheme, wenn sie einen
regelmäßigen Verlauf haben und mit Erleichterung anderer
schwererer Leiden ausgebrochen sind, bedürfen gar keiner
aktiven, örtlichen Behandlung so wenig als die akuten
Hautausschläge. Gegen die Krankheit von Aleppo, eine
eigene Art von Eruption auf der Haut, der fast alle In-
und Ausländer einmal im Leben unterworfen sind, hilft
nichts als die Expektoration. Alle aktiven Mittel verschlim-
mern das Übel. Die Krankheit heißt dort „Hebt al Sinne"
oder Beule, die ein Jahr dauert [19]).

54) Gegen den ungarischen Tsômôr (Tschömor),
eine den Ungarn eigentümliche Krankheit, die von Überladung des Magens mit sehr fetten Speisen hergeleitet wird
und durch Knoten unter der Haut, besonders an den Handwurzeln, Schmerzen, nächtliche Beängstigungen etc. sich
äußert, werden Einreibungen von *Knoblauch* und Essig in
den Rücken und andere Teile in Anwendung gebracht.
Gewöhnlich vergeht aber die Krankheit bei regelmäßiger
Diät in kurzem von selbst.

55) Die Pellagra, diese leprose Frühlingskrankheit
der mailändischen Bauern, wird durch warme Bäder, nahrhafte Kost und milde Verbände des rosenartigen Haut-
übels erleichtert; mit dem Eintritt des Sommers vergeht sie
aber gewöhnlich von selbst, um im nächsten Frühjahr wieder auszubrechen. Pharmazeutische Mittel haben wenig
Einfluß auf die Krankheit.

---

18) Collectan. Havniens. Vol. II. p. 1. De impetigine rebelli pomorum esu
curata.
19) *Russel*, Nat. history of Aleppo II. p. 311. und *Hasselquist* Reise nach
Palästina 1762. p. 593.

56) Der Ausbruch des W eichselzopfs ist gewöhnlich mit Erleichterung vorhergehender schwerer Leiden verbunden und bedarf keiner aktiven Behandlung. Zur Verhütung des Ausbruchs bei denen, die zur Krankheit geneigt sind, sollen zwei polnische Hausmittel vorzüglich beitragen: Die Abkochung des *Wintergrüns* (Vinca minor) innerlich, und zum Waschen des Kopfs das Dekokt von *Lycopodium selago.*

57) Auch der Milchschorf der Kinder bedarf nur selten pharmazeutischer Mittel. Der *Stiefmütterchentee*, den man innerlich und äußerlich dagegen anwendet, kann als deutsches Volksmittel angesehen werden.

58) In Wien wird auch der wohlfeilere *Huflattichtee* im Milchschorf gegeben.

59) In Paris läßt man *Hopfentisane* trinken und den Kopf mit einer Salbe aus Schweineschmalz, worin einige Bündel *Brunnenkresse* (cresson) abgekocht worden, einsalben.

60) In vielen Fällen ist es schon hinreichend, um den Milchschorf zu vertreiben, wenn man mit der Amme wechselt oder das Kind von der Brust entwöhnt, die Krusten mit Milchrahm oder frischer Butter losweicht und den Kopf durch laue Bäder und öfteres Abwaschen rein hält.

61) Einige lassen die Borken oft mit Mandelmilch, der etwas Benzoetinktur zugesetzt ist, anfeuchten; oder:

62) Bestreuen den Kopf mit *Hexenmehl* (sem. Lycopodii);

63) oder bestreichen ihn mit lauwarmem Regenwasser, dem etwas *Schwefelmilch* beigemischt ist, mittels einer Feder.

64) Alle diese Mittel übertrifft aber an Wirksamkeit das warme *Schwefelbad.*

65) Gegen den Kopfgrind (Tinea) ist folgendes einfache Verfahren in vielen Fällen vollkommen hinreichend.
Man läßt die Haare nach und nach abschneiden, die Grind-
borken durch warme *Leinsamen*-Kataplasmen losweichen
und wegnehmen, den Kopf mit einem natürlichen oder
künstlichen Schwefelwasser oft begießen, und abends eine
Salbe aus Schweineschmalz und *Schwefel* einreiben. Diese
Mittel sind scharfen metallischen Substanzen vorzuziehen,
sie heilen sicherer (ALIBERT).

66) Noch scheinbar unbedeutender ist folgendes: Nachdem die Haare abgeschnitten sind, läßt man die Krusten
mit *Baumöl* bestreichen und mit doppelt zusammengelegten
*Kohlblättern* bedecken. Mit diesen wird zweimal täglich
gewechselt und so 14 Tage fortgefahren, wonach der Grind
oft heil ist (HEIM).

67) Nachdem die Krusten losgeweicht sind, soll man
die Geschwüre mit frischem Urin waschen (P. FRANK).

68) THILENIUS läßt im feuchten Kopfgrind zweimal des
Tags Holzkohlenpulver einstreuen und den Kopf mit
Schmierseife abwaschen.

69) Gekochte und zerstoßene *Wacholderbeeren* mit
Schmalz, zu Pflaster gemacht (Franz. V. M.).

70) *Bierhefen*, zum äußerlichen Gebrauch (Schwed.
V. M.) [20]).

71) Eine Kröte in Öl zu kochen und damit den Kopf
einzusalben (Franz. V. M.) [21]).

72) Fett aus gebratenem Speck mit Grünspan vermischt (Engl. V. M.) [22]).

73) Lauge von Tabaksasche.

74) Kreide mit scharfem Essig vermischt aufzulegen [23]).

20) Salzburger med. chir. Ztg. 1818. B. IV. S. 217.
21) *Fouquet*, l. c. T. I. p. 12.
22) *Lower*, l. c. p. 20.
23) *Galeni*, Opp. X. p. 578.

75) *Schwefel* und Seife zu gleichen Teilen einzureiben[24]).

76) Die Neger in Sierra Leone waschen den Grindkopf ihrer Kinder mit ihrer gewöhnlichen scharfen Seife oder einem Aufguß von Wasser auf roten Pfeffer[25]).

77) Man hat auch das fleißige Waschen mit bloßem kaltem Wasser gegen den Erbgrind nützlich gefunden.

78) Im äußersten Fall bleibt nichts übrig, als die Haare der Grindstellen mitsamt den Wurzeln auszureißen. Zu dem Ende läßt man starke Leinwand mit gemeinem Schusterpech bestreichen, schneidet diese in fingerbreite Streifen und drückt das erwärmte Pflaster auf die abgekürzten Haare. Nach dem Erkalten läßt man den Kranken selbst das Pflaster mitsamt den Haaren losreißen.

# XLVIII.

## Schönheitsmittel

1) Das Schönheitsmittel der Römerinnen, wodurch sie die Weiße und den Glanz der Haut zu erhöhen suchten. bestand in Brotkrumen und Eselsmilch, womit sie das Gesicht dick belegten[1]).

2) Morgentau von Pflanzen, denen er anhängt, gesammelt wird von den Wienerinnen als Schönheitsmittel angesehen.

3) Andere bedienen sich zum Waschen des Gesichtes des aufgelösten Märzenschnees.

4) Ein gutes Waschmittel bildet kleingeschnittene, auf dem Ofen gedörrte, pulverisierte, und mit Weizenmehl zu gleichen Teilen vermischte Seife. Der größte Schmuck

---

24) *Pauli Aeginetae*, Opp. L. III. c. 3. De manantib. capitis ulceribus et favis.
25) *Winterbottom*, T. II. p. 222.
1) *Juvenalis*, Satyr. VI. L. II. v. 461. „Pane tumet facies".

der Haut, die makellose Reinheit derselben, ist nur durch den täglichen Gebrauch der Seife zu erlangen.

5) Bei großer Neigung der Haut aufzuspringen, sich abzuschuppen, trocken und rauh zu werden, befeuchten einige Frauen das Gesicht, den Hals und die Hände vor dem Zubettgehen mit frischem Milchrahm, den sie bald darauf mit weicher Leinwand wieder abwischen.

6) Andere waschen sich mit täglich frisch bereitetem Reiswasser, aus Reis mit weichem Wasser stark gekocht, dem einige noch etwas Kampfer hinzusetzen. Sie versichern, daß dies die Haut besonders weiß mache.

7) Bei sehr empfindlicher, zum Aufspringen geneigter Haut sind Krumen von Weizenbrot in Regenwasser eingeweicht der Seife vorzuziehen.

8) Manche versichern, daß frisches Fleisch, z. B. von Hühnern oder Kälbern, womit sie das Gesicht oft belegen, die Haut glatt und weiß mache.

9) In der Absicht kann man sich auch des Blutes von frisch geschlachteten Tieren, wie Tauben, Hühnern etc., bedienen, dessen Eigenschaft, die Haut weiß und klar zu machen, schon in älteren Zeiten bekannt war [2]).

10) Frisches *Eigelb* in *Lindenblütenwasser* verrührt abends aufs Gesicht zu streichen, trocken werden zu lassen und morgens mit einem weichen Schwamm abzuwaschen.

11) Ein Brei aus geschälten und zerstoßenen bitteren Mandeln oder Pfirsichkernen mit Milch, soll, wie Seife gebraucht, die Haut weiß machen [3]).

12) *Mandelmilch* aus süßen und bitteren Mandeln, mit dem Zusatz von einigen Tropfen *Benzoetinktur*, gegen unreinen Teint, Finnen, und rauhe, aufgesprungene Haut;

---

2) *A. R. P. Adalb. Tylkowski*, De re agraria insignis tractatus. Monast. Olivens. 1681. 8. p. 703. „Sanguis tauri illinitus facit faciem albam et limpidam".

3) *J. Praevotii*. Med. pauper. Francof. 1641. 12. p. 103.

20 Osiander

13) *Bohnenblütenwasser* (?) zum Waschen des Gesichts (G.).

14) *Meerrettich* mit Milch abgekocht nennt FUNKE [4] das schwedische Schminkmittel.

15) Schon Kinder leiden zuweilen als Erbfehler an fast beständig aufgesprungener Haut. Ich habe gesehen, daß alle Kinder einer Familie nicht nur an unbedeckten Teilen, sondern über den ganzen Körper eine immer rauhe aufgesprungene, scharf anzufühlende Oberhaut hatten. Unter den Waschmitteln, die dagegen versucht wurden, schien *Mandelkleie* das Übel noch zu vermehren; hingegen tat Bier zum äußerlichen Gebrauch gut.

16) Das mildwarme, wie fettes Seifenwasser anzufühlende Wasser des Schlangenbades ist besonders dazu geeignet, die Haut geschmeidig zu machen. Das Bad ist als Schönheits- und Verjüngungsmittel berühmt. Ebenso das Wasser von Pfeffer.

17) Als Mittel, die Haut der Arme und Hände weich und weiß zu erhalten, tragen viele Frauen auch bei Nacht glatte lederne Handschuhe.

18) Gegen die aufgesprungene Haut der Hände, woran manche Menschen alle Winter leiden, soll man Handschuhe von Wachsleinwand in Mandelöl getaucht nachts tragen lassen.

19) Die Hände mit *Hasenfett* einsalben und glatte dänische Handschuhe Tag und Nacht tragen.

20) Manche Haut erträgt aber jene erweichenden und fetten Mittel weniger gut als zusammenziehende und stärkende; und im Ganzen genommen sind die tonischen Kosmetika viel mehr geeignet, die Schönheit der Formen zu erhalten und vor Runzeln zu schützen, als Öle und Salben, die das Gewebe der Haut erschlaffen. Zu ersteren gehört

---

4) Nat. Gesch. Bd. 2. S. 379.

vor allen das kalte Wasser. Für diejenigen, welche früh
daran gewöhnt wurden, ist tägliches Waschen und Baden
des Busens und anderer Teile das beste Mittel, die natur-
gemäße Form, Elastizität und Gesundheit dieser Teile zu
erhalten und vor dem frühen Verwelken zu bewahren.

21) Dem kalten Wasser kann man sehr zweckmäßig zuweilen etwas Eau de Cologne beimischen; und

22) von Zeit zu Zeit jene Teile mit reinem starken
Kornbranntwein waschen, wodurch die Haut gestärkt, ela-
stisch und weiß wird. Das Waschen mit Kornbranntwein
ist das Konservationsmittel gewisser Mädchen, die am
meisten Ursache haben, die Schönheit und Dauerhaftigkeit
ihrer Haut zu erhalten.

23) Für viele Frauen würde ein Mittel, welches ihnen
ihr verlorenes Embonpoint wieder verschaffte, das eigent-
liche Schönheitsmittel sein. Im Orient, namentlich in Ägypten, wo nach ALPIN das Fettmachen der Frauen als Kunst
förmlich gelehrt wird, sieht man den häufigen Gebrauch
warmer Bäder und den täglichen Genuß fetter Hühner-
brühen, mit der indischen Pockenwurzel (Smilax China)
abgekocht, nicht nur als Mittel an, den Körper fleischig und
fett, sondern auch das Gesicht schön zu machen. Manche
verzehren täglich im Bade die Brühe, das Fleisch und die
Fülle aus Mandeln, Pistazien etc. eines gemästeten schwarzen Huhnes [5]).

24) Dahin kann auch als tägliches Frühstück: Tee mit
Milchrahm, und zwei bis drei weiche Eier mit geröstetem Brot und Butter verzehrt, gerechnet werden.

25) Gegen F i n n e n im Gesicht (Vari *Cels.* Acne),
Knötchen in der Haut und Eiterpusteln, die besonders
auf der Stirn junger Leute ausbrechen, aber keineswegs
immer Zeichen von Ausschweifungen sind, wie sie häufig

---

[5]) *Pr. Alpini*, Med. Aegypt. L. B. 1719. p. 234. 253.

dafür angesehen werden, sind Klistiere besonders wirksam. Die Franzosen, die am häufigsten die Klistierspritze als diätetisches Mittel anwenden, schreiben diesem Gebrauch unter anderen auch günstige Einwirkung auf den Teint zu [6]. Es scheint, daß durch Vermehrung und Regulierung der Darmausleerungen Kopfkongestionen abgeleitet, und die Haut zu ihrer normalen Stimmung gebracht wird.

26) Zum äußerlichen Gebrauch empfiehlt BATEMAN ein Waschwasser aus Alkohol und *Rosen-* oder *Holunderblütenwasser* gegen Finnen.

27) Bittere *Mandelemulsion* zum Waschen.

28) *Schwefelwasser*, aus 30 g gestoßenem Schwefel, mit einem viertel Liter Wasser überschüttet und 12 Stunden stehen gelassen.

29) Einen Brei aus gequetschter, frischer *Petersilie* aufzulegen [7].

30) *Reiswasser* mit *Kampfer* äußerlich neben dem inneren fortgesetzten Gebrauch von *Cremortartariwasser* fand ich in mehreren Fällen hilfreich.

31) Ganz besonders wird auch das Schlangenbadwasser zum Waschen des Gesichts gegen Finnen gerühmt.

32) Destilliertes Wasser aus den Blättern und der Rinde des *Holunders* [8].

33) Gegen das Kupfergesicht, die entstellende dunkle Röte der Wangen und Nase mit oder ohne gleichzeitige Pusteln, woran oft Frauen aus den höchsten Ständen leiden, sind die gegen Finnen empfohlenen einfachen Mittel gleichfalls anzuwenden; zumal Klistiere, Schlangenbad etc., und anstatt des Kaffees zum Frühstück Tee.

---

6) „Des lavemens pour conserver le teint", d. h. um die Haut des Gesichts durchsichtig, glatt, zart und von Ausschlägen rein zu erhalten, ihre widernatürliche Röte zu verhüten, und frühen Runzeln vorzubeugen. *J. Kämpf*, neue Methode etc. S. 198.

7) *Bateman*, Synops. etc. p. 275.

8) *Beckher*, Kleine Hausapotheke. S. 90.

34) Man hat auch empfohlen, beständig grünen Wachstaft unter den Fußsohlen tragen zu lassen.

35) *Salbeitee*, täglich zu einer Flasche voll getrunken, fand Dr. PIDERIT wirksam.

36) Zum äußerlichen Gebrauch sog. *Jungfernmilch* aus Rosenwasser und Benzoetinktur.

37) Branntwein, worin etwas *Ingwer* eingeweicht worden, zum Waschen gegen Kupfer im Gesicht (couperose) (Franz. H. M.).

38) Vielleicht, daß hier auch von dem Kümmel, dessen blaßmachende Kraft [9]) doch wohl nicht bloß eine dichterische Redensart ist, äußerlich und innerlich Gebrauch zu machen wäre.

39) Gegen Sommersprossen werden eine Menge Hausmittel empfohlen, von denen jedoch keines so spezifisch wirksam ist, wie das pharmazeutische Mittel, welches die Leberflecke unfehlbar vertreibt. Sommersprossen und Leberflecke werden sehr häufig miteinander verwechselt, obgleich beide Hautfehler völlig voneinander verschieden sind; jene zu den unregelmäßigen Hautkolorationen, diese hingegen zu den flechtenartigen Eruptionen auf der Haut gehören. Sommersprossen können oft durch sorgfältige Abhaltung der Einwirkung des Sonnenlichtes verhütet, aber die einmal entstandenen nicht leicht weggebracht werden; Leberflecke hingegen wissen wir nicht zu verhüten, können sie aber leicht wegbringen [10]).

40) Einige empfehlen zur Vertreibung der Sommersprossen erst die Oberhaut durch einen Brei von zerstoßenen süßen und bitteren Mandeln und Eidotter zu erweichen, hernach *Zitronensaft* einzureiben.

---

9) „Exsangue cuminum". *Horat. Epist.* I. 19. v. 18. „Pallentis grana cumini". *Persii* satyr. V. 55.

10) In dem Handbuch der Frauenkrankheiten, welches ich bearbeite, nehme ich mir vor, auch über die Ephelis hepatica meine Erfahrung mitzuteilen.

41) Andere gießen Weinessig und heißes Wasser auf *Holunderblumen* und leiten den aufsteigenden Dunst an die fleckige Haut (P. FRANK).

42) Sehr wirksam ist eine Salbe aus *Schwefelmilch* und dem Safte unreifer *Johannisbeeren.*

43) In älteren Zeiten wurde Senf mit Essig aufgegossen zum Einreiben empfohlen [11]).

44) Ebenso: *Kressensaft* mit Honig vermischt [12]).

45) Zerriebener *Rettich* [13]).

46) *Meerrettich,* vierzehn Tage lang mit Weinessig übergossen, zum Waschen des Gesichtes vor dem Schlafengehen anzuwenden [14]).

47) Die Beeren von *Solanum dulcamara* äußerlich gegen Sommersprossen [15]).

48) Der aus den Blättern des *Sonnentaus* (Drosera longifolia) gepreßte Blasen ziehende Saft [16]).

49) Märzenschneewasser;

50) Ochsengalle,

51) *Kirschenkernöl* in die mit Sommersprossen besetzte Haut einzureiben [17]).

52) Die Leberflecke soll man mit einer Salbe bestreichen, welche entsteht, wenn man ein sog. *Otternköpfchen* (Cypraea moneta) mit *Zitronensaft* überschüttet, der die Muschel in eine weiße, schleimige Materie auflöst.

---

11) S. *Samonici,* De med. praecepta salub. v. 148. „Erucam atque acidum laticem simul illine malis".

12) *Fouquet,* Recueil des remèdes faciles. T. I. p. 62.

13) Geoponicorum. T. II. p. 898. „Tritus et impositus raphanus lentigines detergit".

14) *Hochstetter,* a. a. O. S. 472.

15) *Gmelin,* Flora Badens. Vol. I. p. 517.

16) *Haller,* Hist. stirp. helvet. n. 834.

17) *Vignon,* Essai de méd. pratique pour l'usage des pauvres. Paris 1745. T. II. p. 237.

53) An die Kultur der Haut schließt sich zunächst die der Haare an. Um das frühe Ausfallen des Haares zu verhüten und das Wachsen desselben zu befördern, soll man den Kopf fleißig und anhaltend kämmen, so daß der Kamm jedesmal stark die Haut berührt; ferner die Haare mit einem fetten Öl täglich tränken und abends den Kopf mit starkem Bier waschen.

54) Damit die Haare stärker werden, besser wachsen und nicht so leicht ausfallen, lassen sich Frauen zuweilen das Kopfhaar völlig abrasieren.

55) manche täglich eine Zeitlang das Haar beschneiden und den Kopf einseifen, bürsten und reiben.

56) Andere reiben die kahlen Stellen des Kopfes mit *Zwiebelsaft* [18]).

57) *Bärenfett*.

58) Mit fettem Öl, das über zerstoßenen *Wacholderbeeren* gestanden.

59) Eine Abkochung der *Klettenwurzel* wird äußerlich angewandt als Beförderungsmittel des Haarwuchses gerühmt.

60) Ebenso: *Queckenwurzeln* mit Bier gekocht.

61) Kornbranntwein unter warmes Wasser gemischt.

62) Eine Abkochung der *Pinguicula vulgaris* soll den Haarwuchs befördern, wenn man täglich den Kopf damit wäscht.

63) Die Norweger waschen und bedecken in dieser Absicht den Kopf mit einem in eine Abkochung der Wurzel der *Rhodiola rosea* getauchten Tuche [19]).

64) Durch das Bepudern des Kopfes soll das Ausfallen der Haare verhütet werden [20]).

18) Siehe Hannov. Magazin August 1820.
19) J. E. Gunner. Flora norvegica 1766. p 40
20) Ch. Fr. Reuss. Diss. de Diapasmate. Tübing. 1771.

65) Das Waschen und Baden des Kopfes mit kaltem
Wasser gehört, wie das folgende Beispiel lehrt, gleichfalls
zu den Beförderungsmitteln des Haarwuchses. Ein Knabe
verlor im Scharlach alles Kopfhaar und brauchte mehrere
Jahre hindurch eine Menge Dinge welche gegen diese Dif-
formität empfohlen werden. Da wurde ihm geraten: alle
Morgen und Abend den Kopf an der bei seinem Hause gelegenen schönen Quelle zu waschen, seine seither gewohnte
warme Mütze abzulegen und mit einer leichten zu vertauschen. Nach zehn Wochen fand der Arzt, welcher diesen
guten Einfall gehabt hatte, den Kahlkopf völlig behaart [21]).

66) Man hat auch gesehen, daß nach einem auf die
kahle Stelle des Kopfes gelegten Blasenpflaster die Haare
wieder hervorsproßten. Dr. ATTENHOFFER fand das Mittel
in fünf Fällen zweimal wirksam [22]).

67) Um die Barthaare, die das Gesicht mancher Frauen
entstellen, wegzubringen, läßt man Leinwand mit gemeinem Schusterpech einen Messerrücken dick überziehen,
schneidet davon fingerbreite Streifen, erweicht das Pech
über dem Licht, drückt das Pflaster auf die haarige Oberfläche, läßt es da kalt werden und dann losreißen. Die
weichen Haare bleiben mit den Spitzen im Pech stecken,
und ihre Wurzeln liegen zu Tage. Dies Verfahren ist das
Vorzüglichste von allen; es ist nicht besonders schmerzhaft
und die Frauen wissen es am besten selbst anzuwenden.
Schon im Altertum war diese Art zu epilieren bekannt [23]).

68) Einzelne entstellende oder belästigende Haare wie
auf Warzen, in der Nähe der Mundwinkel, am Kinn, einwärts gerichtete Augenwimpern etc., werden mittels einer

21) *v. Frorieps* Notizen. Bd. VI. 1825. S. 158.
22) *H. L. v. Attenhoffer,* mediz. Topographie von St. Petersburg. 1817. S. 229.
23) *Juvenal.* Satyr. IX. v. 11. Bruttia praestat calidi circumlita fascia visci.

kleinen Zange, wie sie z. B. an vielen metallenen Ohr-
löffeln sich findet, nah an der Haut gefaßt und ausgerissen.

69) Zu den empfehlenswertesten Hausmitteln, welche
die Schönheit der Zähne beabsichtigen, gehört das schon
in früher Jugend vor dem Zahnwechsel anzufangende tägliche Bürsten der Zähne mit einer in frisches Wasser getauchten steifen Zahnbürste. In Deutschland wird dieses
in anderen Ländern für wichtig gehaltene diätetische oder
kosmetische Mittel sehr oft vernachlässigt.

70) Anstatt der komponierten Zahnpulver kann die
Holzkohle und Seife sehr zweckmäßig benutzt werden.
Einigemal wöchentlich die Zähne mit Holzkohlenpapier zu
bürsten und hinterher mit feiner Seife abzureiben, reinigt
die Zähne am vollkommensten und verschafft ihnen eine
Weiße und einen Glanz wie kein anderes mir bekanntes
Mittel.

71) Manche bedienen sich auch zum Reinigen der Zähne
einer Mischung aus verkohlten Brotrinden und dekrepitier-
tem Kochsalz.

72) Andere reiben die Zähne, in der Absicht sie weiß
zu erhalten und das Zahnfleisch zu stärken, mit gesiebter
Tabaksasche, in welche sie die Fingerspitze tauchen, und
spülen nachher den Mund aus [24]).

73) Gegen die größte Entstellung des Mundes durch
das Langwerden der Zähne, das Schwinden oder Abfallen
des Zahnfleisches, woran Menschen mit skorbutischer Anlage und solche, die viel Quecksilber eingenommen haben,
besonders leiden, ist das öftere Ausspülen des Mundes mit
Franzbranntwein sehr zu empfehlen.

74) Ebenso das Abreiben der Zähne mit frischen oder
in Wein eingetauchten *Salbeiblättern*.

---

24) *J. Feiler*. Handbuch der Diätetik. Landsh. 1821. S. 362.

75) Als Mundwasser eine Abkochung von *Weidenrinde* mit Wein vermischt.

76) Starker *Salbeitee* mit Branntwein.

77) Leicht blutendes, schwammiges, skorbutisches Zahnfleisch läßt man oft mit Zitronenscheiben abreiben.

78) Auch das Tabakrauchen und Kauen gehört zu den einfachen Mitteln die Zähne zu befestigen und leicht blutendes, schwammiges Zahnfleisch zu stärken.

79) Gegen den übelriechenden Atem, wenn er von einem kariösen Zahn herrührt, ist das allgemeine Reinigen des Mundes zwar schon hilfreich; mehr aber noch das Reinigen der verdorbenen Zahnhöhle selbst. Dies geschieht am einfachsten durch ein aufgerolltes Stückchen Druckpapier, welches die kariöse Jauche aufsaugt. Nachher kann man den hohlen Zahn mit Wachs anfüllen.

80) Als Zahnpulver paßt in solchen Fällen eine Mischung aus gepulverter Lindenkohle, Windsorseife, Zimt und Gewürznelken.

81) Durch Ausspülen und Bürsten mit frischem Wasser, dem etwas Kölnisches Wasser zugesetzt ist, wird der üble Geruch gemindert.

82) Die baskirischen Frauen kauen gegen übeln Geruch aus dem Munde das Harz des *Lärchenbaumes*.

83) Die Sciotinnen und andere griechische Frauen kauen in derselben Absicht beständig *Mastix* [25].

84) Gegen den habituellen üblen Atem, der von krankhafter Sekretion in der Luftröhre oder dem Schlunde abhängig zu sein scheint und mit stinkenden Fußschweißen Ähnlichkeit hat, sind Pillen von *Holzkohlenpulver* und *Gummi* zum innerlichen Gebrauch zu empfehlen. In vielen Fällen, zumal wenn die Menschen sich übrigens wohl be-

25) G. A. *Olivier. Voyage dans l'empire othoman.* Paris an 9. T. I. p. 281 und 294. „Elles attribuent la blancheur de leurs dents à l'usage presque continuel et général d'avoir sans cesse du mastic dans la bouche".

finden, ist aber nichts zu tun als den Rat zu geben, im Sprechen niemanden zu nahe zu kommen oder dabei die Hand vor den Mund zu halten.

85) RHAZES rät gegen den foetor oris häufig *Petersilie* zu essen [26]).

86) Andere *Kümmelsamen* mit Wein aufgegossen zu trinken.

87) *Rosmarintee* zum Gurgeln.

88) Einige Erleichterung gewährt es auch, wenn solche Menschen eine *Zitronen-* oder *Orangenscheibe* kauen oder *Pfefferminzkügelchen,* überzuckerten *Calmus, Ingwer* in den Mund nehmen.

89) Kügelchen, aus frischer Orangenblüte. Zucker und Tragantschleim bereitet, verbessern den Atem.

90) Wenn der verpestete Atem von genossenem Lauch, Knoblauch oder gekochtem Meerrettich herrührt, soll man eine Birne oder eine gekochte rote Rübe essen. Zuverlässiger ist aber der Rat, den MARTIAL [27]) gibt: „Oscula clausa dato."

## XLIX.

### MUTTERMALE / WARZEN

1) Muttermale neugeborener Kinder suchen die Frauen dadurch zu vertreiben, daß sie dieselbe anhauchen, mit Speichel des Morgens nüchtern benetzen oder mit der Zunge darüber lecken.

2) Ein anderes einfaches Verfahren, welches BOYER und andere französische Chirurgen nicht verschmähen, besteht im öftern Drücken des Mals mit dem Finger. Eine

---

26) *A. Rhazes.* Opp. Basil. 1544. L. V. Kap. 43. „Est enim ad hoc fortissimum Apium frequenter comedare".

27) Epigr. L. XIII. 18

Mutter wandte diesen Druck täglich mehrere Stunden lang bei ihrem Kinde mit dem besten Erfolg an [1]).

3) Einige bestreichen das Mal täglich mit einer braunen *Wegschnecke* (Limax rufus) und lassen den Schleim mehrere Stunden darauf, ehe sie ihn abwischen [2]).

4) Pflaster aus geschabter Seife,

5) *Alaunwasser* zu Fomentationen.

6) Frischer Saft aus unreifen *Walnußschalen*, — sind einfache Mittel, die zur Vertreibung der Male gebraucht werden.

7) Feuermale bestreichen die Hebammen mit Blut aus der Nabelschnur [3]).

8) Andere mit Menstruationsblut [4]).

9) Oder man bringt einen Aufguß von scharfem Weinessig auf *Borragowurzeln* mittels eines Schwammes auf das Mal (Franz. V. M.).

10) Ein wirksames Verfahren um Warzen, sog. Leichdornen, von den Händen wegzubringen, besteht darin, daß man acht Tage lang die Hände täglich mehreremal in warmes Wasser hält und die Warzen mit einem rauhen Stück Seife reibt.

11) Manche wollen die Warzen dadurch vertreiben, daß sie dieselben mit faulen Äpfeln reiben, oder:

12) mit den Blättern des *Hauslauchs*; oder:

13) mit durchschnittenen *Zwiebeln*.

14) Lauge,

15) faules Regenwasser,

16) Aalblut [5]),

---

1) *Roux.* Relation d'un voyage à Londres. p. 243.
2) *Flitner* und *Neumann.* Kosmetik. Berlin 1806. S. 106.
3) *Storchs* Unterricht für Hebammen. T. I. S. 349.
4) *Wedel*, De moibis infantum. 1717. 4. p. 9.
5) Salzburger med. chir. Zeitung. 1815. III. S. 364.

17) Menstruationsblut <sup>6</sup>),

18) Saft aus den Blättern des *Portulaks*,

19) Saft aus den Stengeln des *Schöllkrauts* (Chelidonium majus),

20) Milchsaft der *Feigenblätter* sind Volksmittel, die oft mit Nutzen auf die Warzen angebracht werden.

21) Öfteres Anfeuchten der Leichdornen mit starkem Essig, worin so viel Salz als möglich aufgelöst ist, macht sie abfallen.

22) Einzelne Warzen lassen sich auch dadurch wegbringen, daß man einen zuvor ausgeglühten feinen Messingdraht umlegt und diesen nur so fest anzieht, daß keine Schmerzen entstehen.

23) Wenn man eine kleine Kupfermünze fest auf die Warze bindet, wird diese dadurch allmählich zum Schwinden gebracht.

24) Linné sah auf den gotländischen Inseln, daß die Bauern die Warzen an den Händen dadurch vertrieben, daß sie große grüne Feldheuschrecken, die bekanntlich, indem sie beißen, eine schwarze, ätzende Feuchtigkeit von sich geben, in die Warzen beißen ließen.

25) Einige brennen auch die Oberfläche der Warze mit einem angezündeten dünnen *Birkenreis* <sup>7</sup>), alles tiefere Brennen aber sowie jedes Verfahren, wodurch Schmerzen erregt werden, ist sowohl bei den Warzen als den Hühneraugen zu vermeiden.

26) Gegen Hühneraugen (clavi pedum) sind bequeme, nach jedem Fuß besonders zugerichtete, mehr weite als enge Schuhe das zuverlässigste Heilmittel.

---

6) „J'ai remarqué avec suprise chez une femme saine, qu'il faisoit tomber les verrues sur lesquelles on en avoit appliqué plusieurs fois sans autres remèdes, ce qui paroitroit y indiquer une sorte d'acreté". *Virey* im Dict. des sc. med. T. 18. p. 323.

7) *Martinis* Krankenrat. S. 53.

27) Wenn das Hühner- oder Krähenauge unter dem Fuße seinen Sitz hat, soll man eine Vertiefung in der Sohle des Schuhes anbringen lassen oder zwölffache Leinwand zusammenkleben und ein Loch hineinschneiden, damit der Callus nicht gedrückt wird. Er verschwindet dann nach einigen Wochen [8]).

28) Andere legen eine Filzsohle in den Schuh, in welche sie, an der Stelle, wo das Hühnerauge befindlich ist, ein Loch von der Größe und Gestalt des Callus schneiden [9]).

29) Zum Auflegen zumal bei Nacht, nachdem die unempfindliche Oberhaut mit dem Rasiermesser abgeschnitten worden, dient Seife, dick auf Leinwand gestrichen.

30) Wachs, Talg und etwas Grünspan zusammengeknetet;

31) Speck;

32) ein Stück Wachsleinwand,

33) ein in Essig getauchtes *Efeublatt*,

34) *Hauslauch*, von dem die Oberhaut abgezogen,

35) *Portulak*,

36) Blätter des *Sedum telephium*. In Neapel wird die Pflanze unter dem Namen erba de' calli allgemein zu diesem Zwecke benutzt.

37) Bodensatz des Urins.

38) *Nelkenpfeffer* und Essig [10]).

39) Gegen das Überbein (ganglion) hat man es nützlich gefunden, oft elektrische Funken aus der Stelle zu ziehen, wo es seinen Sitz hat.

40) Eine kleine Bleiplatte oder eine breitgeschlagene Bleikugel auf die Geschwulst zu binden.

8) *Cooper*. Diction. of surgery. p .270.
9) *Richter*, Anfangsgründe der Wundarzn. Bd. 1. S. 432.
10) *Jos. de Metas Coscoll*. Del reg. sanit. Madr. 1770. p. 36.

41) Schwarze Seife, dick auf Schafleder gestrichen, anhaltend aufzulegen.

42) Handschuh von Fuchspelz zu tragen oder ein Stück dieses Pelzes auf die Geschwulst zu binden.


# L.

## SCIRRHUS / KREBS

1) Man hat gesehen, daß scirrhöse, mehrjährige Brustknoten unter dem lang fortgesetzten Auflegen eines gegerbten Hasen-, Kaninchen-, Seidenhasen- oder Iltisfells vergangen sind.

2) Dazu paßt auch eine mit den Flaumfedern noch versehene Schwanenhaut.

3) In mehreren Fällen habe ich mit dem besten Erfolg auf alte, harte Brustknoten ein Seifenpflaster aus gewöhnlicher Seife, messerrückendick auf Leinwand gestrichen, bei Nacht auflegen und bei Tage ein Kaninchenfell tragen lassen.

4) Das tägliche Bähen der kranken Brust mit warmem Wasserdunst und Einsalben mit Seife, in warmer Milch aufgelöst, ist gleichfalls ein vortreffliches, sanft auflösendes Mittel.

5) Eine Frau, die an einem sehr bösartigen Krebse an der Brust litt, wurde dadurch davon befreit, daß man lange Zeit einen jungen Hund an ihrer Brust saugen ließ [1].

6) Ein großer, schmerzhafter Scirrhus in der Brust einer Frau wurde durch wiederholtes Ansetzen von Blutegeln völlig zerteilt [2].

---

1) *Richter*, Anfangsgründe der Wundarzn. Bd. 1. S. 294.
2) Journ. compl. des sc. méd. Nr. 48. Einen ähnlichen Fall erzählt *Alex. Duncan*.

7) Durch Seereisen und die anhaltende mit der Seekrankheit verbundene Übelkeit wurden zuweilen scirrhöse Geschwülste geheilt ³).

8) *Petersilienblätter* mit Milch und Hasenfett zu Brei gekocht, äußerlich, gegen Knoten in den Brüsten (Russisches V. M.) ⁴).

9) Auf offene, stinkende Krebsgeschwüre *Karottenbrei* zu legen. Der Gestank vermindert sich dadurch, der Eiter wird besser, und zuweilen soll man dadurch radikale Heilung bewirkt haben (RICHTER).

10) Einen Badeschwamm in das Krebsgeschwür zu legen und diesen oft in frischem Wasser auszudrücken.

11) Teer auf Leder gestrichen 2—3mal des Tags frisch aufzulegen. Man kann dadurch das Krebsgeschwür lange hinhalten.

12) Eine lebendige Kröte in einem Beutel von Musselin ins Geschwür zu legen.

13) Brei aus *Schöllkraut* (Chelidonium majus), Roggenmehl und Teer (Schwed. V. M.).

14) Zur Verhütung des Gebärmutterkrebses trägt höchstwahrscheinlich das meiste eine gewisse Schonung in der Geschlechtsbefriedigung bei. Die Krankheit entsteht am häufigsten ohne bestimmte, deutliche Ursachen; indessen scheinen schmerzhafte Stöße auf das collum uteri eine der wahrscheinlichsten Veranlassungen zu sein. Frauen, die viele Kinder geboren haben, und öffentliche Dirnen werden am häufigsten von dem Übel befallen.

15) Zu Einspritzungen beim Scirrhus und Krebs der Gebärmutter: Abkochung von *Pfirsichblättern* (Italien. M.).

---

3) *Rusts* Magaz. Bd. 15. 1823. S. 390.
4) *A. Crichton* (Russ. Sammlung etc. Bd. II. S. 280.)

16) Wässeriger Aufguß der Blumen und des Krauts der *Totenblume* (Calendula offic.) (Schwed. M.) [5]).

17) Aufguß des *Kälberkropfs* (Chaerophyllum sylvestre).

18) Saturierte Abkochung von *Walnußblättern*.

19) Jauchige Ausflüsse und Gestank mindern kalte Einspritzungen eines *Eichenrinden*-Dekokts;

20) *Kohlenpulver* mit Wasser eingespritzt oder in leinenen Säckchen in die Vagina eingebracht.

21) Schmerzlindernd sind laue Einspritzungen von *Kamillen*- und *Mohnkopftee*.

22) Zum innerlichen Gebrauch wird der frisch ausgepreßte Saft des *Klebkrauts* (Galium aparine) zu ¼ Liter auf den Tag gegen den Krebs empfohlen (Engl. V. M.).

23) Tee von *Pyrola umbellata*. Ein Lippenkrebs und ein krebshaftes Geschwür am Rücken sollen dadurch geheilt sein (Nordamerik. M.) [6]).

24) Gegen die Schmerzen von Scirrhus pylori war eine gesättigte Auflösung von Kochsalz, wovon tags einmal ca. 120 g genommen wurden, hilfreich [7]).

25) Im Gesichtskrebs hat man Ochsenblut zum äußerlichen Gebrauch empfohlen [8]).

## LI.

### VERBRENNUNG

1) Kalte Umschläge oder das Eintauchen des verbrannten Teils in reines, kaltes Wasser beseitigt den Schmerz oft

5) *J. P. Westring.* Erfahr. über die Heilung der Krebsgeschw., a. d. Schwed. v. *Sprengel.* 1817.
6) Med. chir. Zeitung 1819. II. 295.
7) *Hufelands* J. 1819. II. 101.
8) *Blumenbachs* med. Bibliothek. B. 2. S. 655.

augenblicklich. Das kalte Wasser wirkt nicht bloß palliativ, sondern sehr oft ist zur ganzen Kur nichts weiter erforderlich. Es lindert den Schmerz und wirkt der Entzündung und Geschwulst entgegen (Dzondi).

2) Geschabte rohe Kartoffeln, faule Äpfel, Tinte wirken ungefähr wie das kalte Wasser.

3) Froschlaich zum Auflegen auf Verbrennungen (Französisches V. M.).

4) Die innere frische Rinde von *Lindenzweigen*, mit kaltem Wasser geschlagen, bildet einen eiweißartigen Schleim, der auf verbrannte, entzündete, schmerzhafte Hautstellen gelegt äußerst wohltätig wirkt (Niedersächs. V. M.) [1].

5) Kleine, frische Verbrennungen, z. B. am Finger, soll man eine Zeitlang hinters Ohr fest aufdrücken oder in die Nähe eines brennenden Lichtes halten, wodurch zwar anfangs die Schmerzen vermehrt, bald aber ganz gehoben werden. „Wenn ein Koch die Hand verbrannt hat, nähert er sie dem Feuer, ohne den Schmerz zu achten, denn er weiß, daß dieser bald darauf gänzlich schwindet" [2].

6) Nach Sydenham ist Weingeist das beste topische Mittel in der Verbrennung [3].

7) Richter empfahl besonders *Leinöl* zu Umschlägen.

8) Einige legen *Bierhefe* mit Essig vermischt auf.

9) Linnen in Weinessig getaucht und immerfort frisch auf die Brandverletzung gelegt soll sehr schnell heilen und Narben verhüten (Engl. V. M.) [4].

---

1) *Hoffmann*, Opp. V. „Medius Tiliae cortex cum apua in mucilaginem redactus, incomparabili virtute gaudet dolorem, inflammationem et ardorem mitigandi, unde cum praesentissimo fructu in ambustionibus adhibetur.

2) *S. Hahnemann*, Organon de l'art de guérir 1824. p. 45.

3) Ambustio spiritu vini omnium optime curatur, si lincta eo madida adplicantur. Opp. p. 271 und 625.

4) Hannov. Magazin 1801. — *Burns* pr. of midw. p. 462.

10) Eine vorzüglich lindernde Brandsalbe bildet *Mohn-*
oder *Baumöl* mit Eiweiß geschlagen und auf Leinwand gestrichen.

11) Ebenso Milchrahm und *Leinöl*.

12) Neuerlich hat man auch vorgeschlagen, frische
Brandschäden mit trockener Baumwollenwatte zu belegen.
Die preußische Staatszeitung teilt ein Beispiel von der
guten Wirkung dieses Mittels mit. Ein 6jähriges Kind
übergoß sich Brust und Gesicht mit kochendheißer Suppe.
Man belegte augenblicklich die beschädigten Stellen mit der-
gleichen Watte, worauf schon nach wenigen Minuten die
Schmerzen nachließen und baldige Heilung erfolgte [5]).

13) Nasse Erde gegen Verbrennung durch Firnis. Ein
Tischler verbrannte sich beim Kochen von Kopalfirnis die
Hand; auch die Haare und Kleider fingen an zu brennen.
Sogleich lief er durch einen nahen Busch und wälzte sich auf
der Erde, um das Feuer zu löschen; kratzte mit der gesunden Hand ein Loch in die Erde. vergrub die kranke Hand
darin und ließ Wasser darauf gießen. Die kalte, nasse Erde
linderte die furchtbaren Schmerzen ungemein.

14) Kaltes Salzwasser soll dem gemeinen Wasser bei
Verbrennungen vorzuziehen sein.

15) Stärke, wie sie zur Wäsche gebraucht wird, mit
Wasser gekocht und nach dem Erkalten aufgelegt und oft
gewechselt.

16) STAHLS Brandsalbe besteht in gleichen Teilen ge-
schmolzener Butter und gelbem Wachs.

17) RUST lobt eine Salbe aus Butter, Eidotter und *Leinöl*.

18) Gegen Verbrennung durch die Sonne soll man die
entzündeten Teile mit kaltem Wasser begießen und kaltes
Wasser trinken [6]).

5) *Schnee*, Landwirtschaftl. Zeitung. September 1822
6) *Pauli Aeginetae*, Med. Opp. L. 1. c. 40.

19) Die durch den Sonnenstich gerötete, entzündete
Haut, z. B. die Nasenspitze, mit Milchrahm bestreichen.

## LII.

### FROSTBEULEN

1) Glieder, die durch Frost erstarrt sind, wie Hände,
Füße, Nasenspitze, Ohren etc. erscheinen erst röter, zuletzt aber weißer als die übrige Haut und schmerzen heftig.
Diese muß man mit Schnee fern vom warmen Ofen so lange
reiben, bis die Wärme in ihnen zurückkehrt und die Haut
sich wieder rötet. Auch das Eintauchen in kaltes Wasser,
durch beständigen Zusatz von Schnee auf 32° Fahrenh. erhalten [1]) ist hilfreich. Zugleich läßt man etwas Branntwein
trinken.

2) Eines der besten Mittel gegen Frostbeulen ist kaltes
Wasser, welches dem Gefrieren nahe ist. Man taucht den
leidenden Teil des Tags einigemal etliche Minuten lang
in dasselbe, bis die Frostbeule gänzlich verschwunden ist,
was gewöhnlich innerhalb vier Tagen geschieht. Jedesmal
muß man die Teile nach der Anwendung des Wassers sorgfältig abtrocknen.

3) Am sich... sten schützt man sich vor Frostbeulen, wenn
man Pelzhandschuh, wollene Strümpfe, Wärmflaschen und
das Erwärmen der erstarrten Hände am Kamin oder heißen
Ofen vermeidet und sich früh gewöhnt, alle Morgen Hände
und Füße oder auch den ganzen Körper [2]) mit kaltem Wasser zu waschen.

4) Umschläge von faulen Äpfeln; oder

5) von geriebenen frischen Rüben; oder

---

1) *W. F. Parry,* Journal of a voy. for the discovery of a north-west passage
Lond. 1821. Append. p. 170.
2) *S. Langenbeck,* Nos. u. Therap. der chirurg. Krankh. Bd. I. S. 409.

6) von eiskaltem Sauerkraut, werden gegen Frostbeulen empfohlen.

7) Wenn die kalten Umschläge oder das Eintauchen in kaltes Wasser nicht ertragen wird, so läßt man Tag und Nacht glatte lederne Handschuhe tragen ³).

8) Einige lassen das Glied mehreremal des Tags in eine Abkochung von Rübenschalen, der man etwas Weinessig zusetzt, eintauchen.

9) Warmer Essig mit Lappen aufgelegt ist das Mittel, dessen sich die englischen Matrosen gegen Frostbeulen bedienen.

10) Essigdämpfe an die durch Frost entzündete Nase oder Ohren zu leiten; oder:

11) Die Hände und Füße wiederholt in *Schwefeldampf* zu halten, gegen Frostbeulen.

12) *Terpentinöl* ca. 60 g, *Olivenöl* 150 g, *Schwefelsäure* 15 g (Russ. M.) ⁴).

13) Ein Stück Käse ans Feuer zu halten, und mit dem abtröpfelnden Öl die Frostbeule einzusalben (Lappl. M.) ⁵).

14) Erfrorene und zerflossene Rüben mit ungesalzener Butter zum äußerlichen Gebrauch (Schwed. V. M.).

15) *Terpentinöl* zum Einreiben.

16) *Hasenfett* morgens und abends einzureiben und bei Frost in den Händen Handschuhe damit auszustreichen und diese bei Nacht zu tragen (HUFELAND).

17) Fett aus dem Gekröse der Gänse wird als ein treffliches Mittel gerühmt ⁶).

18) Warme Asche zwischen Leinwand auf die geschwollenen Teile zu binden (Engl. V. M.).

---

3) *Tissot*, Avis au peuple. Ed. 6. T. II. p. 158.
4) Siehe Pharmac. castr. ruthena 1803.
5) *Linné*, Amoen. acad. II. p. 175. „Lappones opponendo igni frustum casei Rangiferi, oleum colligunt quo partem dolentem illinunt".
6) *Rust*, Kritisches Repertor. Bd. I. S. 224.

19) Die Frostbeulen mit Branntwein zu waschen.

20) Um sich gegen das Erfrieren der Füße zu schützen, soll man die bloßen Füße mit doppelten Lagen Schreibpapier umgeben und dann den Strumpf darüber ziehen.

21) Die russischen Soldaten in Sibirien hüllen sich Nase und Ohren in Pergament, welches sie mit Gänsefett bestreichen, und setzen sich so geschützt der ärgsten Kälte aus. XENOPHON empfahl bei dem bekannten Rückzuge den Soldaten, die dem Frost ausgesetzten Teile mit Fett zu salben.

## LIII.

### WUNDEN / GESCHWÜRE / ABSZESSE
### QUETSCHUNGEN / AUFLIEGEN / ROSE

Die einfache Behandlung der Wunden und Geschwüre, wie sie die neuere Chirurgie lehrt, ist nicht aus der Volkserfahrung abgeleitet, sondern die Frucht treuer Naturbeobachtung der besten Wundärzte [1]). Das Volk denkt nur an Salben und Pflaster, wenn von Wunden und Geschwüren die Rede ist, und die meisten Menschen wissen nicht die kleinste Schnittwunde vernünftig zu behandeln. Anstatt Ruhe (das größte Heilmittel der Wunden), Kälte oder Wärme und leichte, reinliche Verbände zu benutzen, überschütten sie frische Wunden mit Essig oder Branntwein, und denken noch immer, daß sog. Wundbalsame, fette Salben und reizende Pflaster die Verletzung wieder vereinigen und heilen, nicht die jedem lebenden Körper eingepflanzte Heilkraft der Natur. Es ist daher aus der Volkserfahrung nur wenig Brauchbares für die Behandlung der

---

1) „Licet sine peregrinis et compositis medicamentis vulnus curare". *Celsus.* L. V. c. 26.

Wunden und Geschwüre zu entnehmen; einiges wird aber doch hier eine passende Stelle finden.

1) Frische oberflächliche Wunden bedürfen zur Stillung der Blutung und schnellen Vereinigung in den meisten Fällen nichts als trockene und reine Leinwand, womit man das Glied dicht umwickelt.

2) Eines der besten blutstillenden Mittel ist der *Zunder*, d. h. durch Klopfen präparierter weicher Eichenschwamm, den man auf die blutende Wunde festbindet oder aufdrückt. Selbst arterielle Blutungen können dadurch oft ohne Unterbindung der blutenden Ader vollkommen gestillt werden. Ich habe gesehen, daß man nach Brustamputationen die ungeheure Wunde ganz mit Zunder belegte und so ohne Ligatur die Blutung stillte.

3) Ein anderes einfaches Stypticum ist das kalte Wasser, mittels Badeschwämmen auf die Wunde gebracht. Das durch Eis erkältete Brunnenwasser hat außerdem noch die Eigenschaft, den die Verwundung begleitenden Schmerz zu lindern und die nachfolgende Entzündung zu mäßigen.

4) Blutungen aus tiefen Wunden kann man in der Eile auch dadurch stillen, daß man trockene Leinwand, Hede oder Moos aufdrückt oder die klaffende Wunde damit ausfüllt.

5) Tiefe, klaffende Schnittwunden an den Fingerspitzen und anderen, mit nicht zu feiner Oberhaut versehenen Hautstellen lassen sich auf eine völlig schmerzlose Weise zusammennähen. Ich sah, daß sich ein Arzt die tiefe Schnittwunde an der Spitze des Zeigefingers von einem Mädchen mittels einer feinen Nähnadel und eines gespaltenen seidenen Fadens dicht zusammennähen ließ, um eine chirurgische Operation verrichten zu können. Da nur allein die Epidermis durchstochen wurde, war dieses Zusammennähen völlig schmerzlos.

6) Die Juden bestreuen nach der Beschneidung die blutende Stelle mit einem styptischen Pulver, dessen Haupt-
bestandteil Holzasche zu sein scheint, und verbinden dann
mit einer Salbe aus Eiweiß und *Baumöl*, unter deren Anwendung, wie ich mehrmals gesehen habe, die nicht unbedeutende Wunde bald heilt.

7) Das einfachste Beförderungsmittel der Eiterung und
Heilung der Wunden ist das warme Wasser [2]). Seit einer
ziemlichen Reihe von Jahren werden in der chirurgischen
Abteilung des Wiener allgemeinen Krankenhauses fast alle
Wunden und Geschwüre ohne Salben und Pflaster durch
Auflegen von Leinwandlappen, die in warmes Wasser ge-
taucht sind, behandelt [3]).

8) RICHTER zog seine Eiersalbe, aus zwei frischen Eidottern mit einem Eßlöffel *Olivenöl* geschlagen und auf
Charpie gestrichen, zur Bedeckung frischer Wunden und
zur Beförderung der Eiterung den meisten pharmazeutischen Digestivsalben vor.

9) A. LEROY ließ Eiweiß und Weinbranntwein mischen,
auf Kompressen streichen und frische Wunden. z. B. die
nach der Schoßbeintrennung. damit belegen.

10) Andere bedecken frische Wunden mit einem Ge-
meng aus *Olivenöl* und Wein.

11) Alte, vernachlässigte oder durch reizende Salben
lang vergebens behandelte Wunden und Geschwüre, die
ein schmutziges übles Aussehen haben, werden am einfachsten durch warme Breiumschläge von *Leinsamenmehl* gereinigt und zu neuer Tätigkeit gebracht. Man kocht *Leinsamenmehl* mit Wasser zu einem dicken Brei, streicht diesen
dick auf Leinwand und legt den Brei unmittelbar, so heiß,

2) „Calida suppuratoria est. cutem mollit. attenuat, dolores eximit" etc
*Hippokr.* Aph. 22. L. V.
3) S. meine Nachrichten von Wien etc. Tübingen 1817. p. 66.

als es der Kranke ertragen kann, auf die Wunde. Die ausgedehnteste Anwendung findet dieses Mittel in der Praxis der französischen Chirurgen.

12) *Honig, Öl* und *Wachs* zusammengeschmolzen bilden eine die Heilung alter Wunden und Fisteln befördernde Salbe ⁴).

13) *Grensingkraut* mit Speck zerhackt auf alte Geschwüre (G. V. M.).

14) Frische *Klettenblätter* (Dän. V. M.).

15) *Erlenblätter.*

16) Zerstoßenes *Erdbeerenkraut.*

17) *Kohlblätter* zur Reinigung alter Geschwüre und zur Bedeckung nässender Hautstellen. z. B. solcher. wo *Senfteige, Seidelbast* etc. gelegen.

18) *Weidenrinden*-Abkochung kommt bei GALEN zum äußerlichen Gebrauch bei alten Geschwüren vor.

19) Abkochung der *Walnußblätter.*

20) Junge *Eichenblätter* auf bösartige Geschwüre.

21) Die Abkochung der Wurzel der *Wasserbraunwurz* (Scrophularia nodosa et aquatica) benutzen die Landleute in der Gegend von Göttingen. namentlich in Herberhausen gegen langwierige Geschwüre und Fisteln äußerlich und innerlich.

22) Saft von *roten Rüben* (Beta). um Geschwüre zu reinigen. F. HOFFMANN läßt ihn bei Nasengeschwüren in die Nase einziehen.

23) Fomentationen von gewärmtem Wein kommen bei PLINIUS als Heilmittel alter Geschwüre vor.

24) Alte Fußgeschwüre habe ich heilen sehen unter fortgesetztem Auflegen von weichem. mit frischem Wasser angefeuchtetem Druckpapier, welches noch außerdem, wenn die Geschwüre sehr schmerzten. mit Milchrahm bestrichen

---

⁴) *Sparrmanns* Reise nach dem Vorgebirg der G. H. S. 473.

wurde. Neben Ruhe und horizontaler Lage ist dies in vielen Fällen völlig hinreichend, oberflächliche Fußgeschwüre zu heilen.

25) Magere Kost (Hungerkur) und örtliche Anwendung des lauen Wassers empfiehlt Rust zur Heilung skrofulöser und gichtischer Geschwüre [5]).

26) Kluge [6]) läßt chronische Fußgeschwüre mit Lappen belegen, die in kaltes Flußwasser getaucht sind; zugleich läßt er den Kranken hungern und wöchentlich zweimal purgieren.

27) Andere haben auf Fußgeschwüre mit gutem Erfolg rohe, trockene Wolle gelegt [7]).

28) Dr. Lucä in Magdeburg [8]) läßt in chronischen Fußgeschwüren eine horizontale Lage beobachten, des Tags über anhaltend Umschläge von bloßem warmen Wasser machen und bei Nacht ein einfaches Kräuterkissen auflegen. In der Regel soll schon nach 3 bis 4 Tagen dadurch Besserung bewirkt werden.

29) Ein schlesischer Wundarzt Hayn [9]) empfiehlt geschlagenes Blei auf Fußgeschwüre zu legen. Man soll täglich zweimal die Geschwüre mit frisch geschlagenem *Tabaksblei* verbinden und dieses nach vorhergegangener Reinigung so lange immer wieder anwenden, bis es unbrauchbar geworden ist.

30) Die frischen Blätter des an allen Dorfwegen wachsenden *Guten Heinrichs* (Chenopodium B. Henr.) auf nässende, viel scharfes Serum ergießende Fußgeschwüre alter Leute, den sog. Salzfluß (G. V. M.).

---

5) *Rusts* Magazin. Bd. IV. S. 158.
6) ib. Bd. IX. S. 517.
7) Salzburger med. chir. Zeitung 1816. III. S. 48.
8) *Rusts* Magazin 1823. Bd. XV. S. 328.
9) *v. Frorieps* Notizen. Bd. 4. S. 32.

31) Auf brandige, übelriechende Geschwüre einen Aufguß von Branntwein auf *Rosmarin* (F. HOFFMANN).

32) Eine saturierte Abkochung von *Eichenrinde* mit einem Zusatz von Wein oder Branntwein.

33) Eine Abkochung der grünen *Walnußschale*.

34) Auf Karbunkel, die sog. schwarze Blatter, wird in einigen Gegenden Rußlands, wo das Übel häufig vorkommt, Eis oder Schnee gelegt.

35) Zerkauter oder in Essig eingeweichter *Tabak*.

36) Geronnene Milch (Sibirisches V. M.) [10]).

37) Auf schmerzhafte und jauchige Knochengeschwüre wird in einigen Gegenden des Rheins als Volksmittel. dessen sich aber auch Koblenzer Ärzte mit Erfolg bedienen, fein gemahlenes Linsenmehl mit Bier gekocht aufgelegt [11]).

38) Um Eiterbeulen, Abszesse zur Reife und zum Aufbruch zu bringen, sind die gewöhnlichen warmen Breiumschläge von Semmel, Milch und *Safran* das Wirksamste.

39) Bei Nacht bedecken einige den Abszeß mit einem Pflaster aus Roggenmehl und Honig zusammengeknetet, welches in vielen Fällen das Diachylonpflaster und ähnliche pharmazeutische Maturantia und Suppuratoria ersetzen kann.

40) Den Durchbruch der Haut zu beschleunigen, bindet man über Nacht eine durchschnittene und unter heißer Asche halbgebratene *Zwiebel* auf die Spitze des Abszesses.

41) Um den aufgebrochenen Abszeß eine Zeitlang offen zu erhalten, ist das Einlegen von Charpie in *Oliven-*, *Mohn-* oder *Mandelöl* getaucht manchen gebräuchlichen Salben vorzuziehen.

42) Die furchtbaren Schmerzen, welche den Wurm am Finger begleiten und zuweilen einen so hohen Grad er-

10) *v. Martius* in *Hufelands* J. 1824. X. S. 101.
11) *Rusts* Magazin 1824. Bd. 16. S. 565.

reichen, daß sie Ohnmacht, Übelkeit und Schlaflosigkeit erzeugen, lindert das Eintauchen des Fingers oder der ganzen Hand in warmes Wasser von einem so hohen Wärmegrad, als ihn der Leidende ertragen kann.

43) In manchen Gegenden läßt man den schmerzhaften Finger in warme Lauge aus der Asche von Weinreben tauchen.

44) Gleich anfangs den Finger in starken Branntwein[12] einzutauchen, nachdem man zuvor einen Blutegel in der Nähe der schmerzhaften Stelle angesetzt hat, gehört zu den wirksamsten Behandlungsarten des Panaritium.

45) Warme Breiumschläge von Semmel und Milch lindern die Schmerzen und beschleunigen den Aufbruch.

46) Zerriebene weiße Feldrüben zum Einhüllen des Fingers.

47) Lebendige Regenwürmer zum Auflegen[13].

48) Gekautes Roggenbrot mit Butter;

49) Heißer Brei von *Feldbohnen* (Götting. V. M.).

50) Frische Blätter des *Nachtschattens* (Solanum), Spinnenweben und ranzigen Speck zusammengestoßen zum Auflegen (Schwed. V. M.).

51) Die Fingerspitze in das Ohr einer Katze zu stecken (Franz. V. M.)[14].

52) In ein frisches Ei zu halten.

53) Quetschungen, Kontusionen durch einen Fall oder Stoß veranlaßt, läßt man mit Kompressen bedecken. die in bloßes kaltes Brunnenwasser eingetaucht sind, oder das geschwollene Glied unter die Pumpe eines Brunnens halten und Wasser darauf strömen.

---

12) *Bell*, Lehrbegr. der Wundarzn. Bd. 4. S. 289.
13) *Linné*, Iter Gothland. in ej. Amoen. acad. II. p. 209.
14) *Rob. Boyle*, some considerations touching the usefulness of experimental natural philosophy. Oxf. 1664. p. 228.

54) Ein Oxycrat aus einem Liter Wasser, einem viertel
Liter Essig und ca. 30 g Kochsalz ist alles, was man in der
chirurgischen Abteilung des Wiener Allgemeinen Krankenhauses auf Quetschungen und Verrenkungen legt.

55) Gegen heftige Quetschungen und ausgebreitete
Ecchymosen ließ man, sonst häufiger als jetzt [15]), den ganzen Körper oder den einzelnen verletzten Teil in ein frisch
abgezogenes Schaffell einhüllen. Diese tierische Fomentation bewirkt allgemeine Schweiße und verschafft schnelle
Erleichterung.

56) Zum innerlichen Gebrauch bei Kontusionen ein
Aufguß von weißem Wein auf trockenen Hühnerkot, unter
dem Namen „vin de poule" (Franz. V. M.) [16]).

57) Beim sogenannten Vertreten des Fußes gehackte
frische *Petersilie* mit Kochsalz gemischt zum Auflegen
(Franz. V. M.).

58) Gegen das Aufliegen (Decubitus) wird geraten
ein Rehfell mit langen Haaren vom Kürschner zubereitet
dem Kranken so unterzulegen, daß das Hinterteil des Fells
nach dem Kopf des Kranken sieht, die Haare also bergan
stehen. Darüber wird eine Serviette oder das Bettlaken
glatt ausgebreitet und an der Stelle, wo das Kreuz zu liegen
kommt, mit Hirschtalg bestrichen. Darauf legt sich der
Kranke mit bloßem Rücken.

59) Die Krankenwärterinnen pflegen eine zinnerne
Schüssel mit frischem Brunnenwasser alle Morgen unter die
Bettstelle zu setzen in der Absicht, das Aufliegen dadurch
zu verhüten.

---

15) D. *J. Larrey*, Mémoires de chirurg. militaire T. 3. 1812. p. 243. „Je fis
envelopper le corps du maréchal dans la peau d'un énorme mouton écor-
ché tout vivant." (Er litt an allgemeinen Kontusionen nach einem heftigen
Sturz mit dem Pferde.)
16) Bulletin de pharmac. 1815. p. 478.

60) Zu den besten Schutzmitteln dagegen gehören mehrere kleine nur zwei Fuß lange und einen Fuß breite mit Pferdehaaren locker gefüllte Kissen von weichem Hirsch- oder Schafleder, die man mehreremal des Tages wechselt und so zurechtlegt, wie es dem Kranken am bequemsten ist.

61) Wenn schon die Haut auf dem Kreuz sich gerötet hat, soll man die Stelle häufig mit kaltem Wasser, oder

62) mit Wasser und Branntwein waschen.

63) Eiweiß und kaltes Wasser zusammengequirlt, lindert die Schmerzen des Decubitus.

64) Manche legen frische junge *Weidenblätter* unter das Kreuz.

65) Brandstellen läßt man mit einem starken Absud von *Weidenrinde* waschen, oder:

66) mit einer Salbe aus zerstampften frischen *Weidenblättern* und Essig belegen.

67) Die Rose (erysipelas), welche sich zu Wunden gesellt, oder die, welche als eigentümliche Krankheit vorkommt, wird vom Volk sehr richtig durch leichte, indifferente, äußerliche Mittel behandelt. Dahin gehört: das Auflegen von blaugefärbter Leinwand, z. B. einer blauen leinenen Schürze (G.).

68) Ein Säckchen von weicher Leinwand oder von rotem Taft, mit zerriebenen, trockenen *Holunderblumen* angefüllt.

69) *Roggenmehl* mit zerstoßenem Kochsalz vermischt in Säckchen warm aufzulegen, lobt Hoffmann [17]) als ein wirksames, zerteilendes Hausmittel.

70) Das Bepudern des entzündeten Teiles mit Haarpuder ist besonders schmerzlindernd und angenehm (Engl. V. M.).

---

17) Opp. T. V. p 361.

71) *Bohnenmehl* mit trockenem, rotem Letten vermengt über die Rose zu binden (Livländ. V. M.) [18]).
72) Mühlenstaub aufzustreuen oder in Säckchen aufzulegen (G.).
73) Grünen Wachstaft.
74) Feine Schafwolle zum Bedecken des Rotlaufs.

## LIV.

### LÄHMUNG UND STEIFIGKEIT DER GLIEDER

1) Einfache Friktionen mit wollenen Tüchern wurden im Altertum zu den vorzüglichsten Mitteln, der Abmagerung und Lähmung der Glieder entgegen zu wirken, gerechnet [1]). Man bediente sich ihrer in den Bädern, auch zu diätetischen Zwecken, um die Gesundheit, Euexie und Muskelstärke zu erhalten und zu vermehren, allgemein.

2) In neueren Zeiten stehen jene einfachen Friktionen weniger in Ansehen; hingegen wird das Reiben mit Tüchern, die mit *Wacholder, Zucker-* oder *Mastixrauch* durchdrungen sind, oder das Einreiben von gewärmtem Branntwein in solchen Fällen empfohlen.

3) Zu den russischen Volksmitteln gehört das Reiben des gelähmten Gliedes mit einer Mischung aus geschabtem *Rettich* und *Meerrettich;* oder:

4) Das Einhüllen des steifen Gelenks in gewärmten, drei Finger dicken Brotteig.

5) Andere lassen warme, gemeine Lauge um das Glied schlagen und bei Nacht Säckchen mit Asche auflegen, oder

6) Baden das gelähmte, atrophische Glied in Branntweinspühl.

---

18) *P. F. Körber,* Vers. die gewöhnl. Krankh. bei dem gemeinen Mann und besonders den livländischen Bauern zu heilen. Reval 1761.
1) „In frictione spei plurimum consistit." *Pauli Aeginetae* L. III. C. 18.

7) Dunstbäder von Branntweinhefen werden von den Russen auf folgende Weise bereitet: Man setzt den Kranken in eine Tonne, so daß nur der Kopf herausragt. Auf den Boden des Fasses wird dann ein Topf mit Branntweinhefe gestellt, in welchen glühende Stücke Eisen gelegt werden.

8) Bei Lähmung der Finger ließ man im Altertum Wachs mit den Fingern kneten und erweichen: „digitis ceram emolliendam dare" [2]).

9) Bleigewichte (αλτηϱησ) schwingen. Die Hanteln sind steinerne oder bleierne Massen mit Handgriffen versehen, die in die Hände genommen, in die Höhe gehoben und bewegt wurden, in der Absicht, dadurch die Muskeln und Nerven in Tätigkeit zu setzen und zu stärken [3]).

10) Dazu empfahlen die Alten auch das Schwimmen im Meer bei Paralysen, und COELIUS AURELIANUS gibt dabei den Rat, die gelähmten Teile durch mit Luft erfüllte Blasen zu unterstützen.

11) Auch Fomentationen von warmem Seewasser empfehlen die Alten bei Lähmungen [4]).

12) Das „Schampuen" oder das Kneten der Glieder und Reiben mit Seifenschaum, wie es in den persischen und anderen orientalischen Bädern üblich ist [5]), kann gleichfalls als Mittel, die verlorene Beweglichkeit eines Gliedes wieder zu erwecken, angesehen werden.

13) Die Flagellation mit trockenen *Birkenreisern* oder auch das Reiben und Peitschen mit frischen mit Blättern versehenen und in warmen Seifenschaum getauchten Birkenruten, wie es in den russischen Schwitzbädern angewandt wird, belebt und beschleunigt den Blutumlauf in den ge-

---

2) *Coelius Aurelianus* De morbis acut. et chron. Amst. 1709. p. 359 und 561.
3) *Mercurialis* De arte gymnastica. L. II. C. 12 und L. V. C. 9.
4) *Celsus.* L. III. 27.
5) Sir *Rob. Pet. Porter.* Travels in Georgia, Persia etc. Vol. I. 1821. p. 232.

lähmten Gliedern, rötet die Haut, macht sie aufschwellen und schwitzen.

14) Noch kräftiger excitiert das Peitschen des leidenden Teiles mit einem Bündel frischer Brennesseln.

15) Ein sehr wirksames, aufregendes Volksmittel ist Leinwand, die über Nacht in einem Ameisenhaufen vergraben lag, womit man das Glied umhüllt.

16) Warme Kataplasmen aus frischen Ameisenhaufen bestehend.

17) Ameisenbäder. Man füllt einen leinenen Beutel mit einem oder mehreren Ameisenhaufen, nämlich der Erde, worin die Tiere leben, den Ameisen selbst und ihren Eiern, schüttet kochendes Wasser darauf und läßt das Glied darin baden.

18) Warme Kräuterbäder, wozu sich besonders der überall wild wachsende *Quendel* (Thymus serpillum) eignet.

19) Auch Tannzapfen werden abgekocht zu solchen Bädern und gegen Schwäche und Lähmung der Glieder benutzt (FR. HOFFMANN).

20) Warme Schwefelbäder sind zu allen Zeiten als die kräftigsten Heilmittel der nach Strapazen und Verwundung zurückgebliebenen Steifigkeit und Lähmung angesehen worden.

21) Kleienbäder mit Senfmehl und Salz.

22) Das Baden des atrophischen und gelähmten Gliedes in warmer Fleischbrühe von Kalbsfüßen oder Hammelköpfen.

23) Eintauchen in frisches warmes Ochsenblut.

24) Belegen mit warmen Pferdeexkrementen.

25) Das tierische Bad, wie es als Volksmittel häufig angewandt wird und auch nach neueren Erfahrungen selbst in Ankylosen zuweilen von großer Wirksamkeit ist, besteht darin, daß man den unbeweglichen kranken Teil

stundenlang in den aufgeschnittenen Bauch eines frisch geschlachteten Ochsen oder Schafs steckt. Dazu können auch kleinere Tiere, z. B. Tauben, benutzt werden, die man in der Mitte durchschnitten als Umschlag auflegt. Das gelähmte Glied wird durch das balneum animale belebt, zum Schwitzen gebracht und die Haut schrumpft nachher zusammen [6]).

26) Noch gehört hierher das Einhüllen des Gliedes in ein Hasenfell.

27) Handschuhe oder Strümpfe von Seidenhasenhaaren.

28) Wachstaft.

29) Das schmerzhafte, topische Mittel, wodurch H. BOER-HAAVE einen Scharlatan gute Kuren verrichten sah, bestand darin, daß er frisch zerriebenen *Meerrettich* auf oder in die Nähe des paralytischen Gliedes legte und diesen mit einer Schweinsblase bedeckte. Die unerträglichen Schmerzen, die dadurch erregt wurden, suchte er durch aufgelegte Butter zu stillen [7]).

30) Viele rühmen zum innerlichen Gebrauch gegen gewisse Paralysen den Tee von *Chenopodium ambrosioides* und raten, stark gewürzte Speisen zu essen, wie *Senf, Meerrettich, Knoblauch, Zwiebeln, Pfeffer, Ingwer, Cardamomen, Muskatnuß.*

31) Sehr wichtig ist die Maxime JOH. HUNTERS [8]), das gelähmte Glied soviel als möglich zu beschäftigen und zu

---

6) Dr. *Osann,* in *Hufelands* Journ. 1822. St. 3. S. 107.

7) *H. Boerhaave,* Praelect. de morbis nervor. L. B. 1761. p. 734. „Empiricus quidam curam omnium paralysium suscipiens applicabat semper unum remedium, cujus effectus erat dolor intolerabilis; aegri ejulabant ac si locus carbone pestiléntiali inureretur; dolore per butyrum sedato saepe sanatio: hoc remedium nil aliud erat nisi rasura raphani rusticani, quae vesica suilla tegebatur, unde excitabatur topica febris."

8) S. *J. Clarke,* Comment. of some of the most important diseases of children. Lond. 1815. P. I. p. 133.

üben, damit die Geistestätigkeit anhaltend auf den paralysierten Teil gerichtet werde und dazu beitrage, ihm seine verlorene Aktion wieder zu verschaffen.

www.ingramcontent.com/pod-product-compliance
Lightning Source LLC
Chambersburg PA
CBHW021122270326
41929CB00009B/1009